高等教育"十二五"规划教材

药事管理学

第二版

杨书良　刘兰茹 ◎ 主编

U0325926

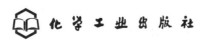

化学工业出版社

·北京·

全书共11章，介绍药事管理学的主要内容，包括：绪论、药事组织、药品管理立法、药品研究与注册管理、药品生产质量管理、药品经营质量管理、医疗机构药事管理、特殊管理的药品、中药管理、药品信息管理、医药知识产权保护。本次修订更新了相关的内容，如2010年版《药品生产质量管理规范》及其认证管理；新版《药品经营质量管理规范》；我国目前实行的药事管理体制；药品类易制毒化学品的管理；药品不良反应报告和监测的最新管理规定；保健食品的管理等。同时更新了部分案例及习题解等。

本书可作医学、药学、中药学、制药工程、医药市场营销的本科教材及专科相关专业使用。也可供药品监督管理人员、药品研制、生产、经营、使用、检验等部门的药学人员参考。

图书在版编目（CIP）数据

药事管理学/杨书良，刘兰茹主编．—2版．—北京：
化学工业出版社，2014.1　（2018.3重印）
高等教育"十二五"规划教材
ISBN 978-7-122-18911-0

Ⅰ．①药…　Ⅱ．①杨…②刘…　Ⅲ．①药政管理-管理学-医学院校-教材　Ⅳ．①R95

中国版本图书馆CIP数据核字（2013）第262794号

责任编辑：何　丽　　徐雅妮　　　　　　装帧设计：关　飞
责任校对：徐贞珍

出版发行：化学工业出版社(北京市东城区青年湖南街13号　邮政编码100011)
印　　装：三河市延风印装有限公司
787mm×1092mm　1/16　印张16¼　字数413千字　　　2018年3月北京第2版第4次印刷

购书咨询：010-64518888(传真：010-64519686)　　售后服务：010-64518899
网　　址：http://www.cip.com.cn
凡购买本书，如有缺损质量问题，本社销售中心负责调换。

定　　价：33.00元

《药事管理学》编写人员

主　编　杨书良（哈尔滨商业大学）

　　　　刘兰茹（哈尔滨医科大学）

副主编　杨　波（哈尔滨商业大学）

　　　　郎伟君（哈尔滨商业大学）

　　　　邹积宏（黑龙江大学）

　　　　侯疏影（哈尔滨医科大学第一附属医院）

编　者　（以姓氏笔画为序）

　　　　王金华（哈尔滨医科大学第一附属医院）

　　　　曲中原（哈尔滨商业大学）

　　　　任亚超（哈尔滨医科大学）

　　　　刘兰茹（哈尔滨医科大学）

　　　　朱　虹（哈尔滨医科大学）

　　　　李　轩（长春中医药大学）

　　　　杨　波（哈尔滨商业大学）

　　　　杨书良（哈尔滨商业大学）

　　　　邹积宏（黑龙江大学）

　　　　郎伟君（哈尔滨商业大学）

　　　　侯疏影（哈尔滨医科大学第一附属医院）

　　　　董　梅（哈尔滨医科大学第三附属医院）

　　　　颜久兴（天津医科大学）

前　言

药事管理学课程在药学类专业培养目标中系专业必修课，属于药学类毕业生从事药学工作必须学习的核心专业课程。所有的药学类专业（包括药物制剂、药物分析、化学制药、临床药学、生物技术、中药学、药事管理、医药营销、医药信息管理等等）都将药事管理学课程作为专业基础课或专业课。各种学历性质的药学类专科、本科学历教育及各种职业资格的考试培训，均将药事管理课程作为重要的专业基础课或独立的考试科目。世界药学界也公认药事管理学科是药学的重要组成部分，是药学教育的基本科目，是药学学生的必修课程。因此在药学专业建设、课程设置、人才培养模式方面，药事管理学课程都发挥了基础性的作用。

药事管理学是药学与社会学、法学、经济学、管理科学和心理学等学科相互交叉、渗透而形成的管理学科，是现代药学科学和药学实践的重要基础。药事管理是指国家对药学事业的综合管理，是药学事业科学化、规范化、法制化的管理，涉及药学事业的各方面（药品研制、生产、经营、价格、广告、使用等），形成较为完整的管理体系，现已发展成为我国医药卫生事业管理的一个重要组成部分。

药事管理学是一门新兴学科，被教育部列为高等药学类教育的必修课之一，原国家劳动人事部与原国家食品药品监督管理局将其列为国家执业药师资格考试的科目。根据高等教育的培养目标，为适应中、高等药学教育总课时的不断压缩及减轻学生教材费用负担的需要，编者在编写本书时，本着实用和够用的原则，注重基础知识、基本理论的阐述，注意突出"新"、"精"、"专"。全书共分 11 章，介绍了药事管理学的主要内容：药事组织、药品管理立法、药品研究与注册管理、药品生产质量管理、药品经营质量管理、医疗机构药事管理、特殊管理的药品、中药管理、药品信息管理、医药知识产权保护。为使学生能及时掌握新法规、国家药物政策等的变化，根据近年我国药学实践发展变化的最新动态，在本次修订中，及时地补充及修订了相关的一些内容。如：新版《药品生产质量管理规范》及其认证管理的内容；新版《药品经营质量管理规范》；我国目前的药事管理体制；药品类易制毒化学品的管理；药品不良反应报告和监测的最新管理规定；保健食品的管理等。

本书编写过程中以 2001 年修订的《中华人民共和国药品管理法》为核心，以药品监督管理为重点，结合我国执业药师资格考试《药事管理与法规》考试大纲的要求，力求反映药事管理方面的新知识、新法规、新进展。目的是通过其学习使学生了解药事活动的主要环节及其基本规律，掌握药事管理的基本内容和基本方法，掌握我国药品管理的法律、法规，熟悉药品管理的体制及机构，具备药品研制、生产、经营、使用等环节管理和监督的能力。

本书可供医学、药学、中药学、制药工程、医药市场营销及其本科、专科相关专业使用。也可作为药品监督管理人员，药品研制、生产、经营、使用、检验等部门的药学工作者的参考书。本书配有电子版 PPT 课件、复习思考题及参考答案等，便于授课及学生课后复习使用。

本书在编写过程中参考借鉴了相关的书籍和文献，在此一并向原作者、出版部门表示诚挚的谢意！书中不妥之处敬请指正。

编者

2013 年 10 月

第一版前言

药事管理学课程在药学类专业培养目标中为专业必修课，属于药学类毕业生从事药学工作必须学习的核心专业课程。所有的药学类专业（包括药物制剂、药物分析、化学制药、临床药学、生物技术、中药学、药事管理、医药营销、医药信息管理等）都将药事管理学课程作为专业基础课或专业课。各种学历性质的药学类专科、本科学历教育及各种职业资格的考试培训，均将药事管理课程作为重要的专业基础课或独立的考试科目。世界药学界也公认药事管理学科是药学的重要组成部分，是药学教育的基本科目，是药学学生的必修课程。因此在药学专业建设、课程设置、人才培养模式方面，药事管理学课程都发挥了基础性的作用。

药事管理学是药学与社会学、法学、经济学、管理科学和心理学等学科相互交叉、渗透而形成的管理学科，是现代药学科学和药学实践的重要基础。药事管理是指国家对药学事业的综合管理，是药学事业科学化、规范化、法制化的管理，涉及药学事业的各方面（药品研制、生产、经营、价格、广告、使用等），形成较为完整的管理体系，现已发展成为我国医药卫生事业管理的一个重要组成部分。

药事管理学是一门新兴学科，被教育部列为高等药学类教育的必修课之一，原国家劳动人事部与国家食品药品监督管理局将其列为国家执业药师资格考试科目。根据高等教育的培养目标，在编写本书时，本着实用和够用的原则，注重基础知识、基本理论的阐述，注意突出"新"、"精"、"专"。全书共分11章，介绍了药事管理学的主要内容：绪论、药事组织、药品管理立法、药品研究与注册管理、药品生产质量管理、药品经营质量管理、医疗机构药事管理、特殊管理的药品、中药管理、药品信息管理、医药知识产权保护。为使学生能及时掌握新法规等内容的变化，本书以2001年修订后的《中华人民共和国药品管理法》为核心，以药品监督管理为重点，结合我国执业药师资格考试《药事管理与法规》考试大纲的要求，力求反映药事管理方面的新知识、新法规、新进展。目的是通过其学习使学生了解药事活动的主要环节及其基本规律，掌握药事管理的基本内容和基本方法，掌握我国药品管理的法律、法规，熟悉药品管理的体制及机构，具备药品研制、生产、经营、使用等环节管理和监督的能力。

本书可供医学、药学、中药学及其他本科、专科相关专业学生使用。也可作为药品监督管理人员，药品研制、生产、经营、使用、检验等部门的药学工作者的参考书。本书配有各章内容的复习思考题及参考答案的电子版，便于学生课后复习使用。

本书在编写过程中参考借鉴了相关的书籍和文献，在此一并向原作者表示诚挚的谢意！

编者
2010年4月

目　录

第一章 绪　　论

　　人类的药事管理活动已有悠久的历史，尤其是 20 世纪 70 年代以后，药事管理逐渐发展为高等药学教育的一门学科、一个知识领域，并广泛应用于专业教育、医药卫生行政管理、药品管理立法等活动中，日益受到政府和公众的关注。

第一节　药　　品

　　药品与人们的健康、生存、繁衍有着密切关系。"药品"一词与美国的 drugs、英国的 medicines、日本的"医薬品"同义。在《药品管理法》的英译本中，药品的对应英文是 "drugs"。

一、药品的定义

　　20 世纪以来，各国政府为了加强对药品的管理，均在该国的药品法、药事法中规定了药品的定义。不同的国家对药品的定义不同。

　　《中华人民共和国药品管理法》中关于药品的定义是："药品：指用于预防、治疗、诊断人的疾病，有目的地调节人的生理功能并规定有适应证或者功能与主治、用法和用量的物质，包括中药材、中药饮片、中成药、化学原料药及其制剂、抗生素、生化药品、放射性药品、血清、疫苗、血液制品和诊断药品等。"该定义包含以下几点内容。

　　第一，在法律上明确了我国《药品管理法》管理的是人用药品。这一点与日本、美国、英国等许多国家的药事法、药品法对药品的定义不同。

　　第二，明确规定了传统药（中药材、中药饮片、中成药）和现代药（化学药品等）均是药品。规定了"药品"作为药物、原料药、制剂、药材、成药、中药、西药、医药等用语的总称。

　　第三，药品的使用目的是预防、治疗、诊断人的某种疾病，或有目的地调节人的生理机能，使用方法是有规定的适应证或者功能与主治、有一定的用法和用量，这一点与保健品、食品、毒品区别开来。

二、药品的特征

　　药品是与人的生命与健康密切相关的极为特殊的商品，人们不能完全按照一般商品的经济规律来对待药品，必须对药品的研制、生产、流通和使用环节进行严格控制，对价格、广告、信息等要素进行监督管理，才能保障药品的安全、有效以及合理地为人类服务。

　　（一）药品的质量特性

　　药品质量（drug quality）是指药品能满足预防、治疗、诊断人的疾病，有目的地调节人的生理机能的使用要求的特征总和。药品的质量特性（quality characteristic）是指药品与满足预防、治疗、诊断人的疾病，有目的地调节人的生理机能的要求有关的固有特性。药品的质量特性包括有效性、安全性、稳定性、均一性等方面。

　　（1）有效性　药品的有效性（effectiveness），是指在规定的适应证、用法和用量的条件下，能满足预防、治疗、诊断人的疾病，有目的地调节人的生理机能的要求。

　　有效程度的表示方法，在我国采用"痊愈"、"显效"、"有效"以区别之；在国外一般采用"完全缓解"、"部分缓解"、"稳定"来区别。

（2）安全性　药品的安全性（safety），是指按规定的适应证和用法、用量使用药品后，人体产生毒副反应的程度。只有在衡量有效性大于毒副反应，或可解除、缓解毒副作用的情况下才使用某种药品。

安全性的考察指标是指药品的毒性、不良反应、副作用、三致（致癌、致畸、致突变）、依赖性等。

（3）稳定性　药品的稳定性（stability），是指在规定的条件下保持其有效性和安全性的能力。这里所指的规定条件一般是指规定的时间，即药品的有效期，以及生产、贮存、运输和使用的要求。

（4）均一性　药品的均一性（uniformity），是指药物制剂的每一单位产品都符合有效性、安全性的规定要求。药物制剂的单位产品，如一片药、一支注射剂等。原料药品的单位产品，如一箱药、一袋药。人们用药效果一般与药品的单位产品有密切关系。均一性是在制药过程中形成的药物制剂的固有特性。

（二）药品的其他特征

药品是一种特殊的商品，与其他商品相比，药品有其标志性的特征，主要体现在以下几个方面。

（1）生命关联性　对人来说，生存是根本，是一切的保障。药品是治疗、预防、诊断人的疾病的专用品，药品正是通过调节人的生理机能，防治疾病，起到维持人们生命与健康的作用，药品与其他消费品比较，其根本在于药品是与人们的生命密切相关的物质，这是药品的首要特性。

（2）高质量性　药品质量是保证药品安全有效的前提，关系着人的健康和生死问题。为此，国家推行一系列质量管理规范，包括《药物非临床研究质量管理规范》（GLP）、《药物临床试验质量管理规范》（GCP）、《药品生产质量管理规范》（GMP）、《中药材生产质量管理规范》（GAP）、《药品经营质量管理规范》（GSP）等，来规范药品的研制、生产、流通、使用行为，药品必须符合国家质量标准，药品作为商品只有合格品与不合格品的区分，不划分优质品与等外品。

（3）公共福利性　药品防治疾病、维护人们健康的商品使用价值，具有社会福利性质。国家对基本医疗保险药品目录、国家基本药物目录中的药品实行政府定价或政府指导价，保证人们能买得起药、用得到药，制药企业也应以社会需求为己任，不能单纯追求经济利益，即便是微利或无利润的产品，在公众需要的时候，也要安排生产销售，以保证公众对药品的获得。这些都是公共福利性最好的例证。

（4）高度的专业性　药品的研发过程需要多学科专家合作才能进行，药品的生产制造工业被称为高科技产业，药品的经营使用过程中，处方药必须凭借执业医师处方才能购买，零售处方药和甲类非处方药的药房，必须配备执业药师。药品被称为指导性商品。

（5）品种多、产量有限　人类疾病种类繁多，客观上需要多种药品来防治疾病。药品的需求与疾病的发生、发展、预后及疾病谱的变化密切相关，使得药品呈现动态需求状态。故药品生产要根据市场变化安排生产，个别罕见病种，仅需极少数药品，但也应生产。这种药称为"orphan drugs"。

三、药品的分类

药品的分类方法有很多，本书主要从药品管理法律、法规中有关药品分类管理的类别来讨论药品的分类。

（一）现代药与传统药

按照药品的历史发展可分为现代药和传统药。

（1）现代药（modern medicines） 一般是指19世纪以来发展起来的化学药品，如抗生素、生化药品、放射性药品、血清、疫苗、血液制品等。一般是用合成、分离、提取、化学修饰、生物技术等方法制取的物质，这些物质是用现代医学的理论和方法筛选确定其药效，并按照现代医学理论用以防治疾病的。因为这类药最初在西方国家发展起来，后传入我国，又称西药。

（2）传统药（traditional medicines） 一般是指历史上各国、各民族传统医学或民间医学使用而流传下来的药物，主要是来自天然的植物药、动物药和矿物药。我国的传统药又称为中药，其特点是在中医理论指导下，根据药物的性能组合在方剂中使用。

（二）处方药与非处方药

根据药品的安全性和使用途径划分为处方药和非处方药。

（1）处方药（prescription drugs） 是指"凭执业医师和执业助理医师处方方可购买、调配和使用的药品"。

（2）非处方药（nonprescription drugs，over-the-counter drugs，OTC drugs） 是指"由国务院药品监督管理部门公布的；不需要凭执业医师和执业助理医师处方，消费者可以自行判断、购买和使用的药品"。"根据药品的安全性，非处方药分为甲、乙两类"。

（三）新药、仿制药品、医疗机构制剂

按照注册申请方式分为：新药、仿制药品和医疗机构制剂。

（1）新药（new drugs） 是指"未曾在中国境内上市销售的药品"。"对已上市药品改变剂型、改变给药途径、增加新适应证的药品注册按照新药申请的程序申报"。

（2）仿制药品（generic drugs） 是指仿制国家已批准正式生产并收载于国家药品标准的品种。

（3）医疗机构制剂（pharmaceutical preparations dispensed by medical institutions） 是指"医疗机构根据本单位临床需要经批准而配制、自用的固定处方制剂"。医疗机构制剂不得上市销售。

（四）国家基本药物、基本医疗保险药品目录、特殊管理的药品、强制检验的药品

1. 国家基本药物

国家基本药物（national essential drugs），是指国家为了使本国社会公众获得基本医疗保障，既要满足社会公众用药需求，又能从整体上控制医药费用，减少药品浪费和不合理用药，由国家主管部门从目前应用的各类药物中经过科学评价而遴选出具有代表性的、可供疾病预防与治疗时优先考虑选择的药物。

2. 基本医疗保险药品目录

为了保障城镇职工基本医疗保险用药，合理控制药品费用，规范基本医疗保险用药管理，由国家人力资源和社会保障部组织制定并发布了国家《基本医疗保险药品目录》（2009年版）。将《国家基本药物目录》中的治疗性药品全部纳入《基本医疗保险药品目录》甲类部分。

3. 特殊管理的药品（the drugs of special control）

国家对麻醉药品（narcotic drugs）、精神药品（psychotropic substances）、医疗用毒性药品（medicinal toxic drugs）、放射性药品（radioactive pharmaceuticals）实行特殊管理。这四类药品被称为特殊管理的药品。

4. 强制检验的药品

在销售前或者进口时，指定药品检验机构进行检验：①国家食品药品监督管理部门规定的生物制品；②首次在中国销售的药品；③国务院规定的其他药品。

四、药品的标准体系

药品标准是保障药品安全的重要技术依据，药品质量标准应能控制药品的内在质量。目前，我国已建成以《中国药典》为核心的药品标准体系，现有国家药品标准 1.5 万余种，2005 年版《中国药典》已达到国际先进水平。同时，国家鼓励企业制定和执行高于国家标准的内控标准。

（一）药品标准

1. 药品标准定义

药品标准（drug standard）是指国家对药品的质量规格及检验方法所作的技术规定，是药品的生产、流通、使用、检验和管理部门共同遵循的法定依据。

凡正式批准生产的药品、辅料和基质以及商品经营的中药材，都要制定标准。

《药品管理法》规定："药品必须符合国家药品标准，不符合国家药品标准或者不按照省、自治区、直辖市人民政府药品监督管理部门制定的中药饮片炮制规范炮制的，不得出厂。"

2. 药品标准的内容和格式

药品标准的内容和格式主要依据药品的类别而定，我国药品标准大致有三种类型：中药、化学药和生物制品。药品标准的内容一般包括：①名称、成分或处方的组成；②含量及其检查、检验的方法；③制剂的辅料；④允许的杂质及其限量、限度；⑤技术要求以及作用、用途、用法、用量；⑥注意事项；⑦贮藏方法；⑧包装等。

由于药品的特殊性，许多药品标准除了质量规格和检验方法以外，还包括药品生产工艺和饮片炮制规范等。

（二）国家药品标准体系

国家药品标准，是指国家为保证药品质量所制定的质量指标、检验方法以及生产工艺等的技术要求，我国国家药品标准体系由四种形式的国家标准构成：中国药典标准、局颁标准、注册标准和国家药品卫生标准。

1. 药典标准

药典标准是国家药品质量控制的技术法规，是记载国家药品标准的法典。我国称为《中华人民共和国药典》，简称《中国药典》，译为 The Pharmacopoeia of the People's Republic of China，英文缩写为 Ch. P.。国外药典有《美国药典》（USP）、《英国药典》（BP）、《日本药局方》（JP）、《欧洲药典》（EP）等。

（1）《中华人民共和国药典》　《中国药典》是国家为保证药品质量、保证人民用药安全有效、质量可控而制定的法典，药典由国家药典委员会编纂，并由国家食品药品监督管理部门批准颁布实施，具有法律约束力。

药典标准主要收载医疗必需、临床常用、疗效肯定、质量稳定、副作用小、优先推广使用的药品，而且质量控制标准比较成熟，能够反映我国医药科学技术水平。

新中国成立以来，我国先后编纂《中国药典》共 9 版，即 1953 年版、1963 年版、1977 年版、1985 年版、1990 年版、1995 年版、2000 年版、2005 年版、2010 年版。从 1980 年起，《中国药典》每 5 年修订一次，现行版本为 2010 年版。

《中国药典》的编纂体例为四部分：①凡例。对一些与标准有关的、共性的、需要明确的问题以及采用的计量单位、符号、术语等，用条文加以规定，以帮助人们理解和掌握药典正文。②正文。收载药品的品种。《中国药典》从1963年版开始根据药品属类的不同分为一部和二部；2005年版开始分为三部。③附录。收载各种通则、通用检测方法、试药、试液、滴定液、标准品、对照品及各种附表等。④索引。包括中文索引、汉语拼音索引和拉丁名索引。

（2）《中国药典》2010年版　　《中国药典》2010年版坚持"继承与发展相结合、理论与实际相结合"的方针，坚持"科学、实用、规范"的药典编纂原则，根据中药、化学药、生物制品的特点和实际情况，积极采用先进适用方法和技术，增加药品检测项目和检测方法，使中药标准有了突破和创新，进一步与国际接轨，收载品种有较大幅度的增加，基本覆盖国家基本药物目录品种和社会医疗保险报销药品目录品种，并且凡例、品种的标准要求、附录的制剂通则等方面均有较大的变化和进步，从而使《中国药典》2010年版更加严谨和完善。

《中国药典》2010年版分为三部。一部收载中药材、中药饮片、植物油脂和提取物、成方制剂和单味制剂等，共收载2165个品种；二部收载化学药品、抗生素、生化药品、放射性药品以及药用辅料等，共收载2271个品种；三部收载生物制品，共收载品种131个。

2. 局颁标准

未列入《中国药典》的其他药品标准，由国家食品药品监督管理部门另行成册颁布，成为局颁标准。药品局颁标准的收载范围是：①国家食品药品监督管理部门批准的新药；②疗效肯定，但质量标准仍需进一步改进的药品；③上版药典收载，而新版药典未收入，疗效肯定，国内仍然生产使用，需要统一标准的品种；④原来地方标准收载，医疗常用，疗效较好，但生产地较多，需要统一标准的品种。

3. 注册标准

药品注册标准是指国家食品药品监督管理部门批准给特定申请人的药品标准，对于申请人及接受申请人技术转让生产该药品的药品生产企业是法定的、强制性标准。药品质量标准的制定，必须依据药品的生产工艺和生产条件，具有针对性。不同企业的生产工艺和生产条件不同，药品质量标准也会不同，所以同一种药品国家批准给不同申请人的注册标准可以是不同的。再加上新药的质量标准不够成熟，同一种药品使用不同的注册标准具有其合理性。

注册标准的这些特点，决定了不能以这个企业的注册标准去监督检验另一个企业生产的同种药品，而只能依据该企业的注册标准来监督检验该企业生产的该种药品。

4. 药品卫生标准

药品卫生标准是一项重要的药品质量指标，是药品质量标准的组成部分。但我国的药品卫生标准一直没有按品种列入药典、局颁标准或注册标准的品种项下，而是单独规定。我国现行《药品卫生标准》颁布于1986年12月16日，1989年9月23日卫生部又颁布了《药品卫生标准补充规定和说明》，1991年5月16日颁布了《药品卫生检验方法》。《药品卫生标准》对中药、化学药品以及生化药品的口服药和外用药的卫生质量指标做了具体规定。

（三）其他药品标准

（1）尚未制定国家标准的中药饮片炮制标准，仍然执行省级食品药品监督管理部门制定的炮制规范。

（2）医疗机构制剂的标准，仍由省级食品药品监督管理部门审核批准。

五、药品监督管理

（1）药品监督管理的概念　　药品监督管理（drug supervision）是国家药品行政监督管理的重要组成部分。是指国家授权的行政机关，依法对药品、药事组织、药事活动、药品信息进行管理和监督；另一方面也包括司法机关、检察机关和药事法人和非法人组织、自然人对管理药品的行政机关和公务员的监督。

（2）药品监督管理的行政主体　《药品管理法》规定国务院药品监督管理部门主管全国药品监督管理工作，即国家食品药品监督管理总局（CFDA）拥有药品监督管理行政职权的所有权。

（3）药品监督管理的行政职能　包括行政规范权、行政形成权、行政许可权、行政监督权、行政处罚权、行政强制权、行政禁止权。

（4）药品监督管理的行政行为　药事管理立法和依法管药；药品研究环节实行审批和许可，对新药、仿制药、进口药品等实行注册审批制度；药品生产、经营环节实行许可和监管，实行 GMP、GSP 强制认证制度，审定药品广告、严格控制特殊管理的药品；药品使用环节实施药品不良反应监测和药品再评价。

六、药品质量监督检验

药品质量监督检验是药品质量监督的重要组成部分。药品监督检验是代表国家对研制、生产、经营、使用的药品质量进行的检验，具有比生产或验收检验更高的权威性。药品质量监督是根据国家的法律规定进行的检验，在法律上具有更强的仲裁性。

质量监督需要采取检验手段，检验依据是我国的药品标准。药品质量监督检验根据其目的和处理方法不同，可以分为抽查性检验、评价性检验、仲裁性检验、国家检定等 4 种类型。

（1）抽查性检验　是一种强制性检验，是由国家的药品检验机构，根据药品监督管理计划，对生产、经营、使用的药品进行抽查检验。

（2）评价性检验　主要运用于药品注册审批、优质药品评价、新工艺鉴定等。

（3）仲裁性检验　是公正裁决、判定有质量争议的药品，以保护当事人的正当权益。必要时可抽查所涉及的企、事业单位的质量保证体系条件，是法制监督的重要组成部分。

（4）国家检定　是一种强制性检验。某些药品在销售前或者进口时，指定药品检验机构进行的检验。

国家检定是依据国家规定对未出厂的某些药品进行强制检验；抽查性检验是对已出厂上市销售的药品进行监督检验；评价性检验是根据企、事业的主动申请进行检验；仲裁性检验是对有争议的药品进行检验。

第二节　药事管理概述

"药事"一词源于我国古代医药管理用语，19 世纪成为日本药品管理法律用语。20 世纪 80 年代，"药事管理"成为我国高等教育课程和专业名称，专业教育计划用语，并广泛应用于机构名称、药学社团名称、药学期刊名称、医药卫生行政管理、药品管理立法和司法活动中。

一、药事

（一）药事的范围

"药事"对应的英文是"pharmaceutical affairs"，是与药品、药学有关的事项。药事的定义是动态变化，1997 年颁发的《中共中央、国务院关于卫生改革与发展的决定》提出必须依法加强对药品研制、生产、流通、价格、广告及使用等各个环节的管理。2001 年《中华人民共和国药品管理法》的适用范围、管理对象和内容包括了药品的研制、生产、经营、使用、价格、广告和监督管理等环节的管理，根据以上的叙述，本书将"药事"一词界定为：药事是指与药品的研制、生产、流通、使用、价格、广告、信息、监督等活动有关的事。

（二）药事的特征

药事是一个较为宽泛的概念，它涵盖了自然界与社会所有与药品有关的事项与活动，如药品研制、生产、流通、使用环节，每个环节中的各种要素，例如与药品生产制造相关的人、机、料、法、环各要素，原辅料采购、验收、储存、养护、检验、制剂生产、包装、成品检验、审核出厂等环节，在药品使用过程，包括人（药师、病人、医师、护士）的心理与行为及其交流沟通与药物治疗合理性关系等，这些事项或环节在药学实践的管理过程中不是孤立存在的，同时还会涉及保障这些事项或活动正常进行的管理组织、法规文件以及职业的道德要求等方面。药事包括药品的研制、生产、经营、使用和监督管理过程中，与药品安全性、有效性、经济性、合理性有关的事项或活动。例如保证和控制药品质量，公平分配药品，合理用药，基本药物目录等有关的事项。

二、药事管理

（一）药事管理的定义

药事管理（pharmacy administration）系指药事行政，即药事的治理、管理和执行事务。药事管理包括药事公共行政和药事私部门行政。

1. 药事公共行政

药事公共行政是国家政府的行政机关，为实现国家制定的医药卫生工作的社会目标，运用政治学、经济学、管理学、法学等多学科理论和方法，依据国家的政策、法律，运用法定权利，为实现国家制定的医药卫生工作的社会目标，对药事进行有效治理的管理活动。

在我国，药事公共行政称药政管理（drug administration）或药品监督管理（drug supervision）。其主要包括：

1）制定和执行国家药物政策与药事法律、法规、规章；

2）建立健全药事管理体制与药品监督管理机构；

3）药学技术人员、药品监督管理人员的培养、教育和管理；

4）药事信息资源管理；

5）绩效管理以及建立药业道德秩序等。

2. 药事私人部门管理

药事私人部门管理即药事单位的管理，主要包括医药生产、经营企业管理、医疗机构药房管理等。

公共部门与私人部门是两种不同类型的组织和实体，但二者在管理方面有许多共同之处。公共部门又称公共组织，泛指不以营利为目的，服务大众，提高公共利益为宗旨的组织。私人部门组织大都以利润为导向，是个人（或小集团）利益最大化的追求者，以经济利润为其管理的底线。由于药品的特殊性，药事管理就是要求药事各部门必须把药品和药品生产经营全过程的质量管理放在首位，把社会效益放在首位。

3. 药事管理的目的

药事管理的目的是保证公众用药安全、有效、经济、合理、及时方便，不断提高国民的健康水平，促进经济社会协调发展。

药事管理通过两个方面保障其目的的实现：一是药品的研制、生产、流通、使用过程中相关私人部门严格遵守药事管理法律法规及相关技术要求，有法必依；二是国家药事公共行政部门依法对药事私人部门实施有效的监督管理。

（二）药事管理的特征

药事管理的特征表现为以下几方面。

（1）专业性　药事管理是联系自然科学知识和社会科学知识的桥梁，药事管理人员应熟悉药学科学和社会科学的基础理论、专业知识和基本方法，总结药品生产、经营、流通等领域的基本管理规则，解决药学实践问题。

（2）实践性　药事管理是联系自然科学知识、社会科学知识与药学实践的桥梁，药事管理的法规文件的制定来自于药品生产、经营、使用的实践总结，并用于指导、监督、管理各项实践工作，同时接受实践的检验，对药事法规适时予以修订、补充、完善，使药事管理工作不断改进、提高和发展。

（3）政策性　药事管理的依据是国家药物政策、药事管理的法规文件，为保证药品质量，保障人们用药安全，国家对药品的监督管理及药事机构自身的经营管理都要依据政策、法律办事。

药事管理是指国家对药学事业的综合管理，是药学事业科学化、规范化、法制化的管理，涉及药学事业的各方面（药品研制、生产、经营、价格、广告、使用等），形成较为完整的管理体系，现已发展成为我国医药卫生事业管理的一个重要组成部分。

（三）药事管理的研究方法

药事管理研究属于软科学研究领域，是应用社会科学研究方法，研究对象为药学事业中的人、药物、政策法规、组织机构、行为活动、信息等内容。

药事管理研究的类型，可以依据研究目的分类，区分为描述性研究、解释性研究、评价性研究、规范性研究；可以按论证方法分类，区分为理论研究和实证研究；也可按资料收集方式分为调查研究、实地研究、实验研究、文献研究；也可以按研究环境及依据研究结果来分类。常用的研究方法主要有：历史研究（historical study）、描述性研究（descriptive study）、相关研究（correlational study）、事后回顾研究（expost facto study）和实验研究（experimental study）等几类。

1. 历史研究

历史研究的主要目的是了解过去事件，明确当前事件的背景，解释其中的因果关系，进而预测未来的发展趋势。例如研究我国执业药师制度的产生背景与发展历史。

2. 描述性研究

描述性研究旨在描述或说明变项的特质，是描述、解释说明现存条件的性质与特质，是为了弄清真相、掌握事实、了解真相，即描述"是什么"。例如药品的市场调查，反映某种药品的消费倾向。描述性研究的应用范围很广，按其描述对象、描述程序或工具的差异，可进一步分为：

（1）概况研究　例如我国医药产业的现状分析。

（2）个案研究（状况研究）　例如东北制药厂现状分析。

（3）发展研究　研究药事管理学科的发展。发展研究又分为纵向发展研究、横向发展研究和发展趋势研究。

3. 相关研究

相关研究是应用统计方法，分析一个群体中两个或两个以上变项之间的关系或关联。对关系或关联的了解作为预测的基础。例如分析合理用药与发挥药师专业作用之间的关系。

4. 事后回顾研究

事后回顾研究又称原因比较研究。它是通过观察现在的结果和追溯似乎可能的原因的材料，调查可能的原因和结果的关系。此方法与在控制条件下收集数据的实验方法对比，称为可能的因果关系的研究。例如通过国家医药管理机构所掌握的材料，研究假药劣药发生的各种原因，并分析比较各种因素之间的关系。

5. 实验研究

实验研究的目的是研究原因和结果的关系，即研究分析"为什么"。它通过比较分析经过"处理"的实验组与未接受处理的对照组，研究因果关系。例如药品广告对消费者购药意向影响研究。

6. 调查研究

调查研究既是一种研究方法，也是一种最常用的收集资料的方法。例如消费者用药安全性意识调查。

三、药事管理学科

随着医药经济全球化发展，国家的药事行政和医药企业管理的内容、措施日益增多并自成体系。药事管理开始列入高等药学教育内容，逐渐形成药学科学的一支新兴分支学科。

（一）药学

药学（pharmacy）是研究药品的来源、制造、加工、性状、作用、用途、分析鉴定、调配分发、使用、管理及其药学职业的科学。它以人体为对象，以医学为基础，以患者为中心，研究人类防治疾病所用的药物。其所涉及的专业知识较多、较广，主要包括以下几门主干学科：药剂学（pharmaceutics）、药物化学（pharmaceutical chemistry）、药理学（pharmacology）、药事管理学（pharmacy administration）、生药学（pharmacognosy）、中药学（Chinese materia medical）、临床药学（clinical pharmacy）。药学是药学科学的简称。

（二）药事管理学

药事管理学是应用社会科学的原理和方法研究药事各部门活动及其管理的规律和方法的科学。它有以下特征。

1. 药事管理学是一门交叉学科

药事管理学是药学与社会科学（管理学、社会学、法学、经济学）交叉渗透而形成的边缘学科。它应用多学科理论和方法，涵盖了药学、管理学、社会学、法学、经济学、心理学等学科的理论和知识、现代药学事业各部门活动及其管理，是一门交叉学科。

2. 药事管理学是药学的一个分支学科

药事管理学是药学科学的重要组成部分，运用社会科学的原理和方法研究药品研制、生产、经营和使用中非专业技术性方面的各种问题；探讨药学事业科学管理的规律，促进药学事业的发展，是药学科学的一个分支学科。世界药学界也公认药事管理学科是药学的重要组成部分，是药学教育的基本科目，是药学生的必修课程。

3. 药事管理学具有社会科学的性质

药事管理学主要探讨与药事有关的人们的行为和社会现象的系统知识，研究对象是药事活动中管理组织、管理对象的活动、行为规范以及他们之间的相互关系。因此，药事管理学具有社会科学的性质。

药事管理学是一门新兴学科，被教育部列为高等药学类教育的必修课之一，原国家劳动人事部与原国家食品药品监督管理局将其列为国家执业药师资格考试科目。

四、药事管理学科的研究内容

药事管理学的研究内容与药学事业的整体发展水平有关，随着制药工业和药品贸易蓬勃发展，药学事业日益受到社会、经济、教育、公众心理等多方面因素的影响，药品的作用也更加受到经济、文化、管理等非专业技术因素的制约。总的来说，药事管理学的研究内容主要包括以下几个方面。

（1）国家药事行政　包括国家药物政策、药事管理立法和依法管药、药品监督管理体制和机构、药品质量监督管理等内容。

（2）社会药学　包括研究和解决公众在药品获得和使用过程中的社会因素、环境因素、药师、病人、医师、护士的心理与行为等。研究内容包括特征（民族、性别、年龄等）和行为（学识、信仰、价值观等）。

（3）药物经济学　包括药物治疗方案的经济学评价，医疗保险报销药物目录的评价，药品营销决策，新药研究开发决策及药品政策决策等内容。

（4）药事部门管理　包括药品生产、经营企业和医疗机构药房管理。药房管理和医药企业管理。

（5）药品信息与信息资源管理　包括对药品信息和信息资源的接受、整理、正确应用和有效性评价等研究。

（6）医药知识产权保护　包括药品的专利保护、药品商标保护、中药品种保护等内容。

五、药事管理学科的课程体系

药事管理学课程是从事药学工作必须具备的核心专业知识。所有的药学类专业都将药事管理学课程作为专业必修课。各种学历性质的药学类专科、本科学历教育、各种职业资格的考试培训，均将药事管理课程作为重要的专业基础课或独立的考试科目。

由于各个时期、各国、各地区药学事业及其管理的差异，在药学学士学位教育中开设的药事管理学科课程有所不同。目前国内外药学院开设课程名称很多，按其基本内容性质，分类及其代表课程如图1-1所示，六大类的多门课程构成了药事管理学的学科体系。

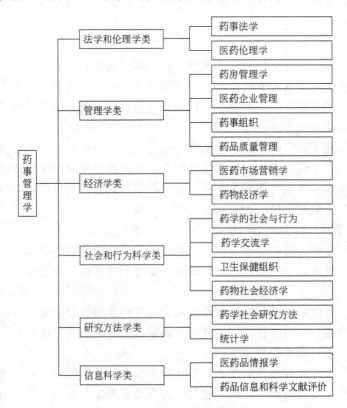

图 1-1　药事管理学学科体系

第三节　国家药物政策及药品管理制度

国家药物政策（national medicine policy，NMP）是国家政府制定的有关药品研制、生产、经营、使用、监督管理的目标、行动准则、工作策略与方法的指导性文件。有助于政府各部门和社会各界对国家医药工作的目标、策略有全面的、一致的认识，便于协调行动，达到政府要求。

一、国家基本药物政策

国家的药物政策的重要基础是基本药物与基本药物目录，许多国家是在实施基本药物政策的基础上，发展国家药物政策。

（一）WHO 的基本药物

WHO 对基本药物的定义是："基本药物就是那些能够满足大部分人口卫生保健需求的药物。因此，在任何时候都应当能够以充足的数量和合适的剂型提供应用。" WHO 提出了基本药物示范目录，还提出了选择药物剂型的标准，并提出定期审查和修订的原则，以及制定、修订的程序。

WHO 提出了选择基本药物的准则，认为被选入基本药物目录的药物应当具有以下条件。

1）临床研究可以为其有效性和安全性提供可靠而充分的数据，并在各种医疗环境的应用中得到证实。

2）能保证该药物的质量和生物利用度。

3）通过储藏和使用效果能确定该药的稳定性。

4）比较价格和可得性，在不同药物进行价格比较时，不仅仅考虑单位价格，必须考虑整个治疗费用。

5）大多数基本药物都应当是单一化合物制剂，而不是复方制剂。

6）应使用国际非专有名称，并应向处方者提供非专有名称和专有名称（商标名）的混合索引。

（二）基本药物政策

基本药物政策是根据药品研制、生产、流通、使用和监督管理等环节制定的有利于促进合理用药、推广基本药物的有关法律、条例、策略和措施。其目的是既满足公众防病治病的需要，又使国家有限的卫生资源得到有效利用，达到最佳的社会效益和经济效益。基本药物政策的目标主要包括以下几个方面。

1）基本药物的可供应性、可获得性和费用可承受性。

① 可供应性，是指基本药物供应体系的有效运作，意指凡是防治疾病需要时，无论什么人、无论何时、何地都能及时购买到基本药物。

② 可获得性，是指药品生产企业、药品批发商、零售药房、医院药房能保证基本药物的品种、数量供应；保证提供准确、可靠的药品信息。

③ 费用可承受性，是指政府对药品价格采取的控制办法，特别是对基本药物的价格的控制和管理，以及医疗保障制度中基本药物报销的问题。

2）保证向公众提供安全、有效、质量合格的药品。

3）促进合理用药。

（三）国家基本药物政策组织机构及其任务

1992年，由原卫生部牵头，由原卫生部、财政部、总后卫生部、国家中医药管理局、原国家医药管理局等有关部门组成了国家基本药物领导小组，负责基本药物政策的具体事务。

1998年国务院机构改革后，由原卫生部负责的基本药物目录的制定工作，交由国务院药品监督管理部门负责，具体由原国家食品药品监督管理局（SFDA）药品安全监管司负责。

2009年九部委公告印发《国家基本药物目录管理办法（暂行）》规定：国家基本药物工作委员会负责协调解决制定和实施国家基本药物制度过程中各个环节的相关政策问题，确定国家基本药物制度框架，确定国家基本药物目录遴选和调整的原则、范围、程序和工作方案，审核国家基本药物目录，各有关部门在职责范围内做好国家基本药物遴选调整工作。

委员会由卫生部、国家发展和改革委员会、工业和信息化部、监察部、财政部、人力资源和社会保障部、商务部、国家食品药品监督管理部门、国家中医药管理局组成。办公室设在卫生部，承担国家基本药物工作委员会的日常工作。

按照国家基本药物工作委员会确定的原则，卫生行政部门负责组织建立国家基本药物专家库，报国家基本药物工作委员会审核。专家库主要由医学、药学、药物经济学、医疗保险管理、卫生管理和价格管理等方面专家的组成，负责国家基本药物的咨询和评审工作。

卫生行政部门会同有关部门起草国家基本药物目录遴选工作方案和具体的遴选原则，经国家基本药物工作委员会审核后组织实施。

（四）国家基本药物目录

基本药物是适应基本医疗卫生需求，剂型适宜，价格合理，能够保障供应，公众可公平获得的药品。政府举办的基层医疗卫生机构全部配备和使用基本药物，其他各类医疗机构也都必须按规定使用基本药物。

1. 国家基本药物目录的制定

国家基本药物目录的制定应当与基本公共卫生服务体系、基本医疗服务体系、基本医疗保障体系相衔接。

2. 国家基本药物目录的制定程序

1）从国家基本药物专家库中，随机抽取专家成立目录咨询专家组和目录评审专家组，咨询专家不参加目录评审工作，评审专家不参加目录制定的咨询工作；

2）咨询专家组根据循证医学、药物经济学对纳入遴选范围的药品进行技术评价，提出遴选意见，形成备选目录；

3）评审专家组对备选目录进行审核投票，形成目录初稿；

4）将目录初稿征求有关部门意见，修改完善后形成送审稿；

5）送审稿经国家基本药物工作委员会审核后，授权卫生行政部门发布。

3. 遴选范围

国家基本药物目录中的药品包括化学药品、生物制品、中成药。

国家基本药物目录中的化学药品、生物制品、中成药，应当是《中华人民共和国药典》收载的，卫生行政部门、国家食品药品监督管理部门颁布药品标准的品种。化学药品和生物制品主要依据临床药理学分类，中成药主要依据功能分类。除急救、抢救用药外，独家生产品种纳入国家基本药物目录应当经过单独论证。

中药饮片的基本药物管理暂按国务院有关部门关于中药饮片定价、采购、配送、使用和基本医疗保险给付等政策规定执行。

4．遴选原则

国家基本药物遴选应当按照防治必需、安全有效、价格合理、使用方便、中西药并重、基本保障、临床首选和基层能够配备的原则，结合我国用药特点，参照国际经验，合理确定品种（剂型）和数量。

5．调整方法

国家基本药物目录遴选调整应当坚持科学、公正、公开、透明。建立健全循证医学、药物经济学评价标准和工作机制，科学合理地制定目录。广泛听取社会各界的意见和建议，接受社会监督。

国家基本药物目录在保持数量相对稳定的基础上，实行动态管理，原则上 3 年调整一次。必要时，经国家基本药物工作委员会审核同意，可适时组织调整。

1）调整的品种和数量应当根据以下因素确定

① 我国基本医疗卫生需求和基本医疗保障水平变化；

② 我国疾病谱变化；

③ 药品不良反应监测评价；

④ 国家基本药物应用情况监测和评估；

⑤ 已上市药品循证医学、药物经济学评价；

⑥ 国家基本药物工作委员会规定的其他情况。

2）属于以下范围的药品不得纳入国家基本药物目录

① 含有国家濒危野生动植物药材的；

② 主要用于滋补保健作用，易滥用的；

③ 非临床治疗首选的；

④ 因严重不良反应，国家食品药品监督管理部门明确规定暂停生产、销售或使用的；

⑤ 违背国家法律、法规，或不符合伦理要求的；

⑥ 国家基本药物工作委员会规定的其他情况。

3）应当从国家基本药物目录中调出的药品

① 药品标准被取消的；

② 国家食品药品监督管理部门撤销其药品批准证明文件的；

③ 发生严重不良反应的；

④ 根据药物经济学评价，可被风险效益比或成本效益比更优的品种所替代的；

⑤ 国家基本药物工作委员会认为应当调出的其他情形。

6．《国家基本药物目录》2012 版

2013 年 3 月 5 日，《国家基本药物目录》（2012 年版）公布，于 2013 年 5 月 1 日起实施。《国家基本药物目录》（2009 年版）同时废止。

《国家基本药物目录》包括两部分：基层医疗卫生机构配备使用部分和其他医疗机构配备使用部分。

《国家基本药物目录》分为三部，第一部为化学药品和生物制品，收载有 317 个品种；第二部为中成药，收载有 203 个品种；第三部为中药饮片。化学药品和生物制品名称采用中文通用名称和英文国际非专利药名中表达的化学成分的部分，剂型单列；中成药采用药品通用名称。

2012 年版目录具有以下特点：一是增加了品种，能够更好地服务基层医疗卫生机构，推动各级各类医疗卫生机构全面配备、优先使用基本药物。二是优化了结构，补充抗肿瘤和血液病用药，注重与常见病、多发病特别是重大疾病以及妇女、儿童用药的衔接。三是规范了剂型、规格，初步实现标准化。尽管品种数量增加，但剂型、规格的数量减少，有利于基本药物招标采购，保障供应，落实基本药物全程监管。四是注重与医保（新农合）支付能力相适应，确保基本药物较高的比例报销。

二、国家基本医疗保险用药政策

（一）国家基本医疗保险用药

国家基本医疗保险用药是指在国家基本医疗保险制度指导下，为了保障城镇职工基本医疗用药，合理控制药品费用，由国家有关部门本着临床必需、安全有效、价格合理、使用方便的收载原则，调整和指定可供职工基本医疗保险需要、市场能够保证供应的药品品种范围。其目的是保障公众可以获得基本的医疗服务。

（二）国家基本医疗保险用药政策

根据 1999 年 5 月 12 日劳动和社会保障部等部门联合下发的《城镇职工基本医疗保险用药范围管理暂行办法》的规定，基本医疗保险用药的范围通过制定《基本医疗保险药品目录》（以下简称《药品目录》）进行管理。

1. 《药品目录》分类

《药品目录》所收载的药品包括西药、中成药、中药饮片。其中西药和中成药是在国家基本药物的基础上遴选的，并分"甲类目录"和"乙类目录"两类：

"甲类目录"的药品是临床治疗必需、使用广泛、疗效好、同类药品中价格低的药品，该目录由国家统一制定，各地不得调整。

"乙类目录"的药品是可供临床治疗选择使用、疗效好、比"甲类目录"药品价格略高的药品，该目录由国家制定，各省、自治区、直辖市根据当地经济水平、医疗需求及用药习惯，可以适当调整，但增加和减少的品种数之和不得超过国家制定的"乙类目录"药品总数的 15％。各省、自治区、直辖市对本省、自治区、直辖市《药品目录》"乙类目录"中易滥用或毒副作用大的药品，可以按临床适应证和医疗机构级别分别予以限定。

2. 《药品目录》的收载和删除标准

《药品目录》的收载标准是：临床必需、安全有效、价格合理、使用方便、市场能够保证供应，并且是现版《中国药典》或其他国家药品标准收载的国产药品或国家食品药品监督管理部门正式批准进口的药品。

1）属于以下范围的药品不得纳入基本医疗保险用药范围

① 主要起营养滋补作用的药品；

② 部分可以入药的动物及动物脏器、干（水）果类；

③ 用中药材和中药饮片泡制的各类酒制剂；

④ 各类药品中的果味制剂、口服泡腾剂；

⑤ 血液制品、蛋白类制品（特殊适应证与急救、抢救除外）；

⑥ 劳动和社会保障部门规定的基本医疗保险基金不予支付的其他药品等。

2）存在以下情况的药品应从基本医疗保险用药范围或国家和地方的《药品目录》中删除

① 药品监督管理部门撤销批准文号的或吊销《进口药品注册证》的药品；

② 药品监督管理部门禁止生产、销售和使用的药品；

③ 经主管部门查实，在生产、销售过程中有违法行为的或在评审过程中有弄虚作假行为的药品。

3.《药品目录》的调整

国家《药品目录》原则上每两年调整一次，各省、自治区、直辖市要进行相应调整。国家《药品目录》的新药增补工作每年进行一次，各地不得自行进行新药增补。增补进入国家"乙类目录"的药品，各省、自治区、直辖市可根据实际情况，确定是否进入当地的"乙类目录"。

4. 药费支付原则

基本医疗保险参保人员使用《药品目录》中的药品，所发生的费用按以下原则支付。

① 使用"甲类目录"的药品时所发生的费用，按基本医疗保险的规定支付。

② 使用"乙类目录"的药品时所发生的费用，先由参保人员自付一定比例，再按基本医疗保险的规定支付。个人自付的具体比例，由统筹地区规定，并报省、自治区、直辖市劳动保障行政部门备案。

③ 使用中药饮片所发生的费用，除基本医疗保险基金不予支付的药品外，均按基本医疗保险的规定支付。

④ 急救、抢救期间所需药品的范围可适当放宽，各统筹地区要根据当地实际制定具体的管理办法。

5.《国家基本医疗保险药品目录》2009 年版

①《药品目录》2009 年版在保持参保人员用药政策相对稳定连续的基础上，根据临床医药科技进步与参保人员用药需求变化，适当扩大了用药范围和提高了用药水平。

②《药品目录》中西药部分和中成药部分用准入法，规定基金准予支付费用的药品，中药饮片部分用排除法，规定基金不予支付费用的药品。西药和中成药采用通用名称并标注剂型。

③《国家基本药物目录》（2009 年版）内的治疗性药品已全部列入《药品目录》甲类药品。

三、药品分类管理制度

我国对药品施行处方药与非处方药分类管理制度，这是国家医药卫生事业改革与发展的一项重要决策。它对我国药品监督管理、医药卫生事业有着深远影响，同时也促进了我国药品监督管理与国际模式接轨。

（一）药品分类管理

药品分类管理是国际通行的管理办法。《药品管理法》第三十七条明确"国家对药品实行处方药与非处方药分类管理制度。"为了在保证公众用药安全有效的同时方便公众自主购药、自我药疗，按照药品安全有效、使用方便的原则，依其品种、规格、适应证、剂量及给药途径不同，可将药品分为处方药与非处方药。

1. 处方药

（1）处方药 是指凭执业医师和执业助理医师处方方可购买、调配和使用的药品。英文名称为 prescription drug，ethical drug，简写为 "R" 或 "Rp"。英国称之为 prescription-only medicine，日本则称之为 "医疗用医薬品"。一般被列入处方药管理的药品应该是有毒性和潜在的不良影响或使用时需要有特定条件的药品。

（2）处方药主要的特点

①患者难以正确掌握其使用剂量和使用方法；②患者自身难以完成给药，无法达到治疗目的。

因此，患者只有就诊后，由医生开具处方获得处方药，并在医务人员的指导、监控或操作下使用，才能保证用药的安全和有效。新药和列入国家特殊管理的药品也基本都是处方药。

2. 非处方药

（1）非处方药　是指由国家食品药品监督管理部门公布的，不需要凭执业医师和执业助理医师处方，消费者自行判断、购买和使用的药品。非处方药英文名称为 nonprescription drug，又称之为 over the counter，简称 OTC。

国家根据药品的安全性又将非处方药分为甲、乙两类。甲类非处方药必须在具有《药品经营许可证》的零售药店（房）出售，乙类非处方药经审批后，可以在其他商店（商场、超市、宾馆等）零售。

（2）非处方药的主要特点

①安全性高，正常使用时无严重不良反应或其他严重的有害相互作用；②疗效确切，使用时患者可以觉察治疗效果；③质量稳定，在正常条件下储存质量稳定；④使用方便，使用时不需要医务人员的指导、监控和操作，可由患者自行选用。

3. 双跨药品

在非处方药遴选工作的基础上，国家分批公布了非处方药的品种目录，其中某些药品属于"双跨药品"。双跨药品是既可作为处方药，也可作为非处方药使用的药品。在一种药品申报处方药品时列有多个适应证，其中有的适合患者自我判断和自我治疗，因此将此部分作为非处方药。而患者难以判断的部分仍作为处方药。

以胃酸分泌抑制剂雷尼替丁、西咪替丁、法莫替丁为例，作为处方药可用于胃、十二指肠溃疡、上消化道出血等，一般疗程4～8周；作为非处方药，则只能用于胃酸过多所致的胃痛、胃灼热、反酸等，即对症治疗，规定只能服用一周。由上可知，既可作非处方药，又可作为处方药的药品，在适应证、剂量和疗程方面差别较大。

（二）我国药品分类管理制度发展历程

为保障公众用药安全、有效，国家对我国的药品管理做出了一系列的努力，并取得了一定的成效。我国的药品分类管理制度经历了长期的发展并得到了不断地完善（见表1-1）。

表1-1　我国药品分类管理制度发展历程

时　间	事件及发展历程
20世纪80年代中期	原国家医药管理局从国际交流中开始引入药品分类管理的概念
20世纪90年代中期	医药管理部门和有关协会、学会开始从政府方面推动药品分类管理的工作
1997年1月15日	中共中央、国务院下发《关于卫生改革与发展的决定》中，国家作出建立和完善药品分类管理制度的重要决策
1999年11月19日	原国家药品监督管理局（SDA）颁布《非处方药专有标识管理规定（暂行）》
1999年6月18日	原国家药品监督管理局（SDA）颁布《处方药与非处方药分类管理办法（试行）》
1999年12月28日	原国家药品监督管理局（SDA）颁布《处方药与非处方药流通管理暂行规定》
2004年3月16日	原国家食品药品监督管理局（SFDA）出台《非处方药注册审批补充规定》
2004年4月	原国家食品药品监督管理局（SFDA）印发《关于开展处方药与非处方药转换评价工作的通知》
2004年6月	原国家食品药品监督管理局（SFDA）发布《实施处方药与非处方药分类管理2004～2005年工作规划》
2005年8月12日	原国家食品药品监督管理局（SFDA）发布《关于做好处方药与非处方药分类管理实施工作的通知》

自1999年国家对上市药品进行处方药与非处方药分类以来，国家遴选出的非处方药品种已占上市药品总数的25%左右。非处方药遴选工作收效明显。

（三）药品分类管理具体规定

1.《处方药与非处方药分类管理办法（试行）》

《处方药与非处方药分类管理办法（试行）》于 1999 年 6 月 18 日颁布，并于 2000 年 1 月 1 日开始实施。该办法主要对药品分类管理工作的部门职责，处方药、非处方药的生产、流通、使用等做了原则性的规定。

（1）部门职责

① 国家食品药品监督管理部门负责处方药与非处方药分类管理办法的制定以及非处方药目录的遴选、审批、发布和调整工作。

② 其他各级药品监督管理部门负责辖区内药品分类管理工作的组织实施及监督管理。

（2）生产　处方药、非处方药生产企业必须具有《药品生产企业许可证》，生产品种应取得药品批准文号。

（3）经营

① 经营处方药、非处方药的批发企业和经营处方药、甲类非处方药的零售企业必须具有《药品经营企业许可证》。

② 经省级药品监督管理部门或其授权的药品监督管理部门批准的其他商业企业也可以零售乙类非处方药。

③ 零售乙类非处方药的商业企业必须配备专职的、具有高中以上文化程度、经过专业培训、由省级药品监督管理部门或其授权的药品监督管理部门考核合格并取得上岗证的工作人员。

（4）使用

① 处方药必须凭执业医师或执业助理医师的处方才可调配、购买、使用。

② 非处方药不需要凭执业医师或执业助理医师的处方即可自行判断、购买，但要按非处方药标签和说明书所示内容使用。

③ 医疗机构根据医疗需要可以决定或推荐使用非处方药。

（5）标识物及广告

① 非处方药除标签和说明书应符合规定外，用语还应科学、易懂，以便于消费者自行判断、选择和使用；非处方药的标签和说明书必须经国家食品药品监督管理部门批准。

② 非处方药的包装必须印有国家指定的非处方药专有标识。我国非处方药专用标识图案为椭圆形背景下 3 个英文字母"OTC"，甲类非处方药为红底白字的图案，乙类非处方药为绿底白字的图案（见图 1-2）。单色印刷时，非处方药专有标志下方必须标示"甲类"或"乙类"字样。

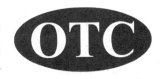

图 1-2　甲类和乙类非处方药专用标识

③ 非处方药的包装必须符合质量要求，方便储存、运输和使用；每个销售基本单元包装须附有标签和说明书。

④ 非处方药的包装、标签和说明书上必须印有"请仔细阅读药品说明书并按说明使用或在药师指导下购买和使用！"的忠告语。

⑤ 处方药只允许在专业性医药报刊上进行广告宣传，非处方药经审批可以在大众传播媒介进行广告宣传。

2.《处方药与非处方药流通管理暂行规定》

《处方药与非处方药流通管理暂行规定》于 1999 年 12 月 28 日由原国家药品监督管理局（SDA）颁布，并于 2000 年 1 月 1 日开始正式实施。

（1）生产企业、批发企业销售　处方药、非处方药的生产销售及批发销售业务必须由具有《药品生产企业许可证》、《药品经营企业许可证》的药品生产、批发企业经营。

药品生产、批发企业必须按分类管理、分类销售的原则和规定，向具有合法经营资格的药品零售企业和医疗机构销售处方药和非处方药，并要按有关药品监督管理规定保存销售记录备查。

进入药品流通领域的处方药和非处方药，其相应的警示语或忠告语应由生产企业醒目地印制在药品包装或药品说明书上。

（2）药店零售　销售处方药和甲类非处方药的零售药店必须具有《药品经营许可证》，并配备驻店执业药师或药师以上的药学技术人员。《药品经营许可证》、执业药师证书应悬挂在醒目、易见的地方。执业药师应佩戴标明其姓名、技术职称等内容的胸卡。

零售药店必须从具有《药品生产许可证》、《药品经营许可证》的药品生产、批发企业采购处方药和非处方药，并按有关规定保存采购记录备查。

处方药、非处方药应当分柜摆放。不得采用有奖销售、附赠药品或礼品等方式销售，暂不允许采用网上销售方式。

处方药不得采用开架自选的销售方式，必须凭执业医师或执业助理医师的处方销售、购买和使用。执业药师或药师必须对医师处方进行审核、签字后，依据处方正确调配、销售药品。对处方不得擅自更改或代用。对有配伍禁忌或超剂量的处方，应拒绝调配、销售，必要时，经处方医师更正或重新签字，方可调配、销售。处方必须留存2年以上备查。

非处方药可不凭医师处方销售、购买和使用，但患者可以在执业药师或药师的指导下购买和使用。执业药师或药师应当为患者选购非处方药提供用药指导或提出寻求医师治疗的建议。

（3）医疗机构处方与使用　处方药必须由执业医师或执业助理医师开具处方后，方可调剂、使用。医师处方必须遵循科学、合理、经济的原则，医疗机构应据此建立相应的管理制度。

（4）普通商业企业零售　在药品零售网点不足的地区，普通商业企业可以销售乙类非处方药，销售乙类非处方药的普通商业企业应根据便民、利民的原则合理布局。鼓励并优先批准具有《药品经营许可证》的零售药店与普通商业企业合作，在普通商业企业销售乙类非处方药。

普通商业企业必须从具有《药品经营许可证》、《药品生产许可证》的药品批发、生产企业采购乙类非处方药，并按有关规定保存采购记录备查。

连锁超市销售的乙类非处方药必须由连锁总部统一从合法的供应渠道和供应商采购、配送，分店不得独自采购。总部必须具备与所经营药品和经营规模相适应的仓储条件，配备1名以上药师以上技术职称的药学技术人员，负责进货质量验收及日常质量管理工作。

普通商业企业销售乙类非处方药时，应设立专门货架或专柜，按法律法规的规定摆放药品，不得销售处方药和甲类非处方药，不得采用有奖销售、附赠药品或礼品销售等方式销售乙类非处方药，暂不允许采用网上销售方式销售乙类非处方药。

3. 处方药与非处方药转换评价

按照药品分类管理工作的整体部署和安排，国家食品药品监督管理部门从国家药品标准中进行了非处方药的遴选，初步对上市药品进行分类，并发布了《国家非处方药（西药、中成药）目录》。2004年国家又发布《关于开展处方药与非处方药转换评价工作的通知》，决定从2004年开始开展处方药与非处方药转换评价工作，并对非处方药目录实行动态管理。

我国药品分类管理制度得到了进一步完善。该通知的主要内容如下。

（1）处方药转换评价为非处方药

① 处方药转换评价为非处方药的工作程序。经国家食品药品监督管理部门批准上市的药品，符合申请范围的，其国内药品生产企业（或进口药品代理商）可以向所在地省级药品监督管理部门提出处方药转换评价为非处方药的申请，如果不符合初审条件，则予以退审；若初审通过，则行文报至国家食品药品监督管理部门。

国家食品药品监督管理部门对各省级药品监督管理部门报送的品种资料进行审查，符合条件的，组织有关单位和专家，按照"应用安全、疗效确切、质量稳定、使用方便"的原则进行评价，并定期公布处方药转换为非处方药的品种名单及其说明书，然后核发《非处方药品审核登记证书》。见图1-3。

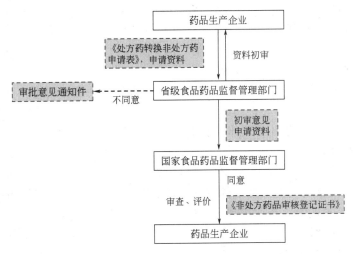

图1-3 处方药转换评价为非处方药的工作程序

经国家食品药品监督管理部门批准上市的药品，符合申请范围的，其国内药品生产企业（或进口药品代理商）可以向所在地省级药品监督管理部门提出处方药转换评价为非处方药的申请，填报《处方药转换非处方药申请表》，并提供相关资料。

各省级药品监督管理部门接到药品生产企业申请资料后，应对其申请资格、证明文件、申报资料的完整性和真实性进行初审，不符合申请条件或文件资料不真实、不完整应予以退审；初审通过的品种，在申请表上签署意见并加盖公章后，联同申请资料一式二份，集中并行文报至国家食品药品监督管理部门。

国家食品药品监督管理部门对各省级药品监督管理部门报送的品种资料进行审查，符合条件的，组织有关单位和专家，按照"应用安全、疗效确切、质量稳定、使用方便"的原则进行评价，并定期公布处方药转换为非处方药的品种名单及其说明书。

② 不得申请转换评价为非处方药的情形。除以下规定情况外，申请单位均可对其生产或代理的品种提出处方药转换评价为非处方药的申请：a. 监测期内的药品；b. 用于急救和其他患者不宜自我治疗疾病的药品，如用于肿瘤、青光眼、消化道溃疡、精神病、糖尿病、肝病、肾病、前列腺疾病、免疫性疾病、心脑血管疾病、性传播疾病等的治疗药品；c. 消费者不便自我使用的药物剂型，如注射剂、埋植剂等剂型；d. 用药期间需要专业人员进行医学监护或指导的药品；e. 需要在特殊条件下保存的药品；f. 作用于全身的抗菌药、激素（避孕药除外）；g. 含毒性中药材，且不能证明其安全性的药品；h. 原料药、药用辅料、中

药材及饮片；i. 国家规定的麻醉药品、精神药品、医疗用毒性药品和放射性药品及其他特殊管理的药品；j. 其他不符合非处方药要求的药品。

(2) 非处方药转换评价为处方药　国家食品药品监督管理部门负责组织对已批准为非处方药品种的监测和评价工作，对存在安全隐患或不适宜按非处方药管理的药品，应及时将其转换为处方药，按处方药管理。

各省级药品监督管理部门应及时收集并汇总对非处方药品种的意见，特别是药品安全性的情况，并及时向国家食品药品监督管理部门反馈。

药品生产、经营、使用单位以及药品监督管理部门认为其生产、经营、使用、管理的非处方药存在安全隐患或不适宜按非处方药管理的，可以填写《非处方药转换为处方药意见表》或向所在地省级药品监督管理部门提出转换的申请或意见。

4. 非处方药的申报

国家食品药品监督管理部门定期公布非处方药目录。药品申请注册时，若属于以下情形，可以同时提出按照非处方药管理的申请，国家食品药品监督管理部门根据非处方药的有关规定，决定是否将该药品确定为非处方药：

① 经国家食品药品监督管理部门确定的非处方药改变剂型，但不改变适应证或者功能与主治、给药剂量以及给药途径的药品；

② 使用国家食品药品监督管理部门确定的非处方药活性成分组成的新的复方制剂。

四、国家药品储备制度

国家储备药品是国家为了维护公众的身体健康、保证紧急需要而平时储备管理的，在国内发生重大灾情、疫情及其他突发事件时国务院规定的部门可以紧急调用的药品。

《药品管理法》第四十三条明确规定，国家实行药品储备制度，国内发生重大灾情、疫情及其他突发事件时，国务院规定的部门可以紧急调用企业药品。《中国人民解放军实施〈中华人民共和国药品管理法〉办法》第七条也明确规定，军队实行战备药品储备制度。军队药品供应机构和医疗机构负责战备药品储备及更新。遇有突发事件等紧急情况时，经总后勤部或者各军兵种、军区批准，可以动用战备药品储备，必要时，总后勤部可以商请国务院有关部门紧急调用国家储备药品和企业药品。

(一) 国家药品储备制度发展历程

药品储备是一种宏观调控手段，我国国家药品储备制度的发展过程大体可以分为以下两个阶段：一级储备、静态管理阶段和两级储备、动态管理阶段。

1. 一级储备、静态管理阶段

20世纪70年代初，为保证灾情、疫情及突发事故发生后对药品和医疗器械的紧急需要，我国建立了中央一级储备、静态管理的国家药品储备制度，国家拨出两亿多元的专款，在全国修建了13个药品储备库。这时的医药储备工作由原国家医药管理局负责。

2. 两级储备、动态管理阶段

1997年7月3日，国务院发出的《关于改革和加强医药储备管理工作的通知》，提出"建立中央与地方两级医药储备制度"的具体措施。以适应社会主义市场经济发展需要，提高国家药品储备能力和管理工作水平，保证灾情、疫情及突发事故发生后所需药品和医疗器械的及时、有效供应。

1997年12月23日，《国家药品医疗器械储备管理暂行办法》对国家药品储备的部门职责、药品储备计划、储备药品的调用等做了较为详细的规定。1999年6月15日，《国家医药储备管理办法》，对医药储备做了新规定。2004年，《国家医药储备应急预案》，建立了国家医药储备应急管理的基本制度和运行机制，加强了应急管理基础工作。医药储备工作主管部门1998年以后改为原国家经济贸易委员会即现在的国家发展和改革委员会。

（二）现行国家药品储备制度

在中央统一政策、统一规划、统一组织实施的原则下，建立中央与地方两级医药储备制度，实行统一领导、分级负责的管理体制，实行品种控制、总量平衡、动态管理、有偿调用，以保证储备资金的安全、保值和有效使用。中央医药储备主要负责储备重大灾情、疫情及重大突发事故和战略储备所需的特种药品、专项药品；地方医药储备负责储备地区性或一般灾情、疫情及突发事故和地方常见病防治所需的药品。

1. 主管机构及职责

国家发展和改革委员会负责协调全国的医药储备工作。主要职责是：①负责对各省级人民政府或其指定的职能部门动用中央医药储备申请的审批；②根据国家需要，负责调剂、调用地方医药储备的审批；③会同有关部门制定或调整国家医药储备管理的有关政策，监督、检查国家医药储备政策的贯彻和执行情况；④负责组织编制中央医药储备年度计划；⑤会同有关部门确定并适时调整中央储备药品的品种；⑥负责选择承担中央医药储备的企业，并监督企业做好医药储备的各项管理工作；⑦商财政部后安排下达中央医药储备资金，并会同财政、金融及审计等部门做好中央医药储备资金的监督管理、财务审计工作；⑧负责建立医药储备统计制度，组织对承担医药储备任务的企业进行检查、培训和考核，推广医药储备的先进经验；⑨负责指导地方医药储备工作。

2. 承担医药储备任务企业的条件及职责

（1）承担医药储备任务企业的条件　承担医药储备任务的企业，分别由国家医药储备主管部门和省级医药储备管理部门根据企业管理水平、仓储条件、企业规模及经营效益等情况商同级财政部门择优选定，这些企业必须是国有或国有控股的大中型医药企业，并为通过《药品经营质量管理规范》（GSP）认证的企业，亏损企业不得承担医药储备任务。

（2）承担储备任务企业的职责

① 执行医药储备管理部门下达的储备计划；

② 依照医药储备管理部门下达的调用通知单，执行储备药品的调用任务，确保调用时储备药品及时、有效的供应；

③ 负责对储备药品进行适时轮换，保证储备药品的质量；

④ 建立健全企业内部医药储备管理的各项规章制度，加强储备药品的原始记录、账卡、档案等的基础管理工作，建立健全企业内部医药储备资金管理制度，确保医药储备资金的安全和保值；

⑤ 按时、准确上报各项医药储备统计报表；

⑥ 负责对从事医药储备工作的人员进行培训，不断提高其业务素质和管理水平。

3. 储备计划管理

医药储备实行严格的计划管理。中央和地方医药储备计划，分别由国家医药储备主要管理部门和省级医药储备管理部门下达。

每年2月底前，国家医药储备主要管理部门根据国家有关部门的灾情、疫情预报等，按照实际需要和适当留有余地的原则，商卫生、财政等部门后，制订年度中央医药储备计划，下达给有关企业执行，并抄送有关部门。地方医药储备年度计划，要参照中央医药储备计划并结合当地实际情况制订，并要在每年4月底前上报国家医药储备主要管理部门备案。地方医药储备计划的调整，也必须报国家医药储备主要管理部门备案。

承担医药储备任务的企业要与相应的医药储备管理部门签订"医药储备责任书"，认真执行储备计划，在储备资金到位后一个月内，保证储备计划的落实。计划的变动或调整，需报国家医药储备主要管理部门审核批准。企业调出药品后，应按储备计划及时补齐相应的品种及数量。

医药生产企业应优先满足承担储备任务的企业对储备药品的收购要求。部分供应短缺的品种，各级医药储备管理部门应帮助承担储备任务的企业解决。

4. 储存管理

医药储备实行品种控制、总量平衡的动态储备。在保证储备药品的品种、质量、数量的前提下，承担储备任务的企业要根据具体药品的有效期及质量要求对储备药品适时进行轮换，储备药品的库存总量不得低于计划总量的 70%。

储备药品入、出库要实行复核签字制。有关部门和企业要不断提高医药储备管理水平，逐步实行计算机联网管理。

承担储备任务的企业要切实加强其储备药品的质量管理，落实专人负责，建立月检、季检制度，检查记录参照 GSP 相关要求。

5. 调用管理

（1）医药储备调用的总体原则

① 发生一般灾情、疫情及突发事故或一个省、自治区、直辖市范围内发生灾情、疫情及突发事故需要紧急动用医药储备时，由本省、自治区、直辖市在省级医药储备内供应；

② 发生较大灾情、疫情及突发事故或发生灾情、疫情及突发事故涉及若干省、自治区、直辖市时，首先动用本省、自治区、直辖市医药储备，不足部分按有偿调用的原则，向相邻省、自治区、直辖市人民政府或其指定的部门请求动用其医药储备，仍难以满足需要时再申请动用中央医药储备；

③ 发生重大灾情、疫情及重大突发事故时，应首先动用地方医药储备，不能满足需要时，可申请动用中央医药储备；

④ 没有建立地方医药储备的省、自治区、直辖市，原则上不得申请动用中央医药储备。

（2）各级医药储备主要管理部门之间的调用原则

① 各省级人民政府可以指定申请使用中央医药储备的责任部门，并报国家医药储备主要管理部门备案；

② 地方需要动用中央医药储备时，可以由省级人民政府或其指定的职能部门向国家医药储备主要管理部门提出申请，国家医药储备主要管理部门与有关部门协商后，下达调用药品品种、数量通知单，由有关承储单位组织调运相应的储备药品；

③ 申请动用中央医药储备的省级人民政府或其指定的职能部门要及时将货款支付给调出企业，供需双方应在储备药品调出十日内补签购销合同；

④ 本着有偿调用的原则，国家医药储备主要管理部门可以根据需要调用地方医药储备。

（3）医药储备企业在调用中的任务　承担医药储备任务的企业接到调用通知后，须在规定的时限内将药品发到指定地区和单位，并对调出药品的质量负责。有关部门和企业要积极为紧急调用储备药品的运输提供条件。

遇有紧急情况如中毒、爆炸、突发疫情等事故发生，承担储备任务的企业接到国家医药储备主要管理部门的电话或传真后，可按要求先发送储备药品。申请调用的省级人民政府或其指定的职能部门要在一周内补办有关手续。

（4）储备药品的补调　中央储备药品在调用过程中如发现质量问题，应就地封存，事后按规定进行处理。接收单位和调出单位应立即将情况报告国家医药储备主要管理部门，由其通知调出单位按同样品种、规格、数量补调。

与医药储备有关的政府部门、承担医药储备任务的企业，均应设立 24 小时传真电话，建立 24 小时值班制度。并将单位名称、负责人及值班电话上报国家医药储备主要管理部门。

6. 储备资金管理

中央与地方两级医药储备所需资金分别由国务院和各级人民政府落实。中央和地方医药储备资金由国家医药储备主要管理部门和省级医药储备管理部门按照其储备计划会同同级财政部门下达。

医药储备资金是政府的专项资金，必须严格管理，专款专用，不得挤占挪用，并要确保储备资金的安全和保值。

储备药品实行有偿调用。调出方要及时收回货款，调入方不得以任何借口或理由拖延或拒付货款。

当储备计划调整或企业承储任务调整或企业不能按计划完成储备调运任务时，以及出现不符合医药储备其他规定的情形时，国家医药储备主要管理部门和各省级医药储备管理部门应会同同级财政部门调整或收回医药储备资金。

第四节　执业药师制度和药学职业道德

人类在漫长的生存斗争中发现、发展了防治疾病的药品，形成了药学，培养了药师，并形成药学职业标准和药师道德准则。这些对保障人们的健康和人类的生存繁衍发挥了重大作用。

一、我国执业药师制度

国家人事部和原国家医药管理局、国家中医药管理局分别于 1994 年、1995 年联合颁发了《执业药师资格制度暂行规定》和《执业中药师资格制度暂行规定》，并出台了一系列规范性文件对执业药师的资格考试、注册管理、资格认定、继续教育、培训中心设置等方面进行了较为详细的规定，将我国执业药师管理纳入了规范化管理轨道。其主要内容如下。

（一）执业药师的定义

执业药师（licensed pharmacist）是指经全国统一考试合格，取得《执业药师资格证书》，并经注册登记，主要在药品生产、经营、使用单位中执业的药学技术人员。

（二）执业药师资格制度的性质

国家为了加强对药学技术人员的职业准入控制，确保药品质量，保障公众用药安全、有效、经济、合理，根据《药品管理法》及国家职业资格制度的有关规定，实施了执业药师资格制度。该制度是对药学技术人员实行的一种职业资格准入控制制度。其目的是为了保证药学技术人员的技术水平，提高人员素质，进而促进药学事业的健康发展。

（三）执业药师考试

全国执业药师资格考试工作由国家人事部、国家食品药品监督管理部门共同负责。国家食品药品监督管理部门负责组织拟订考试科目和考试大纲，编写培训教材，建立试题库及考试命题工作。按照培训与考试分开的原则，统一固化并组织考前培训。人事部负责组织审定考试科目、考试大纲和试题，会同国家食品药品监督管理部门对考试工作进行监督、指导并确定合格标准。

执业药师资格考试属于职业资格准入考试。凡经过考试且成绩合格者，国家发给《执业药师资格证书》，该证书在全国范围内有效。

（1）参加考试必须具备的条件　凡中华人民共和国公民和获准在我国境内就业的其他国籍的人员具备以下条件之一者，均可报名参加执业药师资格考试。

① 取得药学、中药学或相关专业中专学历，从事药学或中药学专业工作满七年。

② 取得药学、中药学或相关专业大专学历，从事药学或中药学专业工作满五年。

③ 取得药学、中药学或相关专业本科学历，从事药学或中药学专业工作满三年。

④ 取得药学、中药学或相关专业第二学士学位，研究生班毕业或取得硕士学位，从事药学或中药学专业工作满一年。

⑤ 取得药学、中药学或相关专业博士学位。

（2）关于考试的规定　我国执业药师考试由人事部和国家食品药品监督管理部门统一组织，每年一次集中考试。考试周期为两年，即参加全部科目考试的人员须在连续两个考试年度内通过全部科目的考试。参加部分科目免试的人员须在一个考试年度内通过应试科目。考试科目分为两类，分别为药学类和中药学类。具体考试科目及类型要求详见表1-2。

表 1-2　国家执业药师资格考试科目

药　学　类	中　药　学　类
药事管理与法规	药事管理与法规
药学专业知识（Ⅰ）含药理学和药物分析	中药学专业知识（Ⅰ）含中药学和中药药剂学
药学专业知识（Ⅱ）含药剂学和药物化学	中药学专业知识（Ⅱ）含中药鉴定学和中药化学
药学综合知识与技能	中药学综合知识与技能

（3）免试规定　按照国家有关规定评聘为高级专业技术职务，并具备下列条件之一者，可免试药学（或中药学）专业知识（Ⅰ）、药学（或中药学）专业知识（Ⅱ）两个科目，只参加药事管理与法规、综合知识与技能两个科目的考试。

① 中药学徒、药学或中药学专业中专毕业、连续从事药学或中药学专业工作满 20 年；

② 取得药学、中药学专业或相关专业大专以上学历，连续从事药学或中药学专业工作满 15 年。

（4）执业药师资格　资格考试合格者，由各省级人事部门颁发人事部和国家食品药品监督管理部门统一印制的《执业药师资格证书》，该证书在全国范围内有效。

（四）执业药师注册

执业药师实行注册制度。国家食品药品监督管理部门为全国执业药师注册管理机构，省级药品监督管理部门为本辖区执业药师注册机构。

执业药师按照执业类别、执业范围、执业地区注册。执业类别分为药学类、中药学类；执业范围分为药品生产、药品经营、药品使用；执业地区分为省、自治区、直辖市。执业药师只能在一个执业药师注册机构注册，在一个执业单位按注册的执业类别、执业范围执业。

1. 申请注册

（1）申请人必须同时具备以下 4 项条件

①取得《执业药师资格证书》；②遵纪守法，遵守药师职业道德；③身体健康，能坚持在执业药师岗位工作；④经执业单位考核同意。

（2）有下列情况之一者不予注册

①不具有完全民事行为之一者；②因受刑事处罚，自处罚执行完毕之日不满 2 年的；③受过取消执业药师资格处分不满 2 年的；④国家规定不宜从事执业药师业务的其他情

形的。

2. 再次注册

执业药师注册有效期为 3 年，有效期满前 3 个月，持证者须到注册机构办理再次注册手续。再次注册者，除须符合注册条件外，还须有参加继续教育的学分证明。

3. 变更注册

执业药师在同一执业地区变更执业单位或范围的，以及变更执业地区的，均须依法变更注册。

4. 注销注册

有下列情况之一者，予以注销注册：①死亡或被宣告失踪的；②受刑事处罚的；③被吊销《执业药师资格证书》的；④受开除行政处分的；⑤因健康或其他原因不能从事执业药师业务的。

（五）执业药师的职责

① 执业药师必须遵守职业道德，忠于职守，以对药品质量负责、保证人民用药安全有效为基本原则。

② 执业药师必须严格执行《药品管理法》及国家有关药品经营、使用的各项法规及政策。对于违反《药品管理法》及有关法规的行为或决定，有责任提出劝告、制止、拒绝执行并向上级报告。

③ 执业药师在执业范围内负责对药品质量的监督和管理，参与制定、实施药品全面质量管理及对本单位违反规定的处理。

④ 执业药师负责处方的审核及监督调配，提供用药咨询与信息，指导合理用药，开展治疗药物的监测及药品疗效的评价等临床药学工作。

（六）执业药师继续教育

《执业药师资格制度暂行规定》中明确规定：执业药师必须接受继续教育。执业药师继续教育实行学分制、项目制和登记制度。具有执业药师资格的人员由省级药品监督管理部门发放国家食品药品监督管理部门统一印制的《执业药师继续教育登记证书》；每年参加继续教育不得少于 15 学分，注册期 3 年内累计不得少于 45 学分。执业药师继续教育项目分为指定、指导和自修三类，包括培训、研修、学术讲座、学术会议、专题研讨会、专题调研和考察、撰写论文和专著等。

国家食品药品监督管理部门负责制定执业药师继续教育管理办法，组织拟订、审批继续教育内容。省级药品监督管理部门负责本地区执业药师继续教育实施工作。

（七）法律责任

① 凡以骗取、转让、借用、伪造《执业药师资格证书》、《执业药师注册证》等不正当手段进行注册人员，由执业药师注册机构收缴注册证并注销注册；构成犯罪的，依法追究其刑事责任。

② 执业药师注册机构工作人员，在注册工作中玩忽职守、滥用职权、徇私舞弊，由所在单位给予行政处分；构成犯罪的，依法追究其刑事责任。

③ 为加大执业药师配备使用力度，自 2012 年开始，新开办的零售药店必须配备执业药师；到"十二五"末，所有零售药店法人或主要管理者必须具备执业药师资格，所有零售药店和医院药房营业时有执业药师指导合理用药，逾期达不到要求的，取消售药资格。

二、药学职业道德原则及规范

（一）药学职业道德原则

1. 职业道德

职业道德（professional ethics）是人们在职业活动、履行其职责和处理各种职业关系过程中，其思想和行为应遵循的特定的职业行为规范。职业道德主要由职业理想、职业态度、职业责任、职业技能、职业纪律、职业良心、职业荣誉和职业作风所构成。

药学职业道德是职业道德的一种，是一般社会道德在药事领域中的特殊表现。它是药学人员在药学实践中应当遵循的行为准则和规范。

2. 药学职业道德基本原则

药学职业道德原则是从事药品研究、生产、经营、使用及监督管理等人员在药学领域活动实践中应遵循的根本指导原则，它调整药学领域人际关系，统帅着药学道德的一切规范和范畴。药学道德基本原则贯穿于药学道德发展过程的始终，是评价与衡量药学领域内所有人员的个人行为和思想品质的最高道德标准。

药学职业道德原则可以概括为以下几点。

① 救死扶伤，实行革命的人道主义。人道主义核心是尊重人的生命，一视同仁地保护和治愈人的身心疾病。在我国提倡人道主义，要求每个药学人员尽可能地去关心、尊敬、爱护、同情和帮助那些身受疾病痛苦的病人。不仅是主张对个人的尊重，肯定人的价值，而且扩展到对社会群体健康的关怀，贯穿整个药学事业之中。

② 以病人为中心，为公众防病治病提供安全、有效、经济、合理的优质药品，是药学领域各行业共同的根本任务，也是药学职业道德的基本特点。

药学事业的根本目的是保障人民健康。为此，各项工作都必须以病人为本，从治愈疾病和提高病人生活质量出发，改善、改革药学实践中的不足和问题，不断调整药学道德关系，保证每个药学技术人员具有高尚的思想品质，真诚为患者提供药学服务。

③ 全心全意为人民服务，是药学道德的根本宗旨。药学技术人员，应以病人为本，把救死扶伤、防病治病的需要作为一切工作的出发点，不怕劳苦，不计较个人得失，努力做好工作，主动热情地为病人提供有关药学方面的各种服务，对业务技术精益求精，刻苦钻研，不断充实自己，做一个真正"毫不利己，专门利人"，全心全意为人民服务的药学技术人员。

（二）药师职业道德规范

药师的职业道德规范，是在药学职业化的长期过程中逐渐形成的。药师职业道德规范主要由以下几部分构成。

1. 药师与病人及其家属的关系

① 药师必须把病人的健康和安全放在首位。

② 药师应尽力向病人提供专业、真实、全面的信息，绝不能调配、推销、分发不符合法定药品标准、质量差、疗效差的药品和保健品给病人。

③ 在病人利益和商业利益之间要做到充分考虑病人利益，要确保病人享有接受安全、有效治疗的权利。

④ 药师要为病人保密，必须严守病历中的个人秘密。除非法律要求，不得将病人的病情和治疗泄露给第三者。

⑤ 药师要尊重人们的生命和尊严，对病人一视同仁，依据各个病人的情况保证合理的药物治疗。

⑥ 药师应努力完善和扩大自己的专业知识，并应有效地运用这些知识，来更好地提供药学服务。

2. 药师与同事的药师和医务人员之间的关系

① 药师在防治疾病中应与有关人员和机构通力合作，以提供完善的药学服务。

② 药师应尊重他人的价值和能力，不应以错误方式与病人或他人讨论处方的治疗作用，以免有损开方者威信。

③ 药师绝不能同意或参与同别的医务人员或他人利用自己职业进行私下的钱财交易和别的剥削性行为。除非是公众提出请求，药师不应主动推荐医生或医疗服务项目。

3. 药师与社会的关系

① 药师应维护其职业的高尚品质和荣誉。药师应贯彻药品管理法律法规，遵守药师职业道德规范，绝不能从事任何可能败坏职业荣誉的活动，还要敢于揭露本行业中非法的、不道德的行为。

② 药师在任何时候都只能为自己的服务索取公正合理的报酬，绝不能同意在可能妨碍或损害自己正常专业判断力和技能的条件下工作。

③ 药师应加入以发展药学事业为目标的组织，并贡献出自己的才能。

④ 药师有义务服务于个人、社区和社会，并处理好满足病人个人服务需求与满足社会服务需求之间的关系。

⑤ 药师应采取建立良好职业信誉方法吸引顾客，禁止采用其他手段吸引顾客。药师不应允许他人利用他的名字、资格、地址或照片用于面向公众的任何药品广告或表述。

（三）药学领域的道德要求

1. **药品生产的职业道德**

药品生产的职业道德，是指一切从事药品生产的药学工作者在生产和工作中的行为准则和道德规范。药品生产过程中的道德要求，是对企业发展成败和药品生产质量的一个重要保证。

① 爱岗敬业，竭诚奉献；　　　　　③ 遵纪守法，文明生产；

② 明确目的，端正思想；　　　　　④ 注重科学，确保质量。

2. **药品流通的职业道德**

药品流通的职业道德是指在流通过程中调节药品贮藏、保管、销售、使用诸方面的关系，调节药品流通人员与消费者之间关系的行为准则。其职业道德主要包括：

① 尽职尽责，满足需要；　　　　　③ 平等待人，热情服务；

② 严肃认真，小心谨慎；　　　　　④ 刻苦钻研，改革提效。

3. **医疗机构药学技术人员的职业道德**

（1）**药品调剂道德规范**　调剂工作是医疗机构药学技术人员的常规工作，也是责任重大的工作。对药品调剂人员有如下道德要求：

① 审方仔细认真，调配准确无误；　　③ 发药耐心，交待清楚。

② 认真核对签字；

（2）**医疗机构制剂道德规范**　对医疗机构制剂有如下要求：

① 坚持社会公益原则，遵守国家法律法规；

② 服务临床，确保供应。

（3）**药品采购道德规范**　医疗机构药品采购过程中要遵循以下原则：

① 要坚持质量第一的原则，按照国家有关规定，从合法单位采购药品；

② 对采购的药品进行严格的检验制度，如检查药品合格证、包装、标签与说明书等；

③ 在药品招标采购中，要坚持公平、公开、择优的原则，在药效相同的情况下，多进廉价药，少进高价药。

（四）执业药师职业道德准则

《中国执业药师道德准则》（中国执业药师协会 2006）：2006 年 10 月 18 日，中国执业药师协会在中国执业药师论坛（CLPF）发布了我国首部《中国执业药师道德准则》，主要内容如下：

① 救死扶伤，不辱使命；　　　　　④ 进德修业，珍视声誉；

② 尊重病人，一视同仁；　　　　　⑤ 尊重同仁，密切合作。

③ 依法执业，质量第一；

药学职业的特殊性决定了作为一个执业药师必须忠于职守，认真履行全心全意为人民服务、救死扶伤、维护人民健康的神圣职责。要不断地学习，提高职业道德素质，以道德规范自律行为，增强职业责任心，端正工作态度，为人民健康服务，做一个合格、称职的药学人员。

[案例]

违规销售处方药事件

2012 年 4 月，龚先生因感冒去某药房买药，药店员工介绍他购买阿莫西林分散片，服药后病情不但没有好转，身体还出现了不良反应，发起了高烧。龚先生马上来到了医院进行全面检查。医生检查后发现，他的血液化验出现了异常，医院立即对他进行治疗。龚先生也从医生处得知，他购买的阿莫西林分散片属于处方药，其中含有抗生素，如果服用不当，可能会导致过敏、肝肾功能受影响，长期服用还将产生耐药性。龚先生反映当时对方也根本没提处方的事。

随后，龚先生向该区食品药品监督管理局进行投诉，在接到投诉后，执法人员到药房进行调查。调查后发现，该药店不仅不按规定在店内悬挂员工一览表，且在检查龚先生投诉的感冒药时发现，这种感冒药在进货登记单上是 2 片包装，而实际销售时却是 1 片包装，因此执法人员将店内这种药品全部封查，并调取了其中 15 包药品进行抽样调查。

执法人员又核实了该药房违规销售处方药的情况，而在处方药登记本上，却没有找到当日对外销售的处方药登记。该药房没有凭医生处方向消费者出售处方药，存在违规销售处方药的行为。最后，根据规定，执法人员对这家药店处以 5000 元到 20000 元不等的罚款，并责令其马上整改。

（刘兰茹　朱虹）

第二章 药事组织

药事组织在药事管理中具有重要作用和普遍意义，药学技术人员和管理者都在某一药事组织机构中工作，其行为与公众的生命和健康密切相关。人们对药事组织的认识和组织工作能力，将直接影响他们的成就和药学事业的发展。

第一节 概　　述

一、药事组织

（一）药事组织的含义

药事组织（pharmaceutical affairs organization）是一个复杂的综合性概念，人们往往把药事组织机构、体系、体制都称为药事组织。一般来说，"药事组织"包含了狭义和广义的含义。狭义的药事组织是指：为了实现药学社会任务所提出的目标，经由人为的分工形成的各种形式的组织机构的总称。广义的药事组织是指：以实现药学社会任务为共同目标的人们的集合体；是药学人员相互影响的社会心理系统；是运用药学知识和技术的技术系统；是人们以特定形式的结构关系而共同工作的系统。

药事组织系统也可以称为药事组织体系，是医药卫生大系统中的子系统，药事组织系统又因具体目标、职能不同（如药品的研制、生产、流通、使用和监督管理等）而分为若干相互协作、相互制约和相互影响的子系统。

（二）药事组织的类型

药事组织以药学的社会任务为分类基础，药学的共同任务是：以药品为物质对象，以病人为中心，为人民防病治病提供安全、有效、经济的合格药品。药学的社会功能作用和任务，主要有专业技术和商业供应两个方面。药事组织的具体任务可包括：研制新药、生产供应药品、保证合理用药、培养药师和药学家、管理并组织药学力量，为人类的健康实施全面的药学服务。因为药事组织不是孤立存在于社会，它和卫生组织、经济组织、国家的行政组织等有密切关系，并受历史文化制度的影响。在现实社会里，药事组织的基本类型有以下几种。

1. 药学教育组织

药学教育组织属于药学事业性组织。其主要功能是教育，是为维持和发展药学事业培养药师、药学家、药学工程师、药学企业家和药事管理干部的机构，药学教育组织的目标是双重的，既出药学人才，又出药学研究成果。对社会来说，教育的功能是"揭示"，而不是"实施"，其重要作用只有在长期的发展中才能体现出来。

药学教育组织的子系统基本上可以按学科专业类型划分，或以学历层次划分，也可以根据办学形式划分。

2. 药学科研组织

药学科研组织的主要功能是研究开发新药、改进现有药品，以及围绕药品和药学的发展进行基础研究，提高创新能力，发展药学事业。各类药物研究机构大多进行市场化运作，通过开辟科技市场，利用新药证书转让、专利或技术转让、国家各项自然科学基金支持、合同开发、委托开发（研发外包）、技术服务等方式推动新药的研发。

3. 药品生产、经营组织

药品生产、经营组织是企业型组织，在我国是药品生产企业、药品经营企业，在欧美称为制药公司、社会药房，在日本称为制药株式会社、经营株式会社和社会药局。虽名称各异，但其主要功能作用都是生产药品和经销药品。

药品生产、经营企业可以从企业的性质、规模、组织形式、生产形态以及药品类型等各种角度进一步划分其子系统。

4. 医疗机构药房组织

这类组织是事业型组织，它的主要功能是，通过给病人采购药品、调配处方、配制制剂、提供用药咨询等活动，以保证合理用药。这类组织的基本特征是直接给病人供应药品和提供药学服务，它在药事组织中占有重要地位和比重，在我国是药师人数最多的组织，是和医疗系统直接交叉的组织。

5. 药品管理行政组织

药品管理行政组织是指政府机构中管理药品和药学企事业组织的行政机构。其功能是代表国家对药品和药学企事业组织进行监督控制，以保证国家意志的贯彻执行。

6. 药事社团组织

药事社团组织是指药学人员或药学行业自愿组成并经政府审查同意的非营利性社会组织（学会、协会），是药学企事业组织与政府机构联系的纽带，发挥协助政府管理药事的作用。它的任务是组织药学力量，功能体现在行业、职业的管理及学术研究、咨询服务等。

二、我国药事管理体制

（一）药事管理体制概述

药事管理体制，是指一定社会制度下药事系统的组织方式、管理制度和管理方法；是国家关于药事工作的机构设置、职能配置和运行机制等方面的制度。它是指药事组织机构的建立和药事管理制度的建设，包括药事组织机构内部垂直纵向的权限、水平横向的职能的合理划分，也包括药事组织机构外部即药事组织机构与相关组织机构之间权限和职能的合理划分，各级各类药事单位沟通、协调、制约等，药事管理体制属于宏观范畴的药事组织工作，它对发挥微观药事单位的功能作用起指导和影响作用。

药事管理体制的内涵包括：药品质量监督管理体制、药品生产经营管理体制、药品使用管理体制、药学教育和科技管理体制。药事管理体制的特点既体现在它的社会性方面，又体现在时代性方面，同时受到整个国家经济体制和生产关系的制约，不同时期社会政治经济制度不同，药事管理体制也不尽相同。

在我国，药品监督管理体制已通过立法，明确权责义务。我国药品监督管理体制采取的是国家统一管理与省级地方监督管理相结合、国务院卫生部及下属食品药品监督管理局统一主管与国家有关部门在各自的职责范围内负责相关方面的管理相结合的体制。我国《药品管理法》第五条、第六条规定了我国药品监督管理的基本体制，《药品管理法实施条例》第二条对药品监督检验机构的设置和确定进行了规定。

（二）新中国药事管理体制的发展与演变

1. 药事管理体制的建立（1949～1957 年）

1949 年 10 月，新中国建立后，药品监督管理的职能隶属原卫生部。1949 年 12 月，原卫生部设药政处。1953 年 5 月改为药政司，1957 年改为药政管理局，各省级卫生厅相应设置药政处，地市级卫生局设置了药政科，专门负责药品的监督管理工作。

1950 年原卫生部接管了原设在上海的药品食品检验局，建立了国家药品检验所，1954年各省设立药品检验报告部门，至 1956 年全国的药品检验系统已基本形成。在此阶段，我国的药事管理体制已基本形成。管理的方式主要采用行政管理的手段。

2. 药事管理体制的调整变化时期（1958～1998 年）

1958 年商业部的中国医药公司更名为医药商贸局，而中国药材公司则改变了体制，由原卫生部领导。1979 年，国家成立了国家医药管理总局，将原分属于不同部门的医药公司、药材公司、医药工业公司及医疗器械公司划归统一管理。1982 年，国家医药管理总局更名为国家医药管理局，归国家经贸委领导。

药政药检方面，随着我国制药工业的不断发展，药品监督管理的方式开始从行政手段向法制化方向发展。药品生产经营管理体制从高度分散到相对集中；药品使用管理也从无到有；药学教育和科技管理逐步向现代化管理发展。我国的药事管理体制在国家卫生和经济管理体制的制约下，与我国药学事业的发展规模和水平相同步，经历了一个从无到有，从建立到逐步完善，不断发展的过程，并正逐步向法制化、科学化管理迈进。为了加强药品检验工作，1961 年原卫生部合并了药品检验所和生物制品检定所，成立了原卫生部药品生物制品检定所。

1984 年 9 月 20 日通过了《中华人民共和国药品管理法》，我国的药品管理工作取得了突破性的进展。我国第一次以法律的形式规定了药品监督管理的权利和职责。

3. 药事管理体制进入新的历史发展时期（1998～2008 年）

1998 年根据《国务院关于机构设置的通知》，党中央、国务院决定组建国家药品监督管理机构——原国家药品监督管理局（state drug administration，SDA），直属国务院领导。其职能由原卫生部药政、药检职能，原国家医药管理局生产、流通监管职能，国家中医药管理局中药生产、流通监管职能及原分散在其他部门的药品监督管理职能组成。统一负责全国药品的研究、生产、流通、使用环节的行政监督和技术监督。

2001 年 2 月 21 日原国家药品监督管理局、中央机构编制委员会办公室、中华人民共和国人事部以"国药监办〔2001〕93 号"联合发文，对省级以下食品药品监督管理机构实行垂直管理。地（州、盟）市级食品药品监督管理局是省食品药品监督管理机构的直属机构。县和较大城市所辖的区根据监管任务需要组建药品监督管理分局，为上级药品监督管理机构的派出机构。省和省以下药品监督管理机构所属的技术机构，由省一级药品监督管理局按照区域设置、重组联合、统筹规划、合理布局的原则统一确定。原国家药品监督管理局自1998 年成立后，将法规建设作为首要任务，2001 年 12 月 1 日新修订的《中华人民共和国药品管理法》正式实施，我国药品监督管理进入了一个新的历史发展时期。

2003 年 3 月，十届全国人大一次会议通过了《国务院机构改革方案》，根据该方案，国务院在原国家药品监督管理局的基础上组建原国家食品药品监督管理局（state food and drug administration，SFDA）。除继续行使国家对药品、生物制品、医疗器械的监督管理职能外，还负责食品、保健品、化妆品安全管理的综合监督和组织协调，依法组织开展对重大事故的查处。

2008 年，继续深化国务院机构改革，按照精简统一效能的原则和决策权、执行权、监督权既相互制约又相互协调的要求，围绕转变职能，探索实行职能有机统一的大部门体制。

2008 年 3 月 15 日第十一届全国人民代表大会第一次会议审议通过的《国务院机构改革方案》，决定将原国家食品药品监督管理局改由原卫生部管理的国家局，从而理顺医疗管理和药品管理的关系，强化食品药品安全监管。这次改革，明确由原卫生部承担食品安全综合协调、组织查处食品安全重大事故的责任。调整食品药品管理职能，原卫生部负责组织制定食品安全标准、药品法典，建立国家基本药物制度；原国家食品药品监督管理局负责食品卫生许可，监管餐饮业、食堂等消费环节食品安全，监管药品的科研、生产、流通、使用和药品安全等。同时将食品药品监督管理机构省级以下垂直管理改为由地方政府分级管理，业务接受上级主管部门和同级卫生部门的组织指导和监督。市（地）、县（市）食品药品监督管理机构独立设置，为本级政府直接领导的工作部门，业务接受上级主管部门和同级卫生部门的组织指导和监督。

（三）我国现行的药事管理体制

2013 年 3 月，十二届全国人大一次会议通过国务院机构改革和职能转变方案，根据此方案，原国家食品药品监督管理局改为国家食品药品监督管理总局，成为国务院直属机构，不再归国务院卫生行政部门管理。保留国务院食品安全委员会，具体工作由国家食品药品监督管理总局承担。国家食品药品监督管理总局加挂国务院食品安全委员会办公室牌子。同时，不再保留原国家食品药品监督管理局和单设的食品安全办。并将国家工商行政管理总局与国家质量监督检验检疫总局的一些职能并入国家食品药品监督管理总局。

2013 年 3 月 22 日，国家食品药品监督管理部门的官网也同步进行了更名，一律改为国家食品药品监督管理总局（China Food and Drug Administration），英文简称由"SFDA"改为"CFDA"，原有的官方微博"中国药监"也改为"中国食品药品监管"。

第二节　药品监督管理组织

一、我国药品监督管理组织体系

药品监督管理的组织体系主要由药品监督管理行政机构和药品监督管理技术机构两部分组成（见图 2-1）。

二、我国药品监督管理组织的机构设置

（一）药品监督管理的行政机构

国家食品药品监督管理总局　是由国务院管理的国家药品监督管理行政机构，主管全国药品监督管理工作，监管药品的科研、生产、流通、使用和药品安全等，国家食品药品监督管理总局内设 17 个机构（见图 2-1 左侧部分）。

省、自治区、直辖市食品药品监督管理部门　省级食品药品监督管理部门是省级人民政府的工作部门，负责本行政区域内的食品药品监督管理工作。

市药品监督管理机构　地（州、盟）、地级市根据需要设置药品监督管理机构。

县药品监督管理机构　县、县级市根据工作需要设置药品监督管理分局，并加挂药品检验机构牌子。

（二）药品监督管理的技术机构

1. 药品检验机构

药品检验机构为同级药品监督管理机构的直属事业单位，承担依法实施药品审批和药品质量监督检查所需的药品检验工作。国家食品药品监督管理总局设置中国食品药品检定研究院（医疗器械标准管理中心），省级药品监督管理部门设置药检所，可授予部分药品检验机构行使进口药品检验职能，加挂口岸药品检验所牌子。此外，省级以上药品监督管理部门还可以根据需要，确定符合药品检验条件的检验机构，承担药品检验工作。

2. 国家食品药品监督管理总局直属技术机构

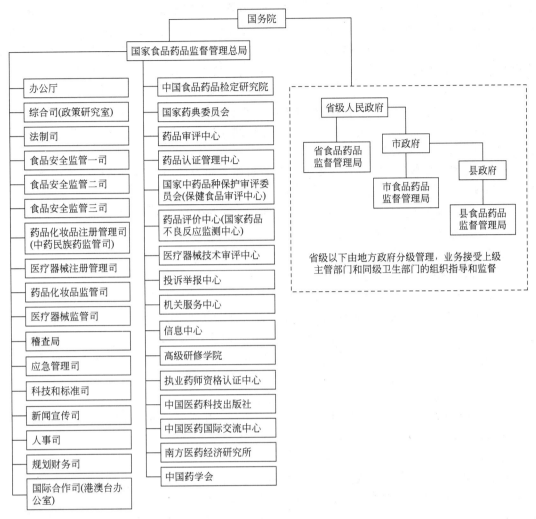

图 2-1　国家食品药品监督管理体系示意图

设有中国食品药品检定研究院（医疗器械标准管理中心）、国家药典委员会、药品审评中心、药品评价中心（国家药品不良反应监测中心）、药品认证管理中心、国家中药品种保护审评委员会（保健食品审评中心）等。

三、药品监督管理的行政机构及职能

（一）国家食品药品监督管理总局的职能

1）负责起草食品（含食品添加剂、保健食品，下同）安全、药品（含中药、民族药，下同）、医疗器械、化妆品监督管理的法律法规草案，拟订政策规划，制定部门规章，推动建立落实食品安全企业主体责任、地方人民政府负总责的机制，建立食品药品重大信息直报制度，并组织实施和监督检查，着力防范区域性、系统性食品药品安全风险。

2）负责制定食品行政许可的实施办法并监督实施。建立食品安全隐患排查治理机制，制定全国食品安全检查年度计划、重大整顿治理方案并组织落实。负责建立食品安全信息统一公布制度，公布重大食品安全信息。参与制定食品安全风险监测计划、食品安全标准，根据食品安全风险监测计划开展食品安全风险监测工作。

3）负责组织制定、公布国家药典等药品和医疗器械标准、分类管理制度并监督实施。

负责制定药品和医疗器械研制、生产、经营、使用质量管理规范并监督实施。负责药品、医疗器械注册并监督检查。建立药品不良反应、医疗器械不良事件监测体系，并开展监测和处置工作。拟订并完善执业药师资格准入制度，指导监督执业药师注册工作。参与制定国家基本药物目录，配合实施国家基本药物制度。制定化妆品监督管理办法并监督实施。

4）负责制定食品、药品、医疗器械、化妆品监督管理的稽查制度并组织实施，组织查处重大违法行为。建立问题产品召回和处置制度并监督实施。

5）负责食品药品安全事故应急体系建设，组织和指导食品药品安全事故应急处置和调查处理工作，监督事故查处落实情况。

6）负责制定食品药品安全科技发展规划并组织实施，推动食品药品检验检测体系、电子监管追溯体系和信息化建设。

7）负责开展食品药品安全宣传、教育培训、国际交流与合作。推进诚信体系建设。

8）指导地方食品药品监督管理工作，规范行政执法行为，完善行政执法与刑事司法衔接机制。

9）承担国务院食品安全委员会日常工作。负责食品安全监督管理综合协调，推动健全协调联动机制。督促检查省级人民政府履行食品安全监督管理职责并负责考核评价。

10）承办国务院以及国务院食品安全委员会交办的其他事项。

（二）国家食品药品监督管理总局负责药品管理的业务机构及职责

国家食品药品监督管理总局隶属于国务院领导，负责药品管理的主要业务机构是药品化妆品注册管理司、药品化妆品监管司和稽查局。

1. 药品化妆品注册管理司

司内设机构6处，分别是综合处、中药民族药处、化学药品处、生物制品处、药物研究监督处及化妆品处。

（1）综合处的工作职责　承担司综合文稿起草、会议组织、公议文件处理、文书档案、政务信息、督查督办、安全保密、资产管理等综合工作；组织处方药与非处方药的转换和注册相关工作；承担药品注册管理信息化相关工作；组织开展药品化妆品注册管理相关统计等工作；承担药品行政保护事项的协调工作；组织开展对下级行政机关药品化妆品注册相关工作的督促检查，及时发现、纠正违法和不当行为。

（2）中药民族药处的工作职责　组织拟订中药民族药、天然药物的注册管理制度和标准并监督实施；组织拟订中药民族药、天然药物注册相关技术指导原则；承担中药民族药、天然药物注册相关工作；组织拟订中药饮片炮制规范；指导督促下级行政机关中药民族药、天然药物相关注册工作；组织实施中药品种保护制度。

（3）化学药品处的工作职责　组织拟订化学药品的注册管理制度和标准并监督实施；组织拟订化学药品注册相关技术指导原则；承担化学药品注册相关工作；指导督促下级行政机关化学药品相关注册工作。

（4）生物制品处的工作职责　组织拟订生物制品的注册管理制度和标准并监督实施；组织拟订生物制品注册相关技术指导原则；承担生物制品注册相关工作；承担疫苗监管质量管理体系评估相关工作；指导督促下级行政机关生物制品相关注册工作。

（5）药物研究监督处的工作职责　组织拟订有关药物临床试验相关制度，拟订药物非临床研究、药物临床试验质量管理规范并监督实施；组织实施药物非临床研究质量管理规范认证和药物临床试验机构资格认定；组织拟订药品注册现场核查标准和程序并监督实施；指导督促下级行政机关药物临床试验日常监督管理工作；组织研究分析药品注册管理形势、存在问题并提出措施建议。

（6）化妆品处的工作职责　承担化妆品行政许可管理工作，拟订化妆品行政许可规范并监督实施；承担化妆品新原料和特殊用途化妆品审批；拟订进口非特殊用途化妆品许可、国产非特殊用途化妆品备案管理办法并监督实施；指导督促下级行政机关化妆品许可相关工作；组织研究分析化妆品许可管理形势、存在问题并提出措施建议。

2. 药品化妆品监管司

司内设机构 6 处，分别是综合处、药品生产监管处、药品流通监管处、药品监测评价处、特殊药品监管处及化妆品监管处。

（1）综合处的工作职责　承担司综合文稿起草、会议组织、公文处理、文书档案、政务信息、督查督办、安全保密、资产管理等综合工作；组织研究分析药品化妆品安全形势、存在问题并提出措施建议；承担药品化妆品监督管理信息化相关工作；组织开展药品化妆品监督管理相关统计等工作；承担总局深化医药卫生体制改革相关工作；组织实施药品生产经营企业信用风险分级管理工作。

（2）药品生产监管处的工作职责　掌握分析药品生产安全形势、存在问题并提出完善制度机制和改进工作的建议；拟订药品生产、医疗机构制剂配制许可管理制度并监督实施。拟订中药材、药品生产和医疗机构制剂配制质量管理规范并监督实施；拟订药品生产检查制度并监督实施，推动完善境外药品生产企业检查等管理制度；指导督促生物制品批签发管理工作；组织开展对药品生产和医疗机构制剂配制的监督检查，对发现的问题及时采取处理措施，指导督促地方相关召回和处置工作；组织开展有关出口药品生产监督管理工作，承办有关出口药品销售证明书工作；组织拟订药品生产监督管理工作规范，开展对下级行政机关药品委托生产审批、药品生产监督管理等工作的督促检查，及时发现、纠正违法和不当行为。

（3）药品流通监管处的工作职责　掌握分析药品流通监督管理形势、存在问题并提出完善制度机制和改进工作的建议；拟订药品经营许可管理制度、药品经营质量管理规范并监督实施。拟订药品使用管理规范并监督实施。拟订药品互联网销售制度并监督实施；拟订药品流通检查制度并监督实施；组织开展对药品流通的监督检查，对发现的问题及时采取处理措施，指导督促地方相关召回和处置工作；监督实施药品分类管理；组织拟订药品流通监督管理工作规范，开展对下级行政机关药品流通监督管理工作的督促检查，及时发现、纠正违法和不当行为。

（4）药品监测评价处的工作职责　拟订药品不良反应监测和药品再评价管理制度并监督实施；组织开展上市后药品不良反应监测、再评价工作、药品监督抽验及安全风险评估工作，拟订药品安全信息公告；拟订问题药品召回和处置制度，指导督促相关工作；组织拟订药品化妆品监督管理技术支撑能力建设要求；参与重大药品不良反应事件相互通报和联合处置工作；参与拟订国家基本药物目录。

（5）特殊药品监管处的工作职责　拟订麻醉药品、精神药品、医疗用毒性药品、放射性药品和药品类易制毒化学品生产、经营、进出口等管理制度和规范并监督实施；承担麻醉药品、精神药品、药品类易制毒化学品以及放射性药品有关行政审批工作；组织开展麻醉药品和精神药品滥用监测工作；承担总局麻醉品管制办公室日常工作，开展麻精药品进出口国际核查，承担履行国际药物管制公约义务相关工作；承担国家禁毒委员会成员单位相关日常工作；督促下级行政机关严格依法实施行政许可、履行监督管理责任，及时发现、纠正违法和不当行为。

（6）化妆品监管处的工作职责　掌握分析化妆品生产经营监督管理形势、存在问题并提出完善制度机制和改进工作的建议；拟订化妆品生产许可管理制度并监督实施；拟订化妆品生产经营技术规范并监督实施；拟订化妆品生产检查制度并监督实施；组织开展对化妆品生产经营的监督检查，对发现的问题及时采取处理措施；拟订化妆品不良反应监测管理制度并监督实施；组织开展上市后化妆品不良反应监测、化妆品监督抽验和安全风险监测工作，起草化妆品安全信息公告；拟订问题化妆品召回和处置制度，指导督促地方相关工作；督促下级行政机关严格依法实施行政许可、履行监督管理责任，及时发现、纠正违法和不当行为。

3. 稽查局

局内设机构4处，分别是综合处、稽查一处、稽查二处及稽查三处。

（1）综合处的工作职责　承担稽查局综合文稿起草、会议组织、公文处理、文书档案、政务信息、督查督办、安全保密、资产管理等综合工作；组织拟订食品药品稽查工作制度；建立完善有关行政执法与刑事司法衔接工作机制；协调指导食品药品安全投诉举报工作；承担稽查系统监督管理网络平台建设并监督实施。

（2）稽查一处的工作职责　掌握分析食品安全违法案件情况和稽查工作形势并提出意见建议；组织落实食品安全稽查工作制度并监督实施；建立和完善食品安全"黑名单"制度；组织查处重大食品安全违法案件，组织开展相关的执法检验；指导监督地方食品安全稽查工作，规范行政执法行为；建立完善有关行政执法与刑事司法衔接工作机制；参与打击侵犯知识产权和假冒伪劣商品相关工作。

（3）稽查二处的工作职责　掌握分析药品化妆品违法案件情况和稽查工作形势并提出意见建议；组织落实药品化妆品稽查工作制度并监督实施；建立和完善药品化妆品安全"黑名单"制度；组织查处重大药品化妆品安全违法案件，组织开展相关的执法检验，对有掺杂掺假嫌疑药品，组织拟订补充检验方法和检验项目；指导监督地方药品化妆品稽查工作，规范行政执法行为；建立完善有关行政执法与刑事司法衔接工作机制；承担打击生产销售假药部际协调联席会议、参与打击侵犯知识产权和假冒伪劣商品相关工作。

（4）稽查三处的工作职责　掌握分析医疗器械安全违法案件情况和稽查工作形势并提出意见建议；组织落实医疗器械稽查工作制度并监督实施；建立和完善医疗器械安全"黑名单"制度；组织查处重大医疗器械安全违法案件，组织开展相关的执法检测；掌握分析药品、医疗器械、保健食品广告监督工作形势、存在问题并提出意见建议；组织拟订药品、医疗器械、保健食品广告审查办法和审查规范，开展相关的广告监测，并监督实施；承担发布处方药广告的医药专业刊物的审核工作；指导监督地方广告审查监督和医疗器械稽查工作，规范行政执法行为；建立完善有关行政执法与刑事司法衔接工作机制。

（三）省食品药品监督管理部门的主要职责职能

1）贯彻执行国家有关食品、药品、医疗器械、保健食品、化妆品的方针政策和法律法规。参与起草有关地方性法规规章草案；制定全省餐饮服务环节食品、药品、医疗器械、保健食品、化妆品安全监督管理政策、规划并监督实施。

2）负责餐饮服务许可和食品安全监督管理。

3）监督实施餐饮服务环节食品安全管理规范，开展餐饮服务环节食品安全状况调查和监测工作，发布餐饮服务环节食品安全日常监管信息。

4）负责化妆品的卫生许可和监督管理，承担有关化妆品的初审、备案工作。

5）负责药品、医疗器械行政监督和技术监督，监督实施药品和医疗器械研制、生产、流通、使用方面的质量规范。

6）监督实施国家药品、医疗器械标准，负责药品、医疗器械及药用包装材料、医疗机构制剂注册的相关工作和监督管理；组织开展药品不良反应和医疗器械不良事件监测，负责药品、医疗器械再评价和淘汰工作；组织实施处方药和非处方药分类管理制度，配合有关部门实施国家基本药物制度；依法实施药品、医疗器械生产、经营和医疗机构制剂配制等许可管理。

7）组织实施中药、民族药监督管理规范，监督实施中药材生产质量管理规范、中药饮片炮制规范，组织实施中药品种保护制度。

8）监督管理药品、医疗器械质量安全，监督管理放射性药品、麻醉药品、毒性药品、精神药品以及药品类易制毒化学品，发布药品、医疗器械质量安全信息。

9）组织查处餐饮服务环节食品安全和药品、医疗器械、化妆品等的研制、生产、流通、使用方面的违法行为；审批保健食品、药品和医疗器械广告。

10）指导市、县食品药品有关方面的监督管理、应急稽查和信息化建设工作。

11）贯彻实施执业药师资格认定制度，指导监督执业药师注册工作；承担药学专业技术人员任职资格评审和药学继续教育有关工作。

12）开展与食品、药品监督管理有关的国际交流与合作。

13）承办省政府及省卫生厅交办的其他事项。

四、药品监督管理的技术机构及职能

（一）中国食品药品检定研究院

中国食品药品检定研究院（以下简称中检院，原名中国药品生物制品检定所），是国家食品药品监督管理总局的直属事业单位，是国家检验药品生物制品质量的法定机构和最高技术仲裁机构，是世界卫生组织指定的"世界卫生组织药品质量保证中心"、"国家病毒性肝炎研究中心"、"国家抗生素细菌耐药性监测中心"及国家指定的"中国医学细菌保藏管理中心"、"中国药品生物制品标准化研究中心"、"国家实验动物质量检测中心"、"国家啮齿类实验动物种子中心"和"国家新药安全评价中心"。

中检院的前身是1950年成立的中央人民政府原卫生部药物食品检验所和生物制品检定所。1961年，两所合并为原卫生部药品生物制品检定所。1998年，由原卫生部成建制划转为原国家药品监督管理局直属事业单位。2010年，更名为中国食品药品检定研究院，加挂原国家食品药品监督管理局医疗器械标准管理中心的牌子，对外使用"中国药品检验总所"的名称。

中国食品药品检定研究院的组织机构包括药品检验检测体系、生物制品检验检测体系、医疗器械检验检测体系、标准物质管理体系、标准化研究管理体系、药品安全评价管理体系、实验动物管理和技术支撑体系、药品市场监督体系、中药民族药检验管理体系、食品化妆品检验管理体系。中国食品药品检定研究院设置26个内设机构，承担的主要职责包括如下。

1）承担药品、医疗器械的注册审批检验及其技术复核工作，承担保健食品、化妆品审批所需的检验检测工作，负责进口药品注册检验及其质量标准复核工作。

2）承担药品、医疗器械、保健食品、化妆品和餐饮服务食品安全相关的监督检验、委托检验、抽查检验以及安全性评价检验检测工作，负责药品进口口岸检验工作。

3）承担或组织药品、医疗器械检验检测的复验及技术检定工作。

4）承担生物制品批签发相关工作。

5）承担药品、医疗器械和餐饮服务食品安全相关标准、技术规范及要求、检测方法制修订的技术复核与验证工作，承担保健食品、化妆品技术规范、技术要求及检测方法的制修订工作。

6）承担药用辅料、直接接触药品的包装材料及容器的注册检验、监督检验、委托检验、复验及技术检定工作，以及承担相关国家标准制修订的技术复核与验证工作。

7）负责药品、医疗器械国家标准物质的研究、制备、标定、分发和管理工作。

8）负责生产用菌毒种、细胞株的检定工作，承担医用标准菌毒种、细胞株的收集、鉴定、保存、分发和管理工作。

9）承担实验动物质量检测和实验动物保种、育种和供种工作。

10）承担有关药品、医疗器械和保健食品广告以及互联网药品信息服务的技术监督工作。

11）承担全国食品药品监管系统检验检测机构的业务指导、规划和统计等相关工作，组织开展药品研究、生产、经营相关单位以及医疗机构中的药品检验检测机构及人员的业务指导工作。

12）组织开展药品、医疗器械、保健食品、化妆品和餐饮服务食品安全相关标准研究以及安全监测和质量控制新方法、新技术研究。

13）承担国家食品药品监督管理总局科技管理日常工作，承担保健食品、化妆品和餐饮服务食品安全相关专家委员会的日常工作。

14）承担严重药品不良反应或事件以及医疗器械不良事件原因的实验研究。

15）组织开展药品、医疗器械、保健食品、化妆品和餐饮服务食品安全相关检验检测工作的国际交流与合作。

16）承办国家食品药品监督管理总局交办的其他事项。

（二）国家药典委员会

中华人民共和国药典委员会（the Pharmacopoeia Commission of the People's Republic of China），简称国家药典委员会（China Pharmacopoeia Committee）成立于1950年，为国家食品药品监督部门直属事业单位，是国家药品标准化管理的法定机构。

国家药典委员会的常设办事机构实行秘书长负责制，下设办公室、人事处、业务综合处、药品信息处、中药处、化学药品处、生物制品处等处室，以及卫生标准发展中心、《中国药品标准》杂志社等分支机构。

1. 现任药典委员会简介

现任药典委员会是2010年12月成立的第十届药典委员会。本届药典委员会下设执行委员会及23个分委员会，由与药品标准工作密切相关的临床、科研、教学、生产、检验、管理等领域的专家学者组成。

2. 国家药典委员会的组成和职责

药典委员会委员由主任委员、副主任委员、执行委员和委员组成。

国家药典委员会的主要职责：

1）编制《中华人民共和国药典》及其增补本；

2）组织制定和修订药品标准以及直接接触药品的包装材料和容器、药用辅料的药用要求与标准；

3）负责药品试行标准转为正式标准的技术审核工作；

4）负责药品标准及相关内容的培训与技术咨询；

5）负责药品标准信息化建设，参与药品标准的国际交流与合作；

6）负责《中国药品标准》等刊物的编辑、出版和发行；负责药品标准及其配套丛书的编纂及发行；

    7）负责筹办执行委员会和各分委员会会议；

    8）负责各分委员会及委员的联络工作。

（三）国家食品药品监督管理总局药品审评中心

药品审评中心（center for drug evaluation，CDE）是国家食品药品监督管理总局直属事业单位。

1. 主要职责

1）国家食品药品监督管理总局药品审评中心是国家食品药品监督管理总局药品注册技术审评机构，负责对药品注册申请进行技术审评。

2）参与起草药品注册管理相关法律法规、部门规章和规范性文件；参与制定国家药品技术审评规范并组织实施。

3）受国家食品药品监督管理总局委托，组织协调省级药品审评部门对部分注册申请事项进行技术审评，并进行质量监督和技术指导；为基层药品监管机构提供技术信息支撑；为公众用药安全有效提供技术信息服务。

4）承办国家食品药品监督管理总局交办的其他事项。

2. 内设机构及职责

药品审评中心内设 13 部，分别是：业务管理部、中药民族药药学部、中药民族药临床部、化药药学一部、化药药学二部、药理毒理学部、化药临床一部、化药临床二部、生物制品药学部、生物统计学部、人力资源与信息部（党总支办公室）、研究与评价部、和保障部（见表 2-1）。

表 2-1 药品审评中心主要内设机构及职责

机构设置	主 要 职 责
业务管理部	负责审评技术资料管理、审评任务分发调度及相关督查协调工作。承担相关审评报告综合以及审评文件管理，组织开展与新药审评相关的核查、验证工作；承担主动撤回申请和超过规定时限未按要求提交补充资料等品种的相关处理工作；负责与国家食品药品监督管理总局相关部门协调技术审评工作；承担业务咨询及业务信息管理工作。负责中心文电、会务、档案等日常运转工作以及安全保密、印章管理、外部联络等工作。承担中心交办的其他工作
中药民族药药学部	负责中药、民族药及天然药物临床试验申请和注册申请的药学研究资料的技术审评工作，提出药学专业审评意见并形成药学专业审评报告。负责中药、民族药及天然药物 7～8 类临床试验申请、7～9 类注册申请、各类注射剂注册申请、相关补充申请以及进口再注册申请的综合评价工作，形成技术审评报告，并提出明确结论意见及处理建议。承担中心交办的其他工作
中药民族药临床部	负责中药、民族药及天然药物临床试验申请（包括国际多中心临床试验申请）的技术审评工作，提出临床专业审评意见并形成临床专业审评报告。负责中药、民族药及天然药物 6 类临床试验申请、1～6 类注册申请以及相关补充申请的综合评价工作，形成技术审评报告，并提出明确结论意见及处理建议。承担中心交办的其他工作
化药药学一部	负责化学药物 1～3 类临床试验申请和注册申请、国际多中心临床试验申请的药学研究资料的技术审评工作，提出药学专业审评意见并形成药学专业审评报告。负责化学药物 3 类临床试验申请的综合评价工作，形成技术审评报告，并提出明确结论意见及处理建议。承担中心交办的其他工作
化药药学二部	负责化学药物 4～5 类临床试验申请、进口药注册申请、进口再注册申请、相关补充申请及其他申请的药学研究资料及生物等效性试验资料的技术审评工作，提出药学专业和相应生物等效性资料的审评意见并形成药学专业审评报告。负责化学药物 4～5 类临床试验申请以及 5～6 类注册申请、进口临床试验申请、进口再注册申请、相关补充申请及其他申请的综合评价工作，形成技术审评报告，并提出明确结论意见及处理建议。承担中心交办的其他工作

机构设置	主　要　职　责
药理毒理学部	负责中药、民族药、天然药物、化学药物、生物制品临床试验申请、注册申请及相关补充申请的药理毒理学研究资料的技术审评工作，提出药理毒理学专业审评意见并形成药理毒理学专业审评报告。负责化学药物 1～2 类以及中药、民族药、天然药物 1～5 类临床试验申请、相关补充申请的综合评价工作，形成技术审评报告，并提出明确结论意见及处理建议。承担中心交办的其他工作
化药临床一部	负责精神障碍疾病药物、镇痛药及麻醉科药物、内分泌用药、抗风湿及免疫药物、呼吸系统及抗过敏药物、抗肿瘤药物、血液病药物、医学影像学等化学药物以及治疗和预防用生物制品临床试验申请(包括国际多中心临床试验申请)、注册申请的临床研究资料的技术审评工作，提出临床专业审评意见并形成临床专业审评报告。负责上述治疗领域化学药品 1～4 类及进口药注册申请、国际多中心临床试验申请、相关补充申请的评价工作，形成技术审评报告，并提出明确结论意见及处理建议。承担中心交办的其他工作
化药临床二部	负责神经系统药物、循环系统药物、肾脏/泌尿系统药物、生殖系统药物、消化系统药物、抗感染药物、电解质酸碱平衡及营养药、扩容药、皮肤科及五官科药物、器官移植、外科和其他化学药物以及治疗和预防用生物制品临床试验申请(包括国际多中心临床试验申请)、注册申请的临床研究资料的技术审评工作，提出临床专业审评意见并形成临床专业审评报告。负责对上述治疗领域化学药品 1～4 类及进口药注册申请、国际多中心临床试验申请、相关补充申请的综合评价工作，形成技术审评报告，并提出明确结论意见及处理建议。承担中心交办的其他工作
生物制品药学部	负责生物制品临床试验申请、注册申请及相关补充申请的药学研究资料的技术审评工作，提出药学专业审评意见并形成药学专业审评报告。负责生物制品临床试验申请及注册申请、相关补充申请的综合评价工作，形成技术审评报告，并提出明确结论意见及处理建议。承担中心交办的其他工作
生物统计学部	负责各类药品的生物统计学专业审评工作，并为相关专业技术审评提供生物统计学专业技术支持。参与临床试验申请的审评，协助临床审评部门进行临床试验数据库审查，提出生物统计学专业审评意见并形成专业审评报告。承担中心交办的其他工作
人力资源与信息部(党总支办公室)	负责制定并组织实施中心人才发展规划；负责中心人事、外事、工青团妇及统战工作。负责中心党总支日常工作，承担中心党的建设、精神文明建设以及纪检监察、党风廉政建设工作。负责中心信息系统的基础建设及维护管理工作；承担技术审评相关数据库的建设与维护，开展相关专业信息的整合、利用工作。承担中心交办的其他工作
研究与评价部	负责制定并组织实施中心业务发展规划；组织开展业务规范的制定和修订工作；负责监督和评价审评业务工作；组织开展复审工作；负责跟踪、研究国外药品审评信息并提供信息服务；承担中心出版物编印工作；组织开展学术交流活动，承担科研课题、技术委员会的日常管理及相关工作。承担中心交办的其他工作
保障部	承担中心基建、设施场所、工作环境、车辆管理及安全保卫等后勤保障工作。负责制订中心财务和资产管理制度并监督执行；负责中心年度预算、决算的编制及日常财务管理工作；负责中心国有资产的核算与监管；负责中心经济类合同的审核。承担中心交办的其他工作

（四）国家食品药品监督管理总局药品认证中心

药品认证管理中心（certificate committee for drugs，CCD）是国家食品药品监督管理总局的直属事业单位。

1. 主要职责

1）参与制定、修订《药物非临床研究质量管理规范》（GLP）、《药物临床试验质量管理规范》（GCP）、《药品生产质量管理规范》（GMP）、《中药材生产质量管理规范》（GAP）、《药品经营质量管理规范》（GSP）和《医疗器械生产质量管理规范》（医疗器械 GMP）及其相应的实施办法。

2）对依法向国家食品药品监督管理总局申请 GMP 认证的药品、医疗器械生产企业、GAP 认证的企业（单位）和 GCP 认定的医疗机构实施现场检查等相关工作。受国家食品药品监督管理总局委托，对药品研究机构组织实施 GLP 现场检查等相关工作。

3）受国家食品药品监督管理总局委托，对取得认证证书的有关单位实施跟踪检查和监督抽查；负责对省（自治区、直辖市）食品药品监督管理局药品认证机构的技术指导；协助国家食品药品监督管理总局依法开展医疗器械 GMP 的监督抽查等相关工作。

4）负责药品 GMP 认证检查员库及其检查员的日常管理工作，承担对药品、医疗器械认证检查员的培训、考核和聘任的具体工作，组织有关企业（单位）的技术及管理人员开展 GLP、GCP、GMP、GAP、GSP 等规范的培训工作。

5）承担进口药品 GMP 认证及国际药品认证互认的具体工作。开展药品认证的国内、国际学术交流活动。

2. 内设机构及职责

国家食品药品监督管理总局药品认证管理中心设置 6 个内设机构，包括办公室、检查一处、检查二处、检查三处、信息管理处（主要部门见表 2-2）。

表 2-2　药品认证管理中心主要内设机构及职责

机构设置	主 要 职 责
办公室	负责文件处理、档案管理、安全保卫、保密、信访、会议组织和行政后勤等工作；负责人事、党务、纪检、外事等工作；负责财务、资产管理等工作；负责药品认证公告发布的具体事宜；负责中心内部检查监督工作
检查一处	参与制定、修订 GLP、GCP 及其实施细则；组织对申请 GLP 检查的研究机构和药物临床试验资格认定的医疗机构实施现场检查等相关工作。负责药物临床研究机构数据库的日常管理工作。承办国家药品认证检查员的考核、聘任工作
检查二处	参与制定、修订 GMP、GAP 及其认证实施办法；组织对申请 GMP、GAP 认证的药品生产企业实施现场检查等相关工作；负责实施国家食品药品监督管理总局组织的 GMP、GAP 认证的跟踪检查和监督抽查；负责对省（自治区、直辖市）食品药品监督管理局 GMP 认证机构的技术指导。负责药品 GMP 认证检查员库的日常管理工作。承办国家药品认证检查员的考核、聘任工作
检查三处	参与制定、修订医疗器械 GMP 及相应管理规定；协助国家食品药品监督管理总局依法开展医疗器械 GMP 认证和监督抽查并实施医疗器械 GMP 检查员资格审核、持证上岗制度。承办医疗器械 GMP 检查员的考核、聘任工作
信息管理处	负责组织建立业务信息系统、动态监控系统、办公自动化系统及其他信息系统；负责各应用系统的数据集成、使用和维护；负责政务公开、检查信息公开的具体实施工作；负责中心网站的建设、维护和信息发布工作；负责信息系统相关设备的选购、维护等工作；负责与药品检查和认证管理工作相关的信息采集、分析、报告和管理工作；负责与相关信息部门的协调

（五）国家食品药品监督管理总局药品评价中心（国家药品不良反应监测中心）

药品评价中心（center for drug reevaluation，CDR）是国家食品药品监督管理总局的直属事业单位。国家药品不良反应监测中心（National Center for ADR Monitoring）设在药品评价中心。

1. 主要职责

1）承担全国药品不良反应、医疗器械不良事件监测与评价的技术工作及其相关业务组织工作，对省、自治区、直辖市药品不良反应、医疗器械不良事件监测与评价机构进行技术指导。

2）参与拟订、调整国家基本药物目录的相关技术工作。

3）承担拟订、调整非处方药目录的技术工作及其相关业务组织工作。

4）承担发布药品不良反应和医疗器械不良事件警示信息的技术工作。

5) 开展药品不良反应、医疗器械不良事件监测工作有关的国际交流与合作。

6) 承办国家食品药品监督管理总局交办的其他事项。

2. 内设机构及职责

根据国家食品药品监督管理总局药品评价中心的主要职责，国家食品药品监督管理总局药品评价中心设置以下 7 个内设机构（见表 2-3）。

表 2-3　药品评价中心主要内设机构及职责

机构设置	主　要　职　责
办公室	负责中心文电处理、档案管理、后勤综合等工作；负责财务、人事、外事、党务、工会、纪检监察等工作
业务综合处	负责中心业务工作的综合协调和组织管理；组织起草与中心业务工作有关的技术标准和规范；组织开展药品不良反应、医疗器械不良事件的监测方法研究以及警示信息发布的技术工作；组织开展药品不良反应、医疗器械不良事件监测与评价的宣传、对外交流工作；承担《中国药物警戒》的编辑、出版工作；负责中心的信访工作；对省、自治区、直辖市药品不良反应和医疗器械不良事件监测与评价机构进行技术指导
基本药物监测与评价处	开展国家基本药物目录品种不良反应监测技术工作，承担国家基本药物目录品种不良反应报告的收集、评价、反馈和上报工作；依据监测中发现的风险信号对国家基本药物目录品种进行上市后风险效益的再评价；参与拟订、调整国家基本药物目录的相关技术工作；开展拟订、调整处方药与非处方药目录的技术工作及其相关业务组织工作
中药监测与评价处	开展中药不良反应监测技术工作，承担中药不良反应报告的收集、评价、反馈和上报工作；依据监测中发现的风险信号对中药进行上市后风险效益的再评价
化药监测与评价处	开展化学药品（含生物制品）不良反应监测技术工作，承担化学药品不良反应报告的收集、评价、反馈和上报工作；依据监测中发现的风险信号对化学药品进行上市后风险效益的再评价
医疗器械监测与评价处	开展医疗器械上市后不良事件监测技术工作，承担医疗器械不良事件报告的收集、评价、反馈和上报工作；依据监测中发现的风险信号对医疗器械进行上市后风险效益的再评价
信息技术与数据管理处	负责全国药品不良反应、医疗器械不良事件监测系统信息化建设的规划、组织与实施工作，协调与推进信息技术在全国药品不良反应、医疗器械不良事件监测中的应用；承担全国药品、医疗器械安全性监测信息的收集、利用与交流工作；负责全国药品、医疗器械安全性监测与评价数据资源的管理与标准化建设，探索研究信号检测与数据挖掘的方法与应用；承担相关信息系统运行的技术支持工作

3. 内设机构及职责

国家中药品种保护审评委员会办公室实行一套机构、两块牌子管理，共设 9 个处室。分别为：综合处、财务处、信息处、中药保护一处、中药保护二处、保健食品一处、保健食品二处、保健食品三处、化妆品处（见表 2-4）。

（六）国家中药品种保护审评委员会（保健食品审评中心）

国家中药品种保护审评委员会（national committee on assessment of the protected chinese medicinal products P. R. C，NPTMP）是国家食品药品监督管理总局直属事业单位，承担国家中药品种保护、保健食品、化妆品行政审批的技术审评工作。国家食品药品监督管理部门组织了国家中药品种保护审评委员会，它是审批中药保护品种的专业技术审查和咨询机构，下设办公室，在国家食品药品监督管理总局领导下负责日常管理和协调工作。

主要职责

1) 负责国家中药品种保护审评委员会的日常工作。

2) 负责组织国家中药保护品种的技术审查和审评工作。

3) 配合国家食品药品监督管理总局制定或修订中药品种保护的技术审评标准、要求、

表 2-4 国家中药品种保护审评委员会办公室内设机构及职责

机构设置	主 要 职 责
综合处	负责协调各部门的工作;负责中心行政文秘、档案及后勤;负责党务、人事、外事及工会社团等管理工作
财务处	负责制定财务管理和固定资产管理规章制度;负责年度财务预算、决算的编制和执行;承担国有资产监督管理工作
信息处	负责办公室及中心信息化建设的技术保障;建立、完善技术审评网络管理系统及网上办公平台;实施中药保护和保健食品审评互联网站信息系统的建设、运行与维护;保障国家食品药品监督管理总局信息总体规划中子系统的研发实施
中药保护一处	负责组织中药保护品种的技术审评及其技术要求的起草、修订等有关工作
中药保护二处	负责相关品种技术审评,办理变更申请;协助监督管理中药保护品种;承办中药现代化等相关工作
保健食品一处	负责保健食品产品配方的技术审评;制定保健食品审评计划及进度协调;负责保健食品审评意见的审核;负责上报产品的审核;负责审评产品档案的管理
保健食品二处	负责保健食品功能学、毒理学安全性评价资料的技术审评
保健食品三处	负责保健食品生产工艺、质量标准和功效成分的技术审评
化妆品处	承担化妆品技术审评工作,承担技术审评有关的行政许可技术审查延期通知书、行政许可技术审查意见告知书及相应补充资料、复核申请发放与接收工作

工作程序以及监督管理中药保护品种。

4) 负责组织保健食品的技术审查和审评工作。

5) 配合国家食品药品监督管理总局制定或修订保健食品技术审评标准、要求及工作程序。

6) 协助国家食品药品监督管理总局制定保健食品检验机构工作规范并进行检查。

7) 负责化妆品的技术审查和审评工作。

8) 配合国家食品药品监督管理总局制定或修订化妆品审评标准、要求及工作程序。

9) 承办国家食品药品监督管理总局交办的其他事情。

（七）国家食品药品监督管理总局执业药师资格认证中心

国家食品药品监督管理总局执业药师资格认证中心（center for qualification of licensed pharmacists，CQLP）是国家食品药品监督管理总局直属事业单位。

1. 主要职责

1) 承担执业药师资格考试、注册、继续教育等专业技术业务组织工作。

2) 受国家食品药品监督管理总局委托,起草执业药师业务规范。

3) 承办国家食品药品监督管理总局交办的其他事项。

2. 内设机构及职责

根据国家食品药品监督管理总局执业药师资格认证中心的主要职责,国家食品药品监督管理总局执业药师资格认证中心设置3个职能处（室）:办公室、考试处、注册与继续教育处（见表2-5）。

表 2-5 国家食品药品监督管理总局执业药师资格认证中心主要内设机构及职责

机构设置	主 要 职 责
办公室	协调日常行政事务;负责中心的党务、人事劳资、财务管理、文秘档案管理、保密工作及党风廉政建设;负责中心会议组织以及对外交流与合作等工作
考试处	负责执业药师资格考试的技术业务组织工作。组织拟订、修订执业药师资格考试大纲、编写应试指南;建设管理专家库和试题库;组织考试命题、组卷、审核及考试测评工作

五、药品监督管理的相关部门

1. 卫生行政部门

卫生行政部门为国务院组成部门。卫生行政部门有关药物方面的主要职责为推进医药卫生体制改革；负责建立国家基本药物制度并组织实施，组织制定药品法典和国家基本药物目录；起草促进中医药事业发展的法律法规草案，制定有关规章和政策，指导制定中医药中长期发展规划，并纳入卫生事业发展总体规划和战略目标。

各级卫生行政部门还负责审批与吊销医疗机构执业证书，负责医疗机构麻醉药品和精神药品的管理，负责医疗机构中与实施药品不良反应报告制度有关的管理工作。

2. 中医药管理部门

中医药管理部门负责组织中药及民族药的发掘、整理、总结和提高，负责中药和民族医药的技术标准的制定、修订工作。

3. 发展与改革宏观调控部门

发展与改革宏观调控部门负责药品价格的监督管理工作。依法制定和调整药品政府定价目录，并对纳入政府定价的药品进行定价和调整；管理国家药品储备；负责宏观医药经济管理。

4. 人力资源和社会保障部

负责组织拟定基本医疗保险、生育医疗的药品、诊疗和医疗服务设施的范围及支付标准；组织拟定定点医院、定点药店的管理办法及费用结算办法。

5. 工商行政管理部门

工商行政管理部门负责药品生产、经营企业的工商登记、注册，以及监督管理；药品广告监管与处罚；药品流通中各种不正当竞争、损害消费者利益以及药品购销中收受回扣的处罚。

6. 海关

海关负责药品进口口岸的设置；药品进口与出口的监管。

7. 知识产权局

组织协调全国保护知识产权工作，负责医药专利的申报和审核、批复，医药专利信息公共服务体系的建设。

第三节　药品生产经营与药事事业性组织

一、药品生产企业与药品经营企业

药品生产经营组织是一种经济组织，主要包括药品生产企业、药品经营批发企业、药品经营零售企业等。为适应社会主义市场经济发展的要求，我国药品生产经营组织及行业管理正加速建立现代企业制度。

（一）药品生产企业

1. 药品生产企业的定义

药品生产企业是指生产药品的专营企业或兼营企业，是应用现代科学技术，自主地进行药品的生产经营活动，给全社会提供合格药品，实行独立核算，自负盈亏，具有法人资格的经济实体。

2. 药品生产企业的类型

（1）按生产资料所有制形式不同，药品生产企业可分为5种：①全民所有制企业；②集体所有制企业；③私营企业；④合营企业；⑤外资企业（中外合资经营企业、中外合作经营企业、外商独资经营企业）。

（2）按企业承担经济责任的不同，药品生产企业多以股份有限公司或有限责任公司的形式存在。

（3）按所生产的药品类型分为化学药生产厂（化学原料药及其/或者制剂厂），中药厂（中药饮片厂、中成药厂），生化药厂和基因工程产品为主的生物技术制药公司等。

（4）根据药品分类管理办法划分，可分为处方药生产企业、非处方药生产企业和综合性药品生产企业。

（5）按企业规模分为大型企业、中型企业、小型企业。

（二）药品生产企业的内设机构及职责

"药品生产企业应建立生产和质量管理机构"。围绕着不同的生产和质量管理思路，企业内部的机构设置也不完全相同，一般为：生产管理部门、新产品开发部门、工程设备部门、质量管理部门、销售部门、供应部门、财务部门、人事部门等（主要部门见表2-6）。

表 2-6　药品生产企业的内设主要机构及职责

部门	主 要 职 责
新产品开发部	负责新产品的调研、设计与研究，确定产品的工艺、质量标准；稳定性试验，选择合适的包装形式并制定包装材料的质量规格
供应部门	与质量管理部门共同对供应商进行质量审核，严格按物料的质量标准要求供货；保证供货渠道的畅通，负责物料的仓储管理
生产部门	制订生产计划，下达生产指令；对产品制造工艺流程、卫生规范等执行情况进行监督管理；解决生产过程中的技术问题；会同有关部门进行生产工艺等的验证；做好技术经济指标的统计和管理工作
质量管理部门	制定、修订物料、中间产品和成品的内控标准和检验操作规程，制定取样和留样制度；对物料、中间产品和成品进行取样、检验、留样，并出具检验报告；决定物料和中间产品的使用；审核成品发放前批生产记录，决定成品发放
工程部门	负责企业设备、设施的采购和建设，维修、保养和管理及验证工作；计量器具效验；保证提供符合生产工艺要求的水、电、气等
销售部门	负责市场推广工作；建立药品销售记录，确保药品售后的可追溯性；确保对问题产品可有效追回，负责将用户投诉信息及时反馈给质量管理部门
人事部门	负责各类人员的编制、员工培训计划、组织实施、检查、考核

二、药品经营组织机构

（一）药品经营企业

1. 药品经营企业的定义

药品经营企业，指经营药品的专营企业和兼营企业。专营药品经营企业以销售药品为主，兼营少量卫生保健用品；兼营药品经营企业的药品销售占较小比例。兼营零售药店主要分布在广大农村。

《药品管理法实施条例》对药品批发企业的定义是："药品批发企业是指将购进的药品销售给药品生产企业、药品经营企业、医疗机构的药品经营企业。"对药品零售企业的定义是："药品零售企业是指将购进的药品直接销售给消费者的药品经营企业。"药品零售经营企业和医疗机构药房不同，前者为企业性质，要承担投资风险。后者是医疗机构的组成部分，不具有法人资格，不承担投资风险。零售药房与医院药房经营的商品相比，除处方药、非处方药外，还销售保健用品。

药品经营企业是从事流通活动，给社会提供药品，为盈利而进行自主经营的法人资格的经济组织。

2. 药品经营企业的类型

1）按企业所有制形式不同，药品经营企业可分为 5 种：①全民所有制企业；②集体所有制企业；③合营企业；④外资企业；⑤个体。

2）按照经营形式，药品销售渠道不同，药品经营企业分为药品批发企业和药品零售企业。前者习惯称为医药公司或中药材公司，后者习惯称为零售药房（药店）。

3）按照所经营品种分为经营西药的医药公司、西药房和经营中药材、中成药的中药材公司、中药房和经营中药饮片的零售药店。经营处方药、甲类非处方药的零售药店和经营乙类非处方药的零售药店（或零售点）。

4）零售药店又分为连锁药房和独立药房，以及定点零售药店。

5）药品经营企业按照经营规模（年销售额）划分为大型经营企业、中型经营企业、小型经营企业。

（二）药品经营企业组织机构

药品经营企业的组织结构是构筑药品经营质量管理体系的框架，是企业质量管理职责、权限和相互关系的安排，药品经营企业设置组织机构，制定管理标准，明确规定各个部门的职能、职责和权限的范围，明确规定配备各类人员任职资格、岗位职责和履职要求，确保部门之间的相互协调和职能的发挥。

按照药品经营质量管理规范要求企业设置的组织机构有：质量领导组织、药品质量管理、购进、验收、养护、储存、销售、资源管理等，药品零售连锁企业还包括药品的配送机构等。

三、药品使用单位

药物治疗仍然是当今医疗中的重要手段之一。据统计，85％的药物是在医院中消耗的，所以医疗机构是药品使用的重要场所之一。医疗机构是药品的终端使用环节，医疗机构中药事活动质量的高低直接关系到人民用药是否安全、有效。药学部（药剂科）是医疗机构中药学管理的重要职能部门，是负责组织管理医院临床用药和各项药学技术服务的医技科室，在医疗机构的医疗管理和药品管理工作中占有重要地位。

根据 1989 年原卫生部颁布的《医院药剂管理办法》规定医院药剂科（部或处）根据医院规模设中、西药调剂、制剂、中、西药库、药品检验、药学研究、临床药学、情报资料等专业室（科），并设室（科）主任。

2002 年，原卫生部等部门出台了《医疗机构药事管理暂行规定》。其中对医疗机构药学部（科）的职能做了具体规定。限于我国医疗机构发展水平不很均衡的特点，暂行规定对药学部（科）的组织机构未做具体要求，允许医疗机构根据自身情况建设与自身条件相适应的药学部（科）。目前，各医疗机构设置的药学部（科）虽然层次和内容各不相同，但大多采取 2～3 层的多部门扁平结构，主要由调剂、制剂、药品检验室（组）和药库等部（科）主管通过各科室负责人控制各具体岗位的工作人员，直接对药学部主管负责。药学部（科）主管通过各科室负责人控制各具体岗位的工作人员，直接管理的幅度小，能在维持药学部（科）稳定性的基础上，集中精力做好药学部（科）发展。

四、药学教育、科研组织

（一）药学教育组织

我国现代药学教育经历了百年的发展历程，已形成由高等药学教育、中等药学教育、药学继续教育构成的多层次、多类型、多种办学形式的药学教育体系。设置有药学类专业的高校和中等学校,是依据《教育法》、《高等教育法》的规定设立的,均为政府投资兴办的事业法人单位。医药职工大学和医药职工中专是依法设立的,由企业或行业管理部门投资兴办的事业法人单位。

药学教育组织主要由党务部门和行政部门组成。党务部门主要包括党办、组织部、宣传部、机关党委、学生工作部(处)、老干部工作处、保卫部(处)等;行政部门主要包括校长办公室、教务处、科技处、人事处、财务处等。

(二)药学科研组织

我国的药学科研组织以独立的药物研究院所和附设在高等药学院校、大型制药企业、大型医院中的药物研究所(室)为主要类型。著名的药物研究单位有中国科学院上海药物研究所、中国医学科学院药物研究所、中国中医研究院中药研究所、军事医学科学院药物毒理研究所、上海医药工业研究院、天津药物研究院等。

药学科研组织行政管理隶属关系为中国科学院、中国医学科学院、中医研究院、军事医学科学院等国家和地方科学院系统以及中央和地方政府卫生行政主管部门、医药生产经营主管部门。

从 20 世纪 80 年代开始,随着我国以经济建设为中心和由计划经济向市场经济的转变,我国的科技政策相应进行了调整,科研体制的改革也在逐步深化,许多独立设置的研究机构正在由事业单位向企业单位转制。

五、药学社会团体

(一)中国药学会(Chinese pharmaceutical association,CPA)

中国药学会成立于 1907 年,是中国最早成立的学术团体之一,是由全国药学科学技术工作者自愿组成依法登记成立的学术性、公益性、非盈利性的法人社会团体,是党和政府联系我国药学科学技术工作者的桥梁和纽带,是国家推动药学科学技术和民族医药事业健康发展,为公共健康服务的重要力量。中国药学会是国际药学联合会和亚洲药物化学联合会成员。学会下设 7 个工作委员会,19 个专业委员会,主办 20 种学术期刊。

中国药学会主管单位为中国科学技术协会,办事机构为秘书处,行政挂靠国家食品药品监督管理部门。秘书处内设办公室、组织工作部、学术部、编辑出版部、继续教育与科普部、国际交流部、科技开发中心。

1. 中国药学会的宗旨

坚持以马克思列宁主义、毛泽东思想、邓小平理论和"三个代表"重要思想为指导,全面落实科学发展观。坚持科学技术是第一生产力的思想,团结和组织广大药学科学技术工作者,实施科教兴国和可持续发展战略,促进药学科学技术的普及、繁荣和发展,促进药学人才的成长和提高,促进药学科学技术与经济的结合,为我国社会主义现代化建设服务,为构建社会主义和谐社会服务。维护药学科学技术工作者的合法权益,为会员和药学科学技术工作者服务。

2. 中国药学会的主要任务

1)开展药学科学技术的国内外学术交流;编辑出版、发行药学学术期刊、书籍。

2)发展同世界各国及地区药学相关团体、药学科学技术工作者的友好交往与合作;举荐、表彰、奖励在科学技术活动中取得优异成绩的药学科学技术工作者;开展对会员和药学科学技术工作者的继续教育培训。

3）普及推广药学以及相关学科的科学技术知识；反映药学科学技术工作者的意见和要求，维护药学科学技术工作者的合法权益。

4）接受政府委托，承办与药学发展及药品监督管理等有关事项，组织药学科学技术工作者参与国家有关项目的科学论证和科学技术咨询。

5）开展医药产品展示、提供医药技术服务与推广科研成果转化等活动；举办为会员服务的事业和活动。

6）依法兴办符合本会业务范围的事业与企业单位。

3. 中国药学会内设各专业委员会

中国药学会内设各专业委员会有：中药和天然药物专业委员会、药剂专业委员会、药物化学专业委员会、抗生素专业委员会、生化与生物技术药物专业委员会、药物分析专业委员会、药学史专业委员会、医院药学专业委员会、海洋药物专业委员会、药事管理专业委员会、老年药学专业委员会、军事药学专业委员会、制药工程专业委员会、药物流行病学专业委员会、应用药理专业委员会、药物经济学专业委员会、药物安全评价研究专业委员会、药物临床评价研究专业委员会和医药知识产权研究专业委员会。

4. 中国药学会主办刊物

中国药学会目前主办的刊物有：中国药学杂志、药学学报、中国中药杂志、中草药、药物评价研究、现代药物与临床、药物分析杂志、中国医院药学杂志、中国临床药理学杂志、中国海洋药物杂志、中国新药与临床杂志、中国现代应用药学杂志、中国药物化学杂志、中国新药杂志、中国临床药学杂志、中国药学（英文版）、药物流行病学杂志、药物生物技术、中国天然药物、今日药学、国际药学研究杂志。

（二）药学协会

我国的医药协会主要有中国医药企业管理协会、中国化学制药工业协会、中国处方药物协会、中国医药商业协会、中国中药协会、中国医药教育协会和中国执业药师协会。

1. 中国医药企业管理协会（Chinese pharmaceutical enterprises association，CPEA）

中国医药企业管理协会于 1985 年 7 月成立，是全国性的、非营利性的社会团体法人组织。中国医药企业管理协会业务指导部门为国务院国有资产监督管理委员会。中国医药企业管理协会的领导机构是理事会和常务理事会，办事机构是秘书处。

协会的基本任务是从医药经济发展的角度调查研究、传布交流、推广应用现代企业管理理论及实践经验；沟通企业与政府间的联系，做好政府委托的工作；引导企业家（经营管理者）增强法制意识，学法、守法，积极支持企业依法维护和规范自身行为，维护企业自身合法权益；向会员单位提供咨询、培训和信息服务，提高医药企业整体素质；出版发行医药企业管理书籍、内部刊物及资料；表彰医药优秀企业和优秀企业家，树立榜样，提高企业知名度和社会声誉；开展医药企业的招商引资中介服务和产品宣传、展览推荐活动；组织交流国内外医药企业先进经验和管理创新成果；组织会员同有关的国际组织及国内外社会团体开展友好交往与合作，不断提高我国医药企业现代化生产经营的管理水平。

2. 中国化学制药工业协会（China pharmaceutical industry association，CPIA）

中国化学制药工业协会成立于 1988 年 9 月，是全国性的工业行业性、非营利性的社会组织。在自愿基础上，主要由从事制药工业的多种经济类型的骨干企业（集团）、地区性医药行业协会和医药科研设计单位及大、中专院校等组成。中国化学制药工业协会是民政部核准登记的全国性社会团体法人，其业务主管单位是国务院国有资产监督管理委员会。协会是中国工业经济联合会会员和常务理事单位，是民政部社团研究会会员，亦是亚洲药物化学联合会会员和该组织主要发起团体之一。协会是企业和政府之间的桥梁和纽带，承担政府部门委托的化学制药工业行业管理任务。协会现有会员单位 378 家，会员单位工业总产值接近化学制药全行业的 80％。协会下设 16 个专业工作机构：2 个分会、14 个工作（协作）委员会和交流组。

3. 中国非处方药物协会（China nonprescription medicines association，CNMA）

中国非处方药物协会其前称为中国大众药物协会，成立于 1988 年 5 月。由医药及保健品相关领域的生产企业、分销企业，研究、教育、咨询机构，媒体、广告等单位组成。现有团体会员 350 个。

CNMA 的任务是沟通会员单位与政府有关部门的联系，提出有关非处方药生产、经营管理方面的政策法规建议；向会员单位提供咨询、培训和信息等各项服务；向广大消费者宣传正确合理的自我药疗知识；开展国际交流活动与合作。

CNMA 先后成立了中国非处方药物协会市场营销专业委员会及自我药疗教育专业委员会，分别开展旨在提高非处方药市场营销水平及药店店员和公众的自我药疗知识水平的各项活动。

随着我国社会和经济的发展以及医疗卫生体制改革的深入，药品分类管理制度将进一步完善，自我药疗将会发挥更大作用，中国非处方药物协会也将获得更大的发展。

4. 中国医药商业协会（China association of pharmaceutical commerce，CAPC）

中国医药商业协会是 1989 年经民政部批准成立的全国性社会经济团体，是社会团体法人。目前共有会员单位近 300 家。

中国医药商业协会是依照国家有关法律、法规自愿组成的自律性、非营利性的全国医药商业社会团体法人组织。中国医药商业协会以医药商业企业、相关企事业单位和地方行业协会为主要会员。本会是企业与政府之间的桥梁和纽带，是医药商业行业中介组织。其宗旨是为本行业企业服务，维护会员单位的合法权益，促进医药生产和流通的发展，更好地满足人民防病治病、康复保健和科研教育需要，为社会主义现代化建设做贡献。

5. 中国中药协会（China association of traditional chinese medicine，CATCM）

中国中药协会是国家中医药管理局主管的，在国内代表中药行业的权威社团法人组织，于 2000 年 12 月 18 日经民政部（民社登［2000］2 号）批准成立。是依照国家有关法律、法规自愿组成的自律性、非营利性的全国中药社会团体法人组织。CATCM 以中药工业企业、商业企业、地方性行业协会、科研单位、大专院校以及相关企事业单位为主要会员。CATCM 是政府与企业之间的桥梁和纽带，是政府的助手和参谋，是中药行业中介组织。中国中药协会承担政府委托实施行业管理，做好行业自律。

6. 中国医药教育协会（China medicine education association，CMEA）

中国医药教育协会是经中华人民共和国民政部批准的国家一级协会，成立于 1992 年 7 月 3 日。CMEA 是医药教育的全国性、专业性社会团体，是全国唯一的医药教育学术性社团组织。协会成员由全国从事医药各类教育与培训的高等药学院校、高中等职业技术学校、从事药品监督管理和培训的部门与机构、医药科研单位、医药企业自愿结成，为非营利性社会组织。协会接受国家医药、卫生主管部门和国家教育部、人事部、劳动与社会保障部、国家民政部的业务指导和监督管理。协会的主管部门是国务院国有资产监督管理委员会。

7. 中国执业药师协会（China licensed pharmacist association，CLPA）

中国执业药师协会经中华人民共和国民政部批准，于 2003 年 2 月 22 日正式成立。协会于 2009 年 6 月举行了第二次全国会员代表大会，选举产生了新一届理事会和领导机构。中国执业药师协会接受国家药品监督管理部门的业务指导和国务院民政部门的监督管理。

第四节　国外药事管理体制和机构

世界各国由于其社会制度、历史发展、国体政体等背景的不同，其药事管理体制也各有差异。但总体的发展变化趋势均有共同之处，都是为了保障公众用药安全有效、控制药品价格、降低卫生经费支出、加强对药品生产、流通和药学教育科技的宏观管理。下面简单介绍美国、日本、英国的药品监督管理体制以及世界卫生组织的概况。

一、美国药事管理体制

美国为联邦制、分权制国家，其药品监督管理工作的组织方式、管理制度和管理方法以及中央政府和地方政府对药品监督管理的职责权力的划分等，与大多数国家不相同。

（一）联邦政府（即中央政府）的药品监督管理机构

食品药品管理局（food and drug administration，FDA）为直属联邦政府卫生与人类服务部（department of health and human services，HHS）管辖的联邦政府机构，负责全国食品、人用药品、兽用药品、医疗器械用品、化妆品等的监督管理。FDA 从职能上分为 3 大部分：FDA 局长办公室、6 个产品中心和监管事务办公室。

FDA 局长办公室（office of the commissioner，OC）主要负责管理整个 FDA 的事务，包括制定政策、法规、计划、行政管理、外联、风险管理等职能。科室包括：行政法官办公室、首席法律顾问办公室、风险管理办公室、外联办公室、立法办公室、科学和健康协调办公室、国际活动和策划办公室、管理办公室。

6 个产品中心依据产品分类不同，负责对食品、药品具体的审评、监管与研究工作。监

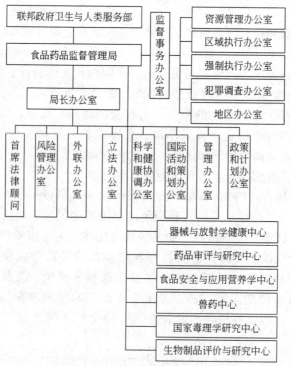

图 2-2　美国 FDA 组织机构

管事务办公室（office of regulatory affairs，ORA）是 FDA 所有地区活动的领导办公室。它从宏观上对按地域划分的 5 大部分进行管理、评估，协助监督政策与执法目标的一致性，并向 FDA 局长提出建议，见图 2-2。ORA 在美国各地共有 190 个地方办公室，5 个区域办公室，20 个地区办公室，140 个检查站，25 个不同级别的犯罪调查办公室。

FDA 在全美国形成一个强大的监督网络，部门之间、上下机构之间分工明确，职责清晰，工作效率高。FDA 实行垂直领导体制，受干扰较少，监督管理力度强。

FDA 对药品的监督管理主要包括新药审批注册，GLP 认证，药品生产企业登记注册，GMP 认证，进出口药品管理，抗生素等的管理，对药厂、药品的监督检查，对假劣药（adulterated drugs）及伪标药（misbranded drags）调查取证、查封，对违反联邦食品、药品、化妆品法和相关法规的违法犯罪行为向法院起诉等。

（二）州政府的药品监督管理机构

各州根据州卫生管理法规及各州的《药房法》确定卫生局药品监督管理机构及职责，选举产生州《药房法》的执法机构"药房委员会"（board of pharmacy）。州卫生局既是州政府的职能机构，又是业务单位，不是纯粹的行政机关。各州药房委员会与州卫生局之间的关系，由州法律决定，不完全相同。州药房委员会、州卫生局药品监督管理机构与联邦政府的 HHS、FDA 之间无上下级关系，而是协作关系。

州药房委员会及州卫生局药品监督管理机构主要职责是依法管理药房；受理药房开业执照、药师执照、实习药师注册申请，进行调查，给合格者颁发执照或注册证书；对违反州药房法及相关法规的行为进行调查、起诉；为吊销药师执照等相关证照主持听证会；协助该州各执法机构，强制执行药品、控制物质和药房业务的各项法律法规；对所有药房依法进行监督检查，可依法没收、查处假劣药、违标药，以及违反控制物质法律的药品。

（三）美国药典会

美国药典会为独立机构，负责制订药品标准。根据《食品、药品、化妆品法》规定，FDA 有权对药品质量标准、检验方法载入药典的条文等进行评价、审核，必要时通知药典会修订。

由美国药典会编纂的国家药品标准有《美国药典》（USP）、《国家药方集》（NF）、《美国药典》增补版（一般每年两次）；另外，还出版有《配制药剂信息》、《用药指导》、《美国药物索引》及期刊《药学讨论》等。

二、日本药事管理体制

日本政府实行以天皇为象征的议院内阁制，国家权力实际集中于内阁。地方政府分为都、道、府、县级（类似我国的省级），以及市、町、村级（类似我国县级）。地方政府具有两重性，既是地方行政机构，又是中央政府的委派机构。中央和地方的关系总体是"三分自治，七分集权"，基本上是中央集权制。根据日本《药事法》，药品和药事监督管理层次分为中央级、都道府县级和市町村级三级。权力集中于中央政府厚生省药务局，地方政府具有贯彻执行权。

日本的药品监督管理机构称为药务局，隶属于日本厚生劳动省，药物局为厚生劳动省的 9 个局之一，药物局下设 7 个课，见表 2-7。地方的各都道府县设有卫生主管部局（相当于我国省卫生厅），卫生主管部局机关设有药务主管课。都道府县的卫生主管部局在其辖区内设有多个保健所，这是行政兼事业性机构，保健所设有药事监视员。日本的药品质量监督检验机构为厚生省的卫生试验所和都道府县的卫生研究所，这是事业性监督检验机构。

表 2-7　日本药物局下设机构及其职能

机构设置	主 要 职 责
计划科	负责制订计划,在药务局权限下调整全部药品处理工作,并执行有关国家卫生科学学会及中央药事委员会的相关工作
经济事务科	主要制定检查和调整药品、类药品、医疗器械及卫生用品的生产和贸易计划,保证药品的供应与分配,并适当调整药品价格
审查科	负责对药品、类药品、化妆品和医疗器械的制造给予技术指导与监督
安全科	负责制定日本药局方,规定常用药、类药品、化妆品和医疗器械的规格标准,研究药物的适应证、有效性、质量与安全性,加强国内药品检验及审评
监视指导科	对药品的化验和国家检定进行指导,制定 GMP,并对药品生产企业进行监督及对 GMP 检察员进行技术指导
生物制品与抗生素科	负责对生物制品与抗生素的生产进行技术指导,并对其进行管理批准和许可进口出售
麻醉药品科	对大麻等麻醉药品的进口、制造进行管理,并负责制定相关的管理法规

《药事法》规定设置药事监视员（即药品监督员），归药政机构领导管理。药事监视员分为厚生省和都道府县两级，全国共有 2000 多名。

三、英国药事管理体制

英国药事管理机构为药品与保健产品监管局（medicines and healthcare products regulatory agency ，MHRA）。MHRA 成立于 2003 年 4 月，由药品管理局与医疗器械机构合并而成。MHRA 是政府机构，由卫生部门主管。负责药品和医疗设备的安全管理。

MHRA 宗旨：通过法律使药品和医疗器械产品在可接受的利益-风险范围内，从而保护公众健康；通过帮助使用药品和医疗器械产品的人们更好地理解这些产品的利益-风险，从而促进公众健康；通过鼓励和促进有益于人民的产品的发展，而改进公众健康。

MHRA 目标：

① 确保公众健康，要达到此目标，一定保证通过我们审核的产品是符合法律标准的，同时该产品是安全有效的。

② 通过将准确、及时、权威的信息提供给医护人员、病人及公众，充分地发挥沟通作用。

③ 通过更好的规章制度的应用，对研究进行支持，但此法规并不限制创新。

④ 通过充分地利用欧盟和国际关系，促进将来的规章制度框架的形成。

⑤ 为更好地适应将来，我们队伍的员工一定具有娴熟的技术。

MHRA 的职能：

① 评价药品的安全性、有效性和质量可控性，决定产品是否可以上市销售或供应；

② 监测医疗器械生产商的审计工作；

③ 监测并报告上市后的产品，考察并监测药物的不良反应和医疗器械的不良事件；采取任何必要的行动来保证公众的健康，例如安全警告、取消或限制产品的应用、改进产品；

④ 对医疗器械实施顺应性方案；处理质量缺陷；

⑤ 设立质量监测系统进行采样与测试，监测未经许可的进口药品的安全和质量，查处销售假药的案件；

⑥ 规范药品及医疗器械的临床实验；

⑦ 监测并确保有关通过检测的药品及医疗器械是符合相应法规的，并采取必要的措施；

⑧ 促进药品和医疗器械的安全使用的良好做法；

⑨ 管理好研究数据库（GPRD）和《英国药典》（BP）有助于医疗设备的性能标准的制定；

⑩ 给药品和医疗器械提供科学、技术和规范的建议；

⑪ 给公众和专家提供权威的信息，使接受治疗者有知情权。

这些职能由 10 个分部支持，这 10 个分部对信息管理负责，提供相应的行政支援服务、人力资源和资金。

四、世界卫生组织

世界卫生组织（world health organization，WHO）是联合国专门机构，1948 年 6 月成立，总部设立在瑞士日内瓦。

（一）WHO 下设的主要机构及其职能

1）世界卫生大会是这个组织的最高权力机构，每年召开一次。其主要任务是审议总干事的工作报告、规划预算、接纳新会员国和讨论其他重要议题。

2）执行委员会简称执委会，是最高权力机构世界卫生大会的执行机构，负责执行大会的决议、政策和委托的任务。执行委员会由世界卫生大会选出的 32 名会员国政府指定的代表组成，任期 3 年，每年改选三分之一。根据世界卫生组织的协定，联合国安理会 5 个常任理事国是必然的执委成员国，但席位第 3 年后轮空 1 年。

3）秘书处是该组织的常设机构，下设非洲、美洲、欧洲、东地中海、东南亚、西太平洋 6 个地区办事处。

（二）WHO 的宗旨

提高世界人民健康水平，承担国际卫生工作的指导与协调责任；协助各国政府加强卫生业务，发展与会各国之间的技术合作，并在紧急情况下给予必要的医疗卫生救济；促进流行病、地方病及其他疾病的防治工作；促进营养、环境卫生及食品、生物制品与药物等的国际标准化。

（三）WHO 的专业机构

1）顾问和临时顾问。

2）专家咨询团和专家委员会，共 47 个，其中有关药品、生物制品、血液制品的有 6 个，它们是生物制品标准化、药物成瘾和酒精中毒、药物评价、人血制品和有关产品、国际药典和药物制剂、传统医学专家委员会。

3）全球和地区医学研究顾问委员会。

4）WHO 合作中心。

中国有 42 个卫生机构已被指定为 WHO 合作中心，其中涉及药品的质量控制合作中心（中国药品生物制品检定所），WHO 传统药物合作中心（中国医学科学院药用植物资源开发研究所），WHO 传统医学合作中心（中国中医科学院中药研究所）。

（四）WHO 总部秘书处的机构划分及其职能

WHO 总部秘书处设有总干事办公室，有总干事和 5 名助理总干事，每位助理总干事分管若干处。有关药品方面由"诊断、治疗和康复技术处"管理。诊断、防止疾病药物方面的主要工作如下。

1）制定药物政策和药物管理规划：要求各国采取行动，选择、供应和合理使用基本药物 300 余种。

2）药品质量控制：编辑和出版《国际药典》（1979 年出第三版）；主持药品的统一国际命名以避免药品商品名称的混乱；出版季刊《药物情报》，通报有关药品功效和安全的情报。

3）生物制品：制定国际标准和控制质量，通过其合作中心向会员国提供抗生素、抗原、抗体、血液制剂、内分泌制剂的标准品，支持改进现有疫苗和研制新的疫苗。

4）药品质量管理：制定并经 1977 年世界卫生大会通过《药品生产和质量管理规范》（简称 WHO 的 GMP）、《国际贸易药品质量认证体制》（简称 WHO 的认证体制，1975 年制定）两个制度，大会建议并邀请各会员国实施和参加。

[案例]

药品监督管理部门的职能区分

2013 年，根据第十二届全国人民代表大会第一次会议批准的《国务院机构改革和职能转变方案》和《国务院关于机构设置的通知》，将原卫生部的职责、人口计生委的计划生育管理和服务职责整合，组建国家卫生和计划生育委员会，撤销原国家食品药品监督管理局和国务院食品安全办公室，组建国家食品药品监督管理总局，为国务院直属机构，主管全国食品药品监督管理工作。根据国务院办公厅《关于印发国家食品药品监督管理总局主要职责内设机构和人员编制规定的通知》，国家食品药品监督管理总局内设药品化妆品注册管理司、药品化妆品监管司等 17 个内设机构，以及中国食品药品检定研究院等 18 个直属单位。

某省×××制药公司需办理以下业务，请判断应分别去哪个机构办理？

（1）该公司研制出一种新药，准备申报临床试验。

（2）该公司小容量注射剂车间 GMP 认证证书到期，需要换发。

（3）该公司需要在电视媒体进行药品广告宣传，获取药品广告批准文号。

（4）该公司要对本单位执业药师进行注册登记。

（任亚超）

第三章　药品管理立法

药品管理立法是指由特定的国家机关依照其职权范围通过一定程序制定（包括修改或废止）法律规范的活动，既包括拥有立法权的国家机关的立法活动，也包括被授权的其他国家机关制定从属于法律的规范性法律文件的活动。通过立法所产生的药事法规是药品研制、生产、经营、使用、监督管理单位及个人都必须严格遵守和认真执行的行为规范。

第一节　药品管理立法概述

一、立法和法的分类

（一）立法

1. 立法的定义

立法是指法的创制。从现代立法的意义讲，广义的立法主要是指法的制定，即指有关国家机关在其法定的职权范围内，依照法定程序，制定、修改、补充和废止规范性法律文件的活动。狭义的立法，专指国家最高权力机关（或称国会、国家立法机关等）制定、修改、补充、废止基本法律（或法典）和法律的活动。

2. 立法的特点

无论是广义的立法，还是狭义的立法，都具有如下特点。①主体特征：立法是享有立法权的国家机关依照法定职能进行的活动。②运行特征：立法是享有立法权的国家机关依照法定程序进行的活动。③技术特征：立法是制定、修改、补充和废止规范性文件的活动。

3. 立法的职能

立法的职能是法的职能在立法过程中的体现，是法的职能的组成部分。

（1）指引职能　通过立法活动，国家可以为法律关系主体的行为提供法定的模式。

（2）评价职能　国家可以为判断、衡量法律关系主体行为的合法或违法与否，提供法律上的尺度或标准。

（3）预测职能　可以使法律关系主体预先估计到自己或他人的行为所导致的法律后果。

4. 我国立法的原则

2000 年通过的《立法法》确立了我国立法的几个基本原则。

（1）宪法原则　立法应当遵循宪法的基本原则，以经济建设为中心，坚持社会主义道路，坚持人民民主专政，坚持中国共产党的领导，坚持马克思列宁主义毛泽东思想邓小平理论，坚持改革开放。

（2）法治原则　立法应当依照法定权限和程序，从国家整体利益出发，维护社会主义法制的统一和尊严。

（3）民主原则　立法应当体现人民的意志，发扬社会主义民主，保障人民通过多种途径参与立法活动。

（4）科学原则　立法应当从实际出发，科学合理地规定公民、法人和其他组织的权利与义务、国家机关的权力与责任。

（二）法的分类

从立法主体角度，法归结为以下几个类别。

1. 宪法与法律

立法主体：全国人民代表大会和全国人民代表大会常务委员会行使国家立法权。立法内容：法律和法律解释。

2. 行政法规

立法主体：国务院。立法内容：为执行法律的规定需要制定行政法规的事项；宪法第八十九条规定的国务院行政管理职权的事项。

3. 地方性法规

立法主体：省、自治区、直辖市的人民代表大会及其常务委员会根据本行政区域的具体情况和实际需要，在不同宪法、法律、行政法规相抵触的前提下，可以制定地方性法规。立法内容：为执行法律、行政法规的规定，需要根据本行政区域的实际情况做具体规定的事项；属于地方性事务需要制定地方性法规的事项。

4. 自治条例和单行条例

立法主体：民族自治地方的人民代表大会。立法内容：可以依照当地民族的特点，对法律和行政法规的规定做出变通规定，但不得违背法律或者行政法规的基本原则。

5. 经济特区地方法规

立法主体：经济特区所在地的省、市的人民代表大会及其常务委员会。立法内容：根据全国人民代表大会的授权决定，制定法规，在经济特区范围内实施。

6. 部门规章

立法主体：国务院各部委、中国人民银行、审计署和具有行政管理职能的直属机构。立法内容：根据法律和国务院的行政法规、决定、命令，在本部门的权限范围内，制定规章。其规定事项应当属于执行法律或者国务院的行政法规、决定、命令的事项。

7. 地方政府规章

立法主体：省、自治区、直辖市和较大的市的人民政府。立法内容：为执行法律、行政法规、地方性法规的规定需要制定规章的事项；属于本行政区域的具体行政管理事项。

按照维护法制统一的原则，《立法法》规定了各层级法之间的关系。

1）宪法具有最高的法律效力，一切法律、行政法规、地方性法规、自治条例和单行条例、规章都不得同宪法相抵触。

2）法律的效力高于行政法规、地方性法规、规章。

3）行政法规的效力高于地方性法规、规章。

4）地方性法规的效力高于本级和下级地方政府规章。

5）省、自治区的人民政府制定的规章的效力高于本行政区域内的较大的市的人民政府制定的规章。

6）自治条例和单行条例依法对法律、行政法规、地方性法规做变通规定的，在本自治地方适用自治条例和单行条例的规定。

7）经济特区法规根据授权对法律、行政法规、地方性法规做变通规定的，在本经济特区适用经济特区法规的规定。

8）部门规章之间、部门规章与地方政府规章之间具有同等效力，在各自的权限范围内施行。

9）地方性法规与部门规章之间对同一事项的规定不一致时，由国务院提出意见。国务院认为应适用地方性法规则直接适用，认为应当适用部门规章，应提请全国人民代表大会常务委员会裁决。

10）部门规章之间、部门规章与地方政府规章之间对同一事项的规定不一致时，由国务院裁决。

11）根据授权制定的法规与法律规定不一致，不能确定如何适用时，由全国人民代表大会常务委员会裁决。

二、药品管理立法

（一）药品管理法

药品管理法概念，有广义和狭义之分。广义的药品管理法是指药事管理法律体系整体，是由药事管理法律、法规、规章和其他规范性文件等构成的整体。广义的药品管理法与药事管理法律体系或者药事管理法同义。狭义的药品管理法仅指1984年六届人大常委会七次会议通过，2001年九届人大常委会二十次会议重新修订的《药品管理法》这一个法律文件。

（二）药品管理立法

药品管理立法有两种含义。一种含义是指特定的国家机关，依据法定的权限和程序，制定、修改、补充和废止药品管理法律规范的活动。在这种含义上，药品管理立法是一种活动，其直接结果是引起药品管理法律法规的产生或变更。药品管理立法的另一种含义，是指调整药品的研制、生产、流通、使用和监督管理过程中发生的社会关系的各种法律、法规、规章及其他规范性文件的总称，与广义的药品管理法同义。由于药品管理立法的重点是药品质量管理，因此，药品管理法涉及的药品管理的概念范畴主要是药品质量的管理。

（三）药事管理法

药事管理法是指由国家制定或认可，并由国家强制力保证实施，具有普遍效力和严格程序的行为规范体系，是调整与药事活动相关的行为和社会关系的法律规范的总和，是一种广义的概念。一方面，为了区别于具体的法律名称（如我国的《药品管理法》，日本的《药事法》），另一方面，指药事管理法律体系，包括有关药事管理的法律、行政法规、规章、规范性文件等的总和。

（四）药事管理法的渊源

药事管理法的渊源是指药事管理法律规范的具体表现形式。主要有以下几种。

1. 宪法

宪法是我国的根本法，是全国人大通过最严格的程序制定的，具有最高法律效力的规范性法律文件。是我国所有法律，包括药事管理法的重要渊源。

2. 药事管理法律

由全国人大常委会制定的单独的药事管理法律有《中华人民共和国药品管理法》。与药事管理有关的法律有《刑法》、《民法》、《行政处罚法》、《行政诉讼法》、《行政复议法》、《标准化法》、《计量法》、《广告法》、《价格法》、《消费者权益保护法》、《反不正当竞争法》、《专利法》等。

3. 药事管理行政法规

由国务院制定、发布的药事管理行政法规有《药品管理法实施条例》、《麻醉药品和精神药品管理条例》、《医疗用毒性药品管理办法》、《放射性药品管理办法》、《中药品种保护条例》、《野生药材资源保护管理条例》、《关于建立城镇职工基本医疗保险制度的决定》等。

4. 药事管理规章

由国家食品药品监督管理部门依法定职权和程序，制定、修订、发布的《药品注册管理办法》、《药品生产质量管理规范》、《药品经营质量管理规范》、《药品流通监督管理办法》等多种药事管理规章。还有由国家食品药品监督管理部门与其他部、委联合制定发布的多种规章。

5. 药事管理地方性法规

由各省、自治区、直辖市人大及其常委会制定的药事管理法规，效力低于宪法、法律及行政法规。

6. 中国政府承认或加入的国际条约

国际条约一般属于国际法范畴，但经中国政府缔结的双边、多边协议、条约和公约等，在我国也具有约束力，也构成当代中国法源之一。例如：1985 年我国加入《1961 年麻醉药品单一公约》和《1971 年精神药物公约》以及 2001 年 11 月我国加入世界贸易组织（WTO），该组织的法律条文如《马拉喀什建立世界贸易组织协定》（《WTO 协定》）等，都对我国具有约束力。另如我国加入濒危动物国际保护公约后，虎骨已不能作为药品原料和制剂。

（五）药品管理立法的基本特征

药品管理立法具有以下特征。

（1）立法目的是维护人们健康　第 32 届世界卫生大会批准的《阿拉木图宣言》提出"健康是一项基本人权"。由于药品质量问题将直接影响一切用药人的健康和生命，现代的药品管理立法的目的是加强药品监督管理，保证药品质量，维护人们的健康，保障用药人的合法权益，保障人的健康权。

（2）以药品质量标准为核心的行为规范　药品管理立法是规范人们在研究、制造、经营、使用药品的行为，这些行为必须确保药品的安全性和有效性。现代药品管理立法虽然颁布了许多法律、法规，但国家颁布的药品标准和保证药品质量的工作标准仍然是行为规范的核心问题。这和其他法律部门有很大区别。

（3）药品管理立法的系统性　现代社会药品管理立法活动日益频繁，药事法规不断增加，条文也更加详尽、精确，并紧密衔接。包括药品质量、过程质量、工作质量、药品质量控制和质量保证的管理质量，国内药品质量、进出口药品质量，从事药事工作人员的质量等，无一不受法律规范的控制管理。可以说药品和药事工作是受系统的法律约束。

（4）药品管理法内容国际化的倾向　药品管理法主要是为保证药品的质量和控制药品（指麻醉药品、精神药品）。而衡量药品的标准不会因国家的国体、政体不同而发生变化。加之药品的国际贸易和技术交流日益频繁，客观环境要求统一标准。因此，近 40 年来各国药品管理法的内容，越来越相似，国际性药品管理、控制药品管理的公约、协议、规范、制度和参加缔约的国家也不断增加。这是现代药品管理立法的一个特征。

三、药品管理立法的发展

（一）世界药品管理立法的发展

世界上，各国实施对药品的监管历史悠久。在公元前 3000 年古埃及的纸草文和公元前 18 世纪的《汉莫拉比法典》就已有医药法律条文的记载。近代一些国家开始制定单独的药事法规，如 13 世纪西西里皇帝腓特烈二世和 14 世纪意大利热那亚市制定的药师法；17 世纪美国各州制定的药房法等。19 世纪末 20 世纪初，随着医药科技和药品工业化生产的发展，贸易扩大，也出现了一些严重的药害事件，不但危害了本国人民，而且遍布多国，工业化较早的国家开始制定并重视全国性、综合性药品监督法律，如美国 1906 年国会颁布了《食品、药品管理法》。1906 年在我国上海召开了"万国禁烟会"；1912 年的荷兰海牙会议通过了《海牙禁止阿片会议》；1931 年 54 个国家在日内瓦缔结《限制麻醉药品制造、运销公约》。第二次世界大战以后，药品生产、销售持续增长，促进了药品国际贸易高速发展，药品市场竞争力、科技和管理的现代化发展及保证提高药品质量的能力的增强。同时，由于麻醉药品和精神药品的危害变本加厉，使世界范围的药品管理立法得到加强，各国广泛实行药品质量监督。当前，世界上大多数国家都颁布了综合性的药品管理法律和大量的药品管理法规，建立健全了国家法定的药品监督管理、监督检验机构和执法队伍。国际性药品规范和药事管理制度及麻醉药品、精神药品的控制物质公约也得到了很大发展。

（二）我国药品管理立法的发展

我国现代药品管理立法，始于1911年辛亥革命之后。1984年制定颁布了我国第一部药品管理的法律。现行药品管理法是2001年2月28日修订颁布的。我国药品管理立法大体经历了4个阶段。

1. 开始制定药政法规（1911～1948年）

1911～1949年间，中华民国南京临时政府先后发布的主要药品管理法规有《药师暂行条例》（1929年1月）、《管理药商规则》（1929年8月）、《修正麻醉药品管理条例》（1929年4月）、《修正管理成药规则》（1930年4月）、《细菌学免疫学制品管理规则》（1937年5月）、《药师法》（1944年9月）等。

2. 新中国大力加强药政法规建设（1949～1983年）

1949～1957年间，主要配合戒烟禁毒工作和清理旧社会遗留下来的伪劣药品充斥市场的问题，原卫生部制定了《关于严禁鸦片烟毒的通令》、《关于管理麻醉药品暂行条例的公布令》、《关于麻醉药品临时登记处理办法的通令》、《关于抗疲劳素药品管理的通知》、《关于资本主义国家进口西药检验管理问题的指示》。

1958～1965年间，我国制药工业迅速发展，在总结经验的基础上，原卫生部会同有关部委制定了一系列加强生产管理的规章，如《关于综合医院药剂科工作制度和各级人员职责》、《食用合成染料管理暂行办法》、《关于药政管理的若干规定》、《管理毒药限制性剧药暂行规定》、《关于药品宣传工作的几点意见》、《管理中药的暂行管理办法》。

1966～1983年间，10年动乱期间，药政管理被当作管卡压的典型，给药政工作造成了很大的破坏，人们终于认识到以法治乱、以法治国的重要性。1978年7月，国务院批转了原卫生部关于颁发《药政管理条例（试行）》的报告，它是这一时期的纲领性文件，另外，原卫生部会同有关部门颁布了一系列规章，如《麻醉药品管理条例》、《新药管理办法》、《医疗用毒药、限制性剧药管理办法》等等。

1949～1983年间，我国编纂、修订、颁布了《中华人民共和国药典》（简称《中国药典》）1953年版、1963年版、1977年版。

药品管理的行政法规、规章，对保证药品质量、安全、有效，维护人民身体健康，发挥了重大作用，促进了医药卫生事业的发展。但是，由于大多数药政法规仅规定了权利和义务，而没有明确规定法律责任，没有明确执法主体，其法律效力有限。

3. 国家制定颁布实施《中华人民共和国药品管理法》（1984～2000年）

《中华人民共和国药品管理法》由中华人民共和国第六届全国人民代表大会常务委员会第七次会议于1984年9月20日通过，自1985年7月1日起施行。

《药品管理法》是我国第一部全面的、综合性药品法律。《药品管理法》的制定、颁布具有划时代的意义，标志我国药品监督管理工作进入法制化新阶段，使药品监督管理工作有法可依，依法办事。它的颁布实施更有利于发挥人民群众对药品质量监督的作用；使药品经济活动在法律的保护和制约下，健康高速地发展。

1985～2000 年我国药品监督管理法规体系建设取得很大成绩。《药品管理法》颁布实施以来，根据宪法和药品管理法，国务院制定发布和批准发布了相关的行政法规 7 部，原卫生部制定发布规章及规范性文件 410 部（件）。1998 年国务院机构改革中，对药政、药检管理体制进行了改革，新组建了原国家药品监督管理局，直属国务院领导。该局自 1998～2001年期间，为贯彻实施好《药品管理法》，制定、修订发布的局令、规章、规范性文件约有395 部（件）。在此期间，修订、颁布了《中国药典》1985 年版、1990 年版、1995 年版及2000 年版。各省人大常委会也制定了一系列有关药品管理的地方性法规。全国大部分地区成立了地、市、县药品监督管理行政机构、药品检验所。

4. 修订颁布《药品管理法》，公布《实施条例》

修订《药品管理法》的主要原因有几方面：①1984 年药品管理法规定的执法主体发生变化，全国药品监督管理的主管部门，由国务院卫生行政部门改为国务院药品监督管理部门；②实践中行之有效的药品监督管理制度应在法律中做出规定；实践中已改变的制度、规定需修改有关法律条文；③1984 年《药品管理法》对违法行为规定的处罚过轻；对药品流通领域出现的问题缺乏相应的处罚规定；对执法主体的违法行为缺乏处罚规定；④为适应我国加入世贸组织的需要。修改的《药品管理法》中有关药品标准、药品商标、药品定价、药品进口的条款，以及《实施条例》中关于新药的规定都与 WTO 规则的要求相适应。

2000 年 8 月下旬，国务院将"药品管理法修订草案"提请第九届人大常委会第十七次会议审议。依照立法规定的程序对"药品管理法修订草案"进行了三审，于 2001 年 2 月 28日通过并公布，自 2001 年 12 月 1 日开始实施。

2002 年 8 月 4 日国务院第 360 号国务院令，公布了《中华人民共和国药品管理法实施条例》，于 2002 年 9 月 5 日起施行。

《药品管理法》的修订和公布是我国药品管理立法的重大进展，为我国加入 WTO 后药业的发展奠定了法律基础。

第二节　《药品管理法》和《药品管理法实施条例》

《中华人民共和国药品管理法》简称《药品管理法》，《中华人民共和国药品管理法实施条例》简称《实施条例》。《实施条例》是《药品管理法》的配套法规，按照《药品管理法》的体例，并与其章节相对应，均为 10 章。《药品管理法》共 106 条，《实施条例》共 86 条。

《药品管理法》与《实施条例》章目录

第一章	总则	第六章	药品包装的管理
第二章	药品生产企业管理	第七章	药品价格和广告的管理
第三章	药品经营企业管理	第八章	药品监督
第四章	医疗机构的药剂管理	第九章	法律责任
第五章	药品管理	第十章	附则

《药品管理法》与《实施条例》是一个整体。《实施条例》遵循《药品管理法》的立法宗旨和原则，依据法的相关规定进一步细化，增加了操作性规定。特别对药品监督管理机关的审批程序、期限提出明确要求，对有关规定具体化。并根据我国"入世"承诺，增加了新规定。

本节介绍《药品管理法》和《实施条例》，内容以《药品管理法》为主。有关药品注册管理、特殊管理的药品、中药管理、药品包装管理等内容，将在相关章节中介绍。

一、《药品管理法》和《药品管理法实施条例》总则

（一）立法目的

药品的基本属性是用于防病治病的，以人体为作用对象，因此制定药品管理法，就是要加强对药品的监督管理，保证药品质量，保障人体用药安全，维护人民身体健康。只有保证药品的质量，才能收到以药防病治病的效果；另外，药品是用于防病治病的特殊商品，人们付出代价取得这种商品，有权利要求它是安全有效的，应当维护用药者这种正当的权利和利益。上述两个方面是药品管理的基本立足点，因此在制定药品管理法时，就将加强监管，保证药品质量，保障用药安全，维护人体健康和用药者的权益作为立法的出发点和落脚点。或者说，药品管理法是为人而制定的，它所体现的是人的需要，关心的是人的生命健康，维护的是人在用药时的合法权益。当然这些目的是通过采取法律措施来实现的，因此它就体现于这部法律的各项有关规定中，这也就是以法律的形式确立人们所需要的有关药品的行为规则，国家用强制力作为后盾保证其得到普遍遵守，建立药品管理的法律秩序。这从立法来说，就是药品管理法的立法目的。

（二）药品管理法适用范围的规定

适用的地域范围　药品管理法适用的地域范围是在中华人民共和国境内。

适用的对象范围　药品管理法适用的对象范围是与药品有关的各个环节和主体，包括药品的研制者、药品的生产者、经营者和使用者（这里的使用仅指医疗单位对患者使用药品的活动，不包括患者）以及具有药品监督管理的责任者。"者"包括单位或个人，单位包括中国企业、中外合资企业、中外合作企业、外资企业；个人包括中国人、外国人。

（三）我国发展药品的方针

1. 国家发展现代药和传统药，充分发挥其在预防、医疗和保健中的作用

这是由于人类在长期与疾病斗争中，不断积累，反复总结，逐渐认识到某些物质尤其是某些自然产物可以用来防病治病，保障健康，形成了药物。在中国，则是形成了中药，它是指中国传统医学用以预防、诊断和治疗疾病的药物。中药主要来源于天然药及其加工品。与近一二百年形成的现代医学联系在一起的是现代药，也就是19世纪以来，随着药物化学的进步，不但可以用人工的方法合成天然药物的有效成分，而且还能改造天然药物及合成新的化学药品。对于现代药和传统药采取什么方针，这是一个十分重要的事情，所以在宪法中做出了规定，即：国家发展医疗卫生事业，发展现代医药和我国传统医药。在药品管理中必须遵循宪法的规定，确立有关的指导原则，实质是国家要坚持发展现代药和传统药，二者都应充分发挥其在预防、医疗和保健中的作用。

2. 国家保护野生药材资源，鼓励培育中药材

中药是中华民族在长期防病治病实践中积累起来的宝贵财富，融合了各民族的智慧和丰富的物质资源。在中药中以植物药居多，还包括动物药、矿物药等。中药的来源有野生的，也有人工培育的，为了能保证有丰富的药材资源满足防病治病的需要，应当在药品管理中充分重视保护野生药材资源，同时积极鼓励人工培育中药材。任何忽视野生药材资源保护，不积极采取措施培育中药材的行为，都是有悖于国家利益，对人民健康缺乏责任感的。在药品管理法中所以规定这项关于保护和增加药材资源的原则，是从中国国情出发，并且是有利于人民健康的。

3. 国家鼓励研究和创制新药，保护公民、法人和其他组织研究开发新药的合法权益

这是国家促进新药开发，发展医药事业的一条重要原则。新药就是指未曾在中国境内上市销售的药品。为了适应医药事业发展的需要，推进研究、开发、生产新药，应当是药品管

理的重要任务之一。国家应当引导科研机构、企业或者科研人员研究开发新药，要支持降低新药研制和审批管理成本，提高技术水平，促进产品更新换代。对于研究和创制新药所产生的合法权益，依法给予保护，制止不法侵害科研人员、研究机构、企业的合法权益，保护和激励开发新药的积极性。

4. 药品监督管理体制

在《药品管理法》中所确定的药品监督管理体制是：

（1）国务院药品监督管理部门主管全国药品监督管理工作。对于哪些事项属于主管范围，怎样进行主管，都应依照法律规定而确定。

（2）国务院有关部门在各自的职责范围内负责与药品有关的监督管理工作。有关部门是指：卫生行政部门、科技部、国家中医药管理局、国家工商行政管理局、劳动和社会保障部等。这是因为药品的监督管理涉及研制、生产、经营、使用等多个环节，在各个环节、各个层次又涉及诸多方面，因而需要明确各有关部门的职责，并要求其负起有关责任。

（3）上述是就全国的情况即中央政府这一层次而做的规定，对于省、自治区、直辖市这个层次则规定，省、自治区、直辖市人民政府药品监督管理部门负责本行政区域内的药品监督管理工作；省、自治区、直辖市人民政府有关部门在各自的职责范围内负责与药品有关的监督管理工作。这就是对一定行政区域内的药品监督管理体制确立了法律上的框架，具体管理事项则根据法律上的具体规定执行。

（4）国家食品药品监督管理部门应当配合国务院经济综合主管部门，执行国家制定的药品行业发展规划和产品政策。这是由于药品行业是一个重要行业，在国民经济中占有重要地位，对人民生活有重要影响，需要由国家制定发展规划，纳入产业政策的调控范围，从而在法律上明确在这方面的职责分工，使有关部门之间的关系定型化。

（5）药品检验机构的地位。在药品管理中需要实施药品检验，并且这种检验有明确的任务和相当的权威性，因此在药品管理法中对药品检验机构的设置及其作用做出规定，并由于它是药品监督管理的一个组成部分，所以将其列入药品管理体制的内容。药品管理法对其所做规定的内容为，药品监督管理部门设置或者确定的药品检验机构，承担依法实施药品审批和药品质量监督检查所需的药品检验工作。

二、药品生产企业管理、药品经营企业管理和医疗机构药剂管理

建立并严格实施对药品生产、经营和医疗机构制剂的管理制度，是保证药品质量、保障用药安全的关键环节，也是药品管理法的重点内容。这种制度在药品管理法中确立后，就是一种法定的制度，人人必须遵守，强制实施。对于药品这种特定的物质、特殊的商品，实施这种制度是必要的、必须坚持的。这项管理制度的主要内容如下。

（一）实行许可证制度

法律规定，从事药品生产、经营和医疗机构配制制剂必须取得许可证，未取得许可证的，不得从事这项业务。这种许可制度是国家对药品生产、经营实施严格管制的一项法律措施，是对符合法定条件者的一种特许。给予许可的对象为三类。

1. 药品生产许可

开办药品生产企业，须经企业所在地省、自治区、直辖市人民政府药品监督管理部门批准并发给《药品生产许可证》，许可证标明有效期、生产范围。凭《药品生产许可证》到工商行政管理部门办理登记注册；无《药品生产许可证》的，不得生产药品。这项规定表明，药品生产许可与开办药品生产企业的登记注册是紧密联系的两种管理制度，前者属药品管理的范畴，后者则是工商行政管理的范畴，各自独立，不能相互代替。药品生产许可是开办药品生产企业的必要条件，但是有了药品生产许可不一定就能开办药品生产企业，因为开办企业还有有关企业的特定的设立条件。

开办药品生产企业，应当按照规定办理《药品生产许可证》。

（1）申办人应当向拟办企业所在地省、自治区、直辖市人民政府药品监督管理部门提出申请　省、自治区、直辖市人民政府药品监督管理部门应当自收到申请之日起 30 个工作日内，按照国家发布的药品行业发展规划和产业政策进行审查，并做出是否同意筹建的决定。

（2）申办人完成拟办企业筹建后，应当向原审批部门申请验收　原审批部门应当自收到申请之日起 30 个工作日内，依据《药品管理法》规定的开办条件组织验收；验收合格的，发给《药品生产许可证》。申办人凭《药品生产许可证》到工商行政管理部门依法办理登记注册。

（3）开办药品生产企业申报审批程序　开办药品生产企业申办人首先要申请筹建，经药品监督管理部门同意后，开始筹建。第二步是筹建完成后，申请《药品生产许可证》，经审批取得许可证。第三步是持许可证到工商行政管理部门办理登记注册，取得营业执照。第四步为申请 GMP 认证。

（4）药品生产企业变更许可事项　药品生产企业变更《药品生产许可证》许可事项的，应当在许可事项发生变更 30 日前，向原发证机关申请《药品生产许可证》变更登记。《药品生产许可证》有效期为 5 年。有效期届满需要继续生产药品的，持证企业应当在许可证有效期届满前 6 个月，按照国家食品药品监督管理部门规定申请换发《药品生产许可证》。药品生产企业终止生产药品或关闭的，《药品生产许可证》由原发证部门撤销。

2. 药品经营许可

开办经营药品的批发或者零售企业，都必须先经药品监督管理部门批准并发给《药品经营许可证》，凭该证到工商行政管理部门办理登记注册；未取得许可证的，不得经营药品。对于药品经营的许可证，还规定应当标明有效期和经营范围，到期重新审查发证。所以规定药品经营许可证的有效期，目的是要药品经营者持续地保持合乎发证条件。

（1）开办药品经营企业的审批规定和程序

① 开办药品批发、零售经营企业。审批规定开办药品批发企业，须经企业所在地省、自治区、直辖市人民政府药品监督管理部门批准并发给《药品经营许可证》；开办药品零售企业，须经企业所在地县级以上地方药品监督管理部门批准并发给《药品经营许可证》，凭《药品经营许可证》到工商行政管理部门办理登记注册。无《药品经营许可证》的，不得经营药品。

② 开办药品经营企业的申报审批程序分为四个步骤。第一步申请筹建：拟开办批发企业的向省级药品监督管理部门提出筹建申请；零售企业向市级（设区的）药品监督管理机构提出筹建申请。获准后进行筹建。第二步申请《药品经营许可证》：申办人完成筹建后，向原批准筹建的部门、机构申请核发《药品经营许可证》。符合条件的，由省级药品监督管理部门发给药品批发经营许可证；市级药品监督管理机构发给药品零售经营许可证。第三步申办人凭《药品经营许可证》到工商行政管理部门依法办理登记注册。第四步 GSP 认证：新开办的药品批发、零售经营企业，自取得许可证后 30 日内，申请 GSP 认证。认证合格的，发给认证证书。

（2）有关《药品经营许可证》的规定　应标明有效期和经营范围。药品经营企业变更许可事项的，应在许可事项发生变更 30 日前，向原发证机关申请变更登记。《药品经营许可证》有效期为 5 年。有效期届满，需继续经营药品的，应在届满前 6 个月，按国家食品药品监督管理部门规定申请换发《药品经营许可证》。药品经营企业终止经营药品或者关闭的，由原发证机关撤销《药品经营许可证》。

　　3. 医疗机构制剂许可

　　医疗机构由于本单位临床需要而市场上没有供应，可以配制制剂，但要经过许可。按照规定，医疗机构配制制剂，须经所在省、自治区、直辖市人民政府卫生行政部门审核同意，由省、自治区、直辖市人民政府药品监督管理部门批准，发给《医疗机构制剂许可证》，未取得许可证的不得配制制剂，并且该许可证也是定期有效的。

　　（二）必须具备的法定条件

　　药品管理法对从事药品生产、经营的企业规定了必须具备的条件，也就是从许可其从事药品生产、经营的要求着眼，规定所应具备的人员、设备、技术等各项条件，并且这些条件由法律确定，必不可少。具体内容如下。

　　（1）从事药品生产的企业　必须具有：①依法经过资格认定的技术人员、技术工人；②与药品生产相适应的厂房、设施和卫生环境；③具有对所生产药品的质量保证体系；④具有保证药品质量的规章制度。这四项是必须具有的法定条件，缺一不可，其他的条件虽然不是法定的，但也是根据药品生产的需要而具备。

　　（2）从事药品经营的企业　根据经营的要求必须具备下列条件：①具有依法认定资格的药学技术人员；②具有与药品经营相适应的营业场所、设备、仓储设施、卫生环境；③具有相适应的质量管理机构或者人员；④具有保证所经营药品质量的规章制度。这四项条件也都是要求依法一一具备的，缺一不可，目的就是保证药品经营的必要条件。

　　（3）关于医疗机构配制制剂　在法律中要求必须具有能够保证制剂质量的设施、管理制度、检验仪器和卫生条件。以此强有力的方式保证制剂的安全与有效。

　　（三）制定和实施两个质量管理规范

　　对药品生产、经营的质量管理应当是全过程的，必须根据实际需要和借鉴国际经验，制定药品生产、经营的质量管理规范并要求严格执行，这是保证药品生产、经营质量的有效管理手段，也是对药品质量管理全过程进行监控的法律依据。因此在药品管理法中做出以下基本规定。

　　（1）质量管理规范的制定　药品管理法明确，由国家食品药品监督管理部门依照药品管理法制定《药品生产质量管理规范》和《药品经营质量管理规范》。药品管理法对制定药品质量管理规范的规定，不仅明确了制定的依据，而且也明确上述两个管理规范是法律授权有关部门制定的，并不是一般部门制定的一般规章。当然这两个药品质量管理规范从内容到形式都必须是符合药品管理法的规定的。

　　（2）质量管理规范的效力　药品管理法规定，药品生产企业必须按照《药品生产质量管理规范》组织生产；药品经营企业必须按照《药品经营质量管理规范》经营药品。在这里，法律规定是很明确的，即药品生产、经营必须按照依法制定的质量管理规范进行，并没有在法律上留下可以不执行的余地。所以，所有的药品生产、经营者和药品监督管理部门都有遵守上述质量管理规范的法定义务，这是作为生产、经营的法定规则，也是监督管理所必须遵循的规则。

　　（3）质量管理规范实施的认证　药品管理法规定，药品监督管理部门按照规定对药品生产、经营企业是否符合《药品生产质量管理规范》、《药品经营质量管理规范》的要求进行认证；对认证合格的，发给认证证书。这种认证是有其特点的，首先它是由政府的药品监督管理部门进行的认证，并不同于由第三方的、社会中介机构的认证，也就是由法定的政府机构认证，其他机构的认证不能代替这种认证；第二是认证所遵循的规范为必须执行的药品质量管理规范，不是一般的技术要求或者其他文件，也就是有特定要求的、必须达到的要求的；第三是根据前两点内容，决定了这项认证是一种强制性认证，是药品生产、经营企业必须接受的强制性认证。

GMP 认证规定：

（1）GMP 认证的主体　《实施条例》规定 GMP 认证主体为省级以上药品监督管理部门。其中，国家食品药品监督管理部门负责注射剂、放射性药品、生物制品的药品生产企业的认证工作，并负责规定 GMP 的实施办法和实施步骤，以及统一规定 GMP 认证证书的格式。省级药品监督管理部门负责除上述药品外，其他药品的药品生产企业的 GMP 认证工作。

（2）申请和认证期限　《实施条例》规定，新开办药品生产企业、药品生产企业新建车间或新增生产剂型的，应当自取得药品生产证明文件或者经批准生产之日起 30 日内提出认证申请；省以上药品监督管理部门应当自收到企业申请之日起 6 个月内，组织对申请企业进行认证，认证合格的发给认证证书。

（3）认证检查员库　《实施条例》规定，国家食品药品监督管理部门应当设立 GMP 认证检查员库，进行 GMP 认证时，省级以上药品监督管理部门必须按照规定，从认证检查员库中随机抽取认证检查员组成认证检查组进行认证检查。

GSP 认证规定：

《实施条例》规定：省、自治区、直辖市人民政府药品监督管理部门负责组织药品经营企业的认证工作。GSP 认证证书格式由国家食品药品监督管理部门统一规定。省、自治区、直辖市药品监督管理部门应当设立《药品经营质量管理规范》认证检查员库。

（四）关于实行许可证制度和实施质量管理规范的关系

在药品管理法中，这是两种并存的管理手段，适用的对象都是药品生产、经营企业。两种管理手段有共同目的，但在运用上有所区别。发给生产、经营许可证，主要是衡量是否具有了药品生产、经营的必备条件；而实施质量管理规范的强制认证，是要药品生产、经营必须符合规范的要求，是更高的要求。从药品管理法的立法用意来说，是既要求药品生产、经营企业是合格的企业，又要求其药品质量是符合质量管理规范的，符合两种管理手段中体现的两方面的要求。

（五）特定要求

1. 药品生产的特定要求

针对药品生产的特点，药品管理法还专门做出如下内容的规定。

1）药品必须按照国家药品标准和国家食品药品监督管理部门批准的生产工艺进行生产。

2）在药品标准方面，对中药饮片有特别规定，即有国家标准的必须按国家标准炮制，没有国家标准的，必须按省、自治区、直辖市制定的炮制规范炮制，这种规定考虑了中药饮片的特殊性，不同于一般药品。

3）生产药品所需的原料、辅料，必须符合药用要求；生产企业对所生产的药品，必须进行质量检验，不合格的不得出厂。生产药品所使用的原料药，必须具有国家食品药品监督管理部门核发的药品批准文号或者进口药品注册证书、医药产品注册证书；但是未实施批准文号管理的中药材、中药饮片除外。

4）关于委托生产药品的规定

① 委托生产药品是指拥有药品批准文号的企业，委托其他药品生产企业进行药品代加

工，其批准文号不变。

②　经国家食品药品监督管理部门或者国家食品药品监督管理部门授权的省、自治区、直辖市人民政府药品监督管理部门批准，药品生产企业可以接受委托生产药品。

③　接受委托生产药品的，受托方必须是持有与其受托生产的药品相适应的《药品生产质量管理规范》认证证书的药品生产企业。疫苗、血液制品和国家食品药品监督管理部门规定的其他药品，不得委托生产。

2. 药品经营的特定要求

药品进入经营企业，也就是进入了流通领域，药品管理法根据这个领域的特点做出了若干专门规定。

1）药品经营企业购进药品，必须建立并执行进货检查验收制度，验明药品合格证明和其他标识，不符合规定要求的不得购进，这实际上是明确了进货责任。

2）药品经营企业购销药品，必须有真实完整的购销记录，该记录的主要事项由法律确定。

3）明确销售药品的基本规则，即药品经营企业销售药品必须准确无误，并正确说明用法、用量和注意事项，调配处方必须经过核对，对处方所列药品不得擅自更改或者代用，对有配伍禁忌或者超剂量的处方应当拒绝调配，必要时经处方医师更正或者重新签字，方可调配。这些规定都是规范药品销售行为的，也是保证用药安全的，在法律中做这样具体的规定，不仅表明这些规则的重要性，而且是必须普遍做到的经营规则，只要是销售药品就不能违反。药品作为一种特殊商品，国家必须加强对市场的管制，包括约束经营者的行为，维护社会公众的利益，防止用药安全事故的发生。

4）对药品销售的限制。药品管理法中规定：城乡集市贸易市场不得出售中药材以外的药品，但持有《药品经营许可证》的药品零售企业在规定的范围内可以在城乡集市贸易市场设点出售中药材以外的药品，具体办法由国务院规定。做出了既不允许出售又可以出售的规定，实质上是只要取得《药品经营许可证》就可以出售，这一点与在其他地点出售药品是一样的，因为只要在中国，任何一个地方出售药品都无一例外地必须取得《药品经营许可证》，在城乡集市贸易市场中也是一样，取得经营许可证就可以按许可的事项出售药品。

3. 医疗机构制剂的特定要求

根据医疗机构配制制剂的特点确定了以下特定规则。

1）必须配备经过资格认定的药学技术人员，非药学技术人员不得直接从事药剂技术工作。

2）必须经所在地省、自治区、直辖市人民政府卫生行政部门审核同意，由省、自治区、直辖市人民政府药品监督管理部门批准，发给《医疗机构制剂许可证》。无《医疗机构制剂许可证》的，不得配制制剂。

3）必须按照国家食品药品监督管理部门的规定报送有关资料和样品，经所在地省、自治区、直辖市人民政府药品监督管理部门批准，并发给制剂批准文号后，方可配制。

4）医疗机构配制制剂，应当是本单位临床需要而市场上没有供应的品种。

5）配制的制剂必须经质量检验合格，且凭医师处方在本医疗机构使用，特殊情况下，发生灾情、疫情、突发事件或者临床急需而市场没有供应时，经国务院或者省、自治区、直辖市人民政府的药品监督管理部门批准，在规定期限内，医疗机构配制的制剂可以在指定的医疗机构之间调剂使用。国家食品药品监督管理部门规定的特殊制剂的调剂使用以及省、自治区、直辖市之间医疗机构制剂的调剂使用，必须经国家食品药品监督管理部门批准。

6）医疗机构配制的制剂不得在市场上销售或者变相销售，不得发布医疗机构制剂广告。

7）医疗机构购进和使用药品，有些规则与药品经营中实行的规则是相同的。

三、药品管理、药品价格和广告的管理

（一）药品管理

主要包括：药品注册管理（含新药审批、已有国家标准药品的审批、进口药品审批、药品的批准文号等）、国家药品标准、药品审评和再评价、药品采购、特殊管理的药品、几种药品制度、中药材管理、假药劣药定义。相关各条都有配套的行政法规和规章，详细内容将在有关章节介绍。

药品注册管理、药品临床试验、生产药品和进口药品，应当符合《药品管理法》及《实施条例》的规定，经国家食品药品监督管理部门审查批准；国家食品药品监督管理部门可以委托省、自治区、直辖市人民政府药品监督管理部门对申报药物的研制情况及条件进行审查，对申报资料进行形式审查，并对试制的样品进行检验。根据此规定，国家药品监督管理部门发布了《药品注册管理办法》。第四章将详细介绍。

1. 新药的管理

（1）新药定义　"新药，是指未曾在中国境内上市销售的药品"（条例第 83 条）。

（2）新药临床研究的审批和新药生产审批的规定　研究新药，必须按照国家食品药品监督管理部门的规定如实报送研制方法、质量指标、药理及毒理试验结果等有关资料和样品，经国家食品药品监督管理部门批准后，方可进行临床试验。药物临床试验机构资格的认定颁布，由国家食品药品监督管理部门、国务院卫生行政部门共同制定。完成临床试验并通过审批的新药，由国家食品药品监督管理部门批准，发给新药证书。药物临床试验机构进行药物临床试验，应当事先告知受试者或者其监护人真实情况，并取得其书面同意。

（3）GLP 和 GCP　为了加强新药研制的质量管理，并与国际接轨，药品管理法及条例规定：药物的非临床安全性评价研究机构和临床试验机构必须分别执行《药物非临床研究质量管理规范》、《药物临床试验质量管理规范》。《药物非临床研究质量管理规范》、《药物临床试验质量管理规范》由国务院科学技术行政部门和国务院卫生行政部门制定。

（4）批准文号及药品批准文件的规定　药品生产批准文号是药品生产合法性的标志。药品批准文件包括《新药证书》、《进口药品注册证》、《医药产品注册证》等。药品管理法和条例规定了生产新药或者已有国家标准的药品，须经国家食品药品监督管理部门批准，并发给药品批准文号；生产没有实施批准文号管理的中药材和中药饮片除外。实施批准文号管理的中药材、中药饮片品种目录由国家食品药品监督管理部门会同国务院中医药管理部门制定。药品生产企业在取得药品批准文号后，才可生产药品。变更研制新药、生产药品和进口药品已获批准证明文件及其附件中载明事项的，应当向国家食品药品监督管理部门提出补充申请；国家食品药品监督管理部门经审核符合规定的，应当予以批准。

国家食品药品监督管理部门核发的药品批准文号、《进口药品注册证》、《医药产品注册证》的有效期为 5 年。有效期届满，需要继续生产或者进口的，应当在有效期届满前 6 个月申请再注册。药品再注册时，应当按照国家食品药品监督管理部门的规定报送相关资料。有效期届满，未申请再注册或者经审查不符合国家食品药品监督管理部门关于再注册规定的，注销其药品批准文号、《进口药品注册证》或者《医药产品注册证》。

（5）新药监测期的规定　国家食品药品监督管理部门根据保护公众健康的要求，可以对药品生产企业生产的新药品种设立不超过 5 年的监测期；在监测期内，不得批准其他企业生产和进口。

（6）新型化学成分药品的未披露材料的保护规定　国家对获得生产或者销售含有新型化学成分药品许可的生产者或者销售者提交的自行取得且未披露的试验数据和其他数据实施保护，任何人不得对该未披露的试验数据和其他数据进行不正当的商业利用。自药品生产者或者销售者获得生产、销售新型化学成分药品和许可证明文件之日起 6 年内，对其他申请人未经已获得许可的申请人同意，使用前款数据申请生产、销售新型化学成分药品许可的，药品监督管理部门不予许可；但是，其他申请人提交自行取得数据的除外。

除下列情形外，药品监督管理部门不得披露上述规定的数据：①公共利益需要；②已采取措施确保该类数据不会被不正当地进行商业利用。

2. 生产已有国家标准药品的申报审批和试行标准的规定

（1）生产已有国家标准药品的申报审批的规定　生产已有国家标准的药品，应当按照国家食品药品监督管理部门的规定，向省、自治区、直辖市人民政府药品监督管理部门或者国家食品药品监督管理部门提出申请，报送有关技术资料并提供相关证明文件。省、自治区、直辖市人民政府药品监督管理部门应当自受理申请之日起 30 个工作日内进行审查，提出意见后报送国家食品药品监督管理部门审核，并同时将审查意见通知申报方。国家食品药品监督管理部门经审核符合规定的，发给药品批准文号。

（2）有关药品试行期标准的规定　生产有试行期标准的药品，应当按照国家食品药品监督管理部门的规定，在试行期满前 3 个月，提出转正申请；国家食品药品监督管理部门应当自试行期满之日起 12 个月内对该试行期标准进行审查，对符合国家食品药品监督管理部门规定的转正要求的，转为正式标准；对试行标准期满未按照规定提出转正申请或者原试行标准不符合转正要求的，国家食品药品监督管理部门应当撤销该试行标准和依据该试行标准生产药品的批准文号。

3. 进口药品的管理

1）进口药品注册申请的规定。禁止进口疗效不确、不良反应大或者其他原因危害人体健康的药品。药品进口，须经国家食品药品监督管理部门组织审查，经审查确认符合质量标准、安全有效的，方可批准进口，并发给进口药品注册证书。医疗单位临床急需或者个人自用进口的少量药品，按照国家有关规定办理进口手续。

2）申请进口的药品，应当是在生产国家或者地区获得上市许可的药品；未在生产国家或者地区获得上市许可的，经国家食品药品监督管理部门确认该药品品种安全、有效而且临床需要的，可以依照《药品管理法》及《实施条例》的规定批准进口。

3）国外企业生产的药品取得《进口药品注册证》，中国香港、澳门和台湾地区企业生产的药品取得《医药产品注册证》后，方可进口。医疗机构因临床急需进口少量药品的，应当持《医疗机构执业许可证》向国家食品药品监督管理部门提出申请；经批准后，方可进口。进口的药品应当在指定医疗机构内用于特定医疗目的。

4）药品进口的口岸、报关、检验的规定。药品必须从允许药品进口的口岸进口，并由进口药品的企业向口岸所在地药品监督管理部门登记备案。海关凭药品监督管理部门出具的《进口药品通关单》放行。无《进口药品通关单》的，海关不得放行。口岸所在地药品监督管理部门应当通知药品检验机构按照国家食品药品监督管理部门的规定对进口药品进行抽查检验，并按规定收取检验费。允许药品进口的口岸由国家食品药品监督管理部门会同海关总署提出，报国务院批准。

5）进口药品到岸后，进口单位应当持《进口药品注册证》或者《医药产品注册证》以及产地证明原件、购货合同副本、装箱单、运单、货运发票、出厂检验报告书、说明书等材料，向口岸所在地药品监督管理部门备案。口岸所在地药品监督管理部门经审查，提交的材料符合要求的，发给《进口药品通关单》。进口单位凭《进口药品通关单》向海关办理报关验放手续。口岸所在地药品监督管理部门应当通知药品检验机构对进口药品逐批进行抽查检验。疫苗类制品、血液制品、用于血源筛查的体外诊断试剂以及国家食品药品监督管理部门规定的其他生物制品在销售前或者进口时，应当按照国家食品药品监督管理部门的规定进行检验或者审核批准；检验不合格或者未获批准的，不得销售和进口。

4. 药品标准的管理

1）除中药饮片的炮制外，药品必须按照国家药品标准和国家食品药品监督管理部门批准的生产工艺进行生产，生产记录必须完整准确。药品生产企业改变影响药品质量的生产工艺的，必须报原批准部门审核批准。

2）国家食品药品监督管理部门颁发的《中华人民共和国药典》和药品标准为国家药品标准。

3）国家食品药品监督管理部门组织药典委员会，负责国家药品标准的制定和修订。

4）国家食品药品监督管理部门的药品检验机构负责标定国家药品标准品、对照品。

5）列入国家药品标准的药品名称为药品通用名称。已经作为药品通用名称的，该名称不得作为药品商标使用。

5. 药品审评、再评价及国家检验规定

1）国家食品药品监督管理部门组织药学、医学和其他技术人员，对新药进行审评，对已经批准生产的药品进行再评价。为了保证药品的质量，国家食品药品监督管理部门除在其内部设置有关机构，负责新药审评和对已生产药品进行再评价的工作外，还要按规定，聘请药学、医学和其他技术专家作为国家药品审评专家，负责对新药、新生物制品、进口药品、仿制药品的审批注册及已生产药品再评价提供技术咨询意见。国家药品审评专家以专家库形式进行管理。

2）国家食品药品监督管理部门对已经批准生产或者进口的药品，应当组织调查；对疗效不确、不良反应大或者其他原因危害人体健康的药品，应当撤销批准文号或者进口药品注册证书。已被撤销批准文号或者进口药品注册证书的药品，不得生产或者进口、销售和使用；已经生产或者进口的，由当地药品监督管理部门监督销毁或者处理。国家食品药品监督管理部门对已批准生产、销售的药品进行再评价，根据药品再评价结果，可以采取责令修改药品说明书，暂停生产、销售和使用的措施；对不良反应大或者其他原因危害人体健康的药品，应当撤销该药品批准证明文件。

3）国家食品药品监督管理部门对下列药品在销售前或者进口时，在指定药品检验机构进行检验，检验不合格的，不得销售或者进口：国家食品药品监督管理部门规定的生物制品；首次在中国销售的药品；国务院规定的其他药品。

6. 中药管理、特殊管理的药品规定

1）新发现和从国外引种的药材，经国家食品药品监督管理部门审核批准后，才可销售。地区性民间习用药材的管理办法，由国家食品药品监督管理部门会同国务院中医药管理部门制定。国家鼓励培育中药材。对集中规模化栽培养殖、质量可以控制并符合国家食品药品监督管理部门规定条件的中药材品种，实行批准文号管理。

2）国家对麻醉药品、精神药品、医疗用毒性药品、放射性药品，实行特殊管理。管理办法由国务院制定。进口、出口麻醉药品和国家规定范围内的精神药品，必须持有国家食品药品监督管理部门发给的《进口准许证》、《出口准许证》。

7. 药品管理制度及与药品管理有关的规定

（1）国家实行中药品种保护制度，具体办法由国家食品制定　国家对药品实行处方药与非处方药分类管理制度，具体办法由国务院制定；国家实行药品储备制度；国内发生重大灾情、疫情及其他突发事件时，国家食品规定的部门可以紧急调用企业药品。

（2）购进药品管理的规定　药品生产企业、药品经营企业、医疗机构必须从具有药品生产、经营资格的企业购进药品；但是，购进没有实施批准文号管理的中药材除外。

（3）出口药品管理的规定　对国内供应不足的药品，国家食品有权限制或禁止出口。

（4）从业人员健康检查规定　药品生产企业、药品经营企业和医疗机构直接接触药品的工作人员，必须每年进行健康检查。患有传染病或者其他可能污染药品的疾病的，不得从事直接接触药品的工作。

8. 禁止生产、销售假药、劣药

禁止生产、销售假药、劣药，是药品监督管理的重要环节。对违者，特别是造成严重后果者，坚决实施法律制裁，直至死刑。为了"有法可依"，药品管理法第四十八条、第四十九条分别对假药及按假药处理，劣药和对劣药处理的定义做出规定。

有关假药的规定：禁止生产（包括配制，下同）、销售假药。

1）有下列情形之一的为假药

①药品所含成分与国家药品标准规定的成分不符合的；②以非药品冒充药品或者以他种药品冒充此种药品的。

2）有下列情形之一的药品，按假药论处

①国家食品药品监督管理部门规定禁止使用的；②必须批准而未经批准生产、进口，或者必须检验而未经检验即销售的；③变质的；④被污染的；⑤使用必须取得批准文号而未取得批准文号的原料药生产的；⑥所标明的适应证或者功能主治超出规定范围的。

有关劣药的规定：禁止生产、销售劣药。

1）药品成分的含量不符合国家药品标准的，为劣药。

2）有下列情形之一的药品，按劣药论处：

①未标明有效期或者更改有效期的；②不注明或者更改生产批号的；③超过有效期的；④直接接触药品的包装材料和容器未经批准的；⑤擅自添加着色剂、防腐剂、香料、矫味剂及辅料的；⑥其他不符合药品标准规定的。

（二）药品价格的管理

1. 药品定价的基本规定

药品定价是药价管理的关键环节，也是加强药价管理的重点，因此在药品管理法中规定，依法实行政府定价、政府指导价的药品，政府价格主管部门应当依照《中华人民共和国价格法》规定的定价原则，依据社会平均成本、市场供求状况和社会承受能力合理制定和调整价格，做到质价相符，消除虚高价格，保护用药者的正当利益。这些规定是必要的，当时拟订这项条款时，目的就是将药品价格形式、定价原则和依据、管理药价的目的都以法律形式加以确定。

2. 价格执行和定价资料的申报

这是药价管理中两项特定的要求，也是保证有效地管理药价的两项措施。一是规定药品生产企业、经营企业和医疗机构必须执行政府定价、政府指导价，不得以任何形式擅自提高价格，这是严格管住药价、防止违法涨价的法律措施；二是规定药品生产企业应当依法向政府价格主管部门如实提供药品的生产经营成本，不得拒报、虚报、瞒报，这是从源头上消除虚高价格，做出合理定价的法律措施，防止核算成本时弄虚作假，牟取不当利润。对于药品，所以将其一部分实行政府定价、政府指导价，就是要由国家对这部分价格进行控制和调节，从而必须执行所定价格和有关的价格措施，正确制定药价。

3. 市场调节价的实施

有一部分药品是实行市场调节价的，也就是由生产、经营企业依照价格法的规定自主制定价格。对于市场调节价的制定，价格法规定应当遵循公平、合法和诚实信用的原则；定价的基本依据是生产经营成本和市场供求状况；经营者（本处所指包括生产、经营）应当努力改进生产经营管理，降低生产经营成本，为消费者提供价格合理的商品和服务，并在市场竞争中获取合法利润；经营者应当根据其经营条件建立、健全内部价格管理制度，准确记录、核定商品和服务的生产经营成本，不得弄虚作假。这些规定都表明，市场调节价不是生产经营者任意而为的价格，而是依法由其自主制定的价格，即在法律约束和保护下的自主行为。药品价格中的市场调节价也是这样，不允许以市场调节价的形式从事价格违法活动，特别是虚增成本，虚高定价，中间环节不合理加价，欺骗消费者，牟取暴利或者不应有的收入，以及其他干扰破坏药品价格秩序的行为。因此药品管理法规定，依法实行市场调节价的药品，药品的生产企业、经营企业和医疗机构应当按照公平、合理和诚实信用、质价相符的原则制定价格，为用药者提供价格合理的药品；药品生产企业、经营企业和医疗机构应当遵守国务院价格主管部门关于药价管理的规定，制定和标明药品零售价格，禁止暴利和损害用药者利益的价格欺诈行为。这些规定是符合药价管理现实需要的，关键是要求药品价格应当质价相符，公平合理，禁止暴利，反对欺诈，依法行事。

4. 实施药价监测

药品价格应当由政府进行监测，也就是加强经常性的监督，防止药品价格中的欺诈行为、暴利行为、干扰药品价格秩序的不法行为，同时也是鼓励、保护合法经营，维护用药者合法利益的措施。监测的对象是在市场中活动的药品生产企业、经营企业和医疗机构，药品管理法明确规定，它们应当依法向政府价格主管部门提供药品的实际购销价格和购销数量等资料。这是一项法定的义务，实际上就是将其价格活动置于政府监督的视野之内。

5. 保护用药者权利并受其监督

这是调整供药者与用药者关系的一项法律措施，它的目的是，供应药品的医疗机构公开药品价格，用药者知悉所用药品的价格，这样有利于保护用药者的权利，也有利于对供药者实施监督。所以药品管理法规定，医疗机构应当向患者提供所用药品的价格清单；医疗保险定点医疗机构还应当按照规定的办法如实公布其常用药品的价格，加强合理用药的管理；具体办法由国务院卫生行政部门规定。

6. 禁止非法的行销手段

药品的销售和购进中出现了许多违法现象，尤其是非法的行销手段严重地危害了药品的购销秩序，药品生产、经营企业借此推销药品甚至还包括混入其中的不合格药品；购进药品的单位或个人借此牟取不正当利益；医疗机构和医务人员受到非法手段的侵蚀，败坏了医风，走上违法道路；药品价格因这种非法手段而被抬高，虚高定价，高回扣，大折扣，最终是严重损害了人民群众特别是患者的利益。因此，对以非法手段行销药品的行为必须予以禁止，并坚决给予制裁，药品管理法明确规定，一是，禁止药品的生产企业、经营企业和医疗机构在药品购销中账外暗中给予、收受回扣或者其他利益；二是，禁止药品的生产企业、经营企业或者其代理人以任何名义给予使用其药品的医疗机构的负责人、药品采购人员、医师等有关人员以财物或者其他利益；三是，禁止医疗机构的负责人、药品采购人员、医师等有关人员以任何名义收受药品的生产企业、经营企业或者其代理人给予的财物或者其他利益。上述从三个方面做出三项规定，就是对非法采用行销手段、建立不正当的利益关系、收受不正当的利益三种行为予以禁止，从法律上清除非法的行销手段、切断非法的利益关系、禁止收受非法利益，这都是必要的，对这些违法行为的制裁，所应给予的处罚在《药品管理法》法律责任一章中和其他法律中包括在刑法中做出规定。

（三）药品广告的管理

1. 发布药品广告须取得药品广告批准文号

药品广告须经企业所在地省、自治区、直辖市人民政府药品监督管理部门批准，并发给药品广告批准文号；未取得药品广告批准文号的不得发布药品广告。

2. 对处方药的广告予以限制

根据处方药须凭医师处方购买、使用的特点，因此规定，处方药可以在国务院卫生行政部门和国家食品药品监督管理部门共同指定的医学、药学专业刊物上介绍，但不得在大众传播媒介发布广告或者以其他方式进行以公众为对象的广告宣传。

3. 药品广告必须真实、合法

广告的真实性是广告的生命，广告的合法性是广告存在的前提，对药品广告更应强调这种要求，并应有明确的依据，因此规定，药品广告的内容必须真实、合法，以国家食品药品监督管理部门批准的说明书为准，不得含有虚假的内容。在药品管理法中强调药品广告的真实、合法，正是针对现实中药品广告内容虚假、欺骗患者、诈人钱财、违法经营等问题而采取的法律措施。

4. 药品广告禁止的内容

药品广告不得欺骗和误导消费者，但有些药品广告往往以不正当的手段，含有不正当的内容，借以迷惑、误导、欺骗消费者，因此药品管理法明确规定，药品广告不得含有不科学的表示功效的断言或者保证；不得利用国家机关、医药研究单位、学术机构或者专家、学者、医师、患者的名义和形象作证明。应当重申的是药品广告只应以依法批准的说明书为准，不得以其他一些形式或方法骗取人们的信任，误导消费者，损害患者。

5. 非药品广告不得涉及药品的宣传

这就是当前经常出现的在非药品广告中宣传药品，实际上是做药品广告，这种做法首先是欺骗公众，同时回避了对药品广告的监督管理。所以针对这种现象，明确规定非药品广告不得有涉及药品的宣传。在广告法中，对此也曾明确规定，食品、酒类、化妆品广告的内容不得使用易与药品混淆的用语。至于其他广告中，包括医疗广告，都不允许宣传药品，如有宣传就是违法行为。

6. 加强对药品广告的监督检查

对于药品广告不但要采取立法措施，确立和完善有关规则，而且在这些行为规则中应加强对药品广告的监督检查，促进严肃执法。因此规定，药品监督管理部门应当对其批准的药品广告进行检查，对于违反药品管理法和广告法的广告，应当向广告监督管理机关通报并提出处理建议，广告监督管理机关应当依法做出处理。这里所指的广告监督管理机关，依照广告法的规定是县级以上人民政府工商行政管理部门，药品管理法所确立的机制就是有关的行政执法部门协同动作，强化对药品广告的监督管理。

四、药品监督和法律责任

（一）药品监督

药品监督是指药品监督管理的行政主体，依照法定职权，对行政相对方是否遵守法律、法规、行政命令、决定和措施所进行的监督检查活动。本章所指药品监督的内容，主要是经常性药品监督检查，包括药品质量监督抽查检验，GMP 和 GSP 认证后的跟踪检查，行政强制措施，药品不良反应报告制度。明确了药品监督行政主体和行政相对方的权利、义务及禁止，并规定了药品监督收费原则。

1. 法定监管部门依法实施监督权

在药品管理中，作为法定的药品监督管理部门，有权依法对报经其审批的药品研制和药品的生产、经营以及医疗机构使用药品的事项进行监督检查，有关单位和个人不得拒绝和隐瞒。同时规定，进行监督检查时，必须出示证明文件，对监督检查中知悉的技术秘密、业务秘密有为被检查人保密的义务。这些规定确定了监督检查的主体、被监督检查的范围、相关的权利义务，使药品管理中的监督检查有规则地进行，而防止不规范的行为，这是监督检查中的一项重要法律原则。

2. 药品质量抽查检验

药品质量抽查检验是药品监督检查的一项重要内容，法律规定，药品监督管理部门根据监督检查的需要，可以对药品质量进行抽查检验；应当按规定抽样，不得收取任何费用；对有证据证明可能危害人体健康的药品及其有关材料可以采取查封、扣押的行政强制措施；药品抽样必须由两名以上药品监督检查人员实施，并按照国家食品药品监督管理部门的规定进行抽样；被抽检方应当提供抽检样品，不得拒绝。药品被抽检单位没有正当理由，拒绝抽查检验的，国家食品药品监督管理部门和被抽检单位所在地省、自治区、直辖市人民政府药品监督管理部门可以宣布停止该单位拒绝抽检的药品上市销售和使用。此外还有一些时限的规定。这些规定的用意都是使行政的监督检查行为规范化，包括做出行政处理决定应当有明确时限，以促进提高行政效率，有利于保护被检查人的合法权利。

3. 公告抽查检验结果

药品质量抽查检验结果应当有透明度，定期公告有利于促进提高药品质量，也有助于社会公众或医疗机构择优选用药品，摒弃不合格的药品。公告药品质量抽查检验结果的法定机构是国务院和省、自治区、直辖市人民政府的药品监督管理部门；从时间上是规定定期公告，这种定期实质上是要求经常地予以公告，使它成为药品监督管理部门的一项应当履行的义务。

4. 药品检验结果的异议

药品检验结果是对药品实施监督，并作出相关判断的重要依据，应当从制度上保证它是正确无误的，所以规定有异议时，当事人有权申请复验，这是提高监督水平，保障当事人合法权益的必要程序。因此，药品管理法规定，当事人对药品检验机构的检验结果有异议的，可以在法定的时限内申请复验，申请者可以在三种药品检验机构中进行选择，具体提出申请复验，这样有利于检验的公正性。可以选择申请复验的三种药品检验机构为：一是原来进行检验的机构；二是上一级药品监督管理部门设置或者确定的药品检验机构；三是国家食品药品监督管理部门设置或者确定的药品检验机构。如果再从法律上深一层的分析，因为这些药品检验机构都是药品监督管理部门设置或者确定的，就有必要关心这些药品检验机构的检验状况，使之保持公正性。

5. 跟踪检查责任

药品监督管理部门应当按照规定，依据《药品生产质量管理规范》、《药品经营质量管理规范》，对经其认证合格的药品生产企业、药品经营企业进行认证后的跟踪检查。这种跟踪检查责任是一种法定的责任，是该项认证制度必不可少的内容，因为只有认证而没有跟踪检查，就难以保证认证的效果，难以保证药品质量管理规范能否全面认真的实施。

6. 制止地方保护

药品管理法中明确规定，地方人民政府和药品监督管理部门不得以要求实施药品检验、审批等手段限制或者排斥非本地区药品生产企业依照规定生产的药品进入本地区。

7. 监督管理者不得参与药品生产经营活动

这是专门为药品监督管理部门及法定的药品检验机构确定的行为规则，目的是保证其履行职责的独立性和监督管理的公正性；防止因参与生产经营活动，存在利益上的联系，从而出现的种种弊端，损害执法者的形象，妨碍客观公正地判断是非，不能秉公执法。因此药品管理法在审议过程中增加规定，药品监督管理部门及其设置的药品检验机构和确定的专业从事药品检验的机构不得参与药品生产经营活动，不得以其名义推荐或者监制、监销药品；药品监督管理部门及其设置的药品检验机构和确定的专业从事药品检验机构的工作人员不得参与药品生产经营活动。

8. 药品不良反应报告制度

药品不良反应报告制度是一项保证药品质量、保障用药安全的法定制度。规定药品生产企业、药品经营企业和医疗机构必须经常考察本单位所生产、经营、使用的药品质量、疗效和反应；如果发现可能与用药有关的严重不良反应，必须及时向当地省、自治区、直辖市人民政府药品监督管理部门和卫生行政部门报告。同时药品管理法中还规定，对已确认发生严重不良反应的药品，国务院或者省、自治区、直辖市人民政府的药品监督管理部门可以采取停止生产、销售、使用的紧急控制措施，并应当在 5 日内组织鉴定，自鉴定结论做出之日起15 日内依法做出行政处理决定。

9. 行政强制措施

药品监督管理部门对有证据证明可能危害人体健康的药品及其有关材料可以采取查封、扣押的行政强制措施，并在 7 日内做出行政处理决定；药品需要检验的，必须自检验报告书发出之日起 15 日内做出行政处理决定。不符合立案条件的，应当解除行政强制措施；需要暂停销售和使用的，应当由国务院或者省、自治区、直辖市人民政府药品监督管理部门做出决定。

（二）法律责任

药品监督的法律责任主要包括：违反《许可证》及药品批准证明文件管理应当承担的法律责任；生产、销售假药、劣药及为假、劣药提供运输、保管、仓储等便利条件应当承担的法律责任；违反药品管理法其他有关规定应当承担的法律责任；药品监督管理部门及设置、确定的药品检验所（机构及个人）违反药品管理法规定应当承担的法律责任。

1. 法律责任的含义与分类

法律责任是指因违反了法定义务或契约义务，或不当行使法律权利、权力所产生的，由行为人承担的不利后果。就其性质而言，法律责任方式可以分为补偿性方式和制裁性方式。

法律责任的特点如下：

① 法律责任首先表示一种因违反法律上的义务（包括违约等）关系而形成的责任关系，它是以法律义务的存在为前提的。

② 法律责任还表示为一种责任方式，即承担不利后果。

③ 法律责任具有内在逻辑性，即存在前因与后果的逻辑关系。

④ 法律责任的追究是由国家强制力实施或者潜在保证的。

根据违法行为所违反的法律的性质，可以把法律责任分为民事责任、刑事责任、行政责任与违宪责任和国家赔偿责任。民事责任是指由于违反民事法律、违约或者由于民法规定所应承担的一种法律责任。刑事责任是指行为人因其犯罪行为所必须承受的，由司法机关代表国家所确定的否定性法律后果。行政责任是指因违反行政法规定或因行政法规定而应承担的法律责任。违宪责任是指由于有关国家机关制定的某种法律、法规、规章，或有关国家机关、社会组织或公民从事了与宪法规定相抵触的活动而产生的法律责任。国家赔偿责任是指在国家机关行使公权力时由于国家机关及其工作人员违法行使职权所引起的由国家作为承担主体的赔偿责任。

2. 法律制裁

法律制裁是指由特定的国家机关对违法者因其所应负的法律责任而实施的惩罚性措施。它不同于法律责任，仅属于承担法律责任的一类方式，即惩罚性措施这一类方式。法律责任中还有另一类非惩罚性方式，例如民法通则 134 条中的承担民事责任的方式，停止侵害、排除妨碍、消除危险、恢复原状等均为非惩罚性方式。只有承担惩罚性责任的才是法律制裁，分为刑事制裁、民事制裁、行政制裁。

3. 行政处罚

药品管理法法律责任中大多涉及行政处罚，1999 年国家药品监督管理部门发布了《药品监督行政处罚程序》。

（1）行政处罚的概念　　行政处罚是指行政机关或其他行政主体依照法定权限和程序对违反行政法规但尚未构成犯罪的相对方给予行政制裁的具体行政行为。

（2）行政处罚的种类　　行政处罚法规定的行政处罚有：①警告；②罚款；③没收违法所得、没收非法财物；④责令停产停业；⑤暂扣或者吊销许可证；⑥行政拘留；⑦法律、行政法规规定的其他行政处罚。《药品管理法》的行政处罚未涉及行政拘留。

（3）行政处罚的原则

1）处罚法定原则：一是行政处罚必须由具有处罚权的行政机关实施，药品管理法规定的行政处罚，大多由县级以上药品监督管理部门实施，涉及广告、价格、集贸市场等方面的违法行为，由工商行政管理部门、物价主管部门等决定执行；二是行政处罚的依据是法定的，也就是实施行政处罚必须有法律、行政法规、规章的明确规定；三是行政处罚的程序是合法的。行政处罚法规定有三种程序，即简易程序、一般程序和听证程序。没有法定依据或者不遵守法定程序的，行政处罚无效。

2）行政处罚遵循公开、公正原则。

3）实施行政处罚，纠正违法行为，应当坚持处罚与教育相结合。

4. 行政处分

行政处分是国家行政法律规范规定的责任形式，与一般的纪律处分要区别开来。行政处分的主体是公务员所在地行政机关，上级主管部门或监察机关。而纪律处分是指一般组织内部按其章程、决议等做出的，如大学教职员工的纪律处分，由大学校董事会或校长或校务会做出；公司员工处分由公司董事会或总经理决定。

行政处分是一种内部责任形式，是国家行政机关对其行政系统内部的公务员实施的一种惩戒，不涉及一般相对人的权益。1993 年国务院颁发的《国家公务员暂行条例》规定，行政处分共 6 种：警告、记过、记大过、降级、撤职和开除。

5. 违反有关药品许可证，药品批准证明文件的规定的违法行为应当承担的法律责任

1）未取得《药品生产许可证》、《药品经营许可证》或者《医疗机构制剂许可证》生产药品、经营药品的；未经批准，擅自在城乡集市贸易市场设点销售药品或者在城乡集市贸易市场设点销售的药品超出批准经营的药品范围的；个人设置的门诊部、诊所等医疗机构向患者提供的药品超出规定的范围和品种的依法取缔，没收违法生产、销售的药品和违法所得，

并处违法生产、销售的药品（包括已售出的和未售出的药品，下同）货值金额 2 倍以上 5 倍以下的罚款；构成犯罪的，依法追究刑事责任。

2）药品的生产企业、经营企业或者医疗机构从无《药品生产许可证》、《药品经营许可证》的企业购进药品的；未经批准，医疗机构擅自使用其他医疗机构配制的制剂的，责令改正没收违法购进的药品，并处违法购进药品货值金额 2 倍以上 5 倍以下的罚款；有违法所得的，没收违法所得；情节严重的，吊销《药品生产许可证》、《药品经营许可证》或者医疗机构执业许可证书。

3）伪造、变造、买卖、出租、出借许可证或者药品批准证明文件的，没收违法所得，并处违法所得 1 倍以上 3 倍以下的罚款；没有违法所得的，处 2 万元以上 10 万元以下的罚款；情节严重的，吊销卖方、出租方、出借方的《药品生产许可证》、《药品经营许可证》、《医疗机构制剂许可证》或者撤销药品批准证明文件；构成犯罪的，依法追究刑事责任。

4）违反规定提供虚假的证明、文件资料样品或者采取其他欺骗手段取得《药品生产许可证》、《药品经营许可证》、《医疗机构制剂许可证》或者药品批准证明文件的，吊销《药品生产许可证》、《药品经营许可证》、《医疗机构制剂许可证》或者撤销药品批准证明文件，五年内不受理其申请，并处 1 万元以上 3 万元以下罚款。

6. 生产、销售假药、劣药应承担的法律责任

1）生产、销售假药的；医疗机构使用假药的；私自委托或者接受委托生产药品的；对委托方和受托方没收生产、销售的药品和违法所得，并处违法生产、销售药品货值金额 2 倍以上 5 倍以下的罚款；有药品批准证明文件的予以撤销，并责令停产、停业整顿；情节严重的，吊销《药品生产许可证》、《药品经营许可证》或者《医疗机构制剂许可证》；构成犯罪的，依法追究刑事责任。

2）生产、销售劣药的；医疗机构使用劣药的；生产没有国家药品标准的中药饮片，不符合省、自治区、直辖市人民政府药品监督管理部门制定的炮制规范的；医疗机构不按照省、自治区、直辖市人民政府药品监督管理部门批准的标准配制制剂的，没收违法生产、销售的药品和违法所得，并处违法生产、销售药品货值金额 1 倍以上 3 倍以下的罚款；情节严重的，责令停产、停业整顿或者撤销药品批准证明文件、吊销《药品生产许可证》、《药品经营许可证》或者《医疗机构制剂许可证》；构成犯罪的，依法追究刑事责任。

3）从事生产、销售假药及生产、销售劣药情节严重的企业或者其他单位，其直接负责的主管人员和其他直接责任人员 10 年内不得从事药品生产、经营活动。对生产者专门用于生产假药、劣药的原辅材料、包装材料、生产设备，予以没收。

4）知道或者应当知道属于假、劣药品而为其提供运输、保管、仓储等便利条件的，没收全部运输、保管、仓储的收入，并处违法收入 50% 以上 3 倍以下的罚款；构成犯罪的，依法追究刑事责任。

5）违反《药品管理法》和《实施条例》的规定，有下列行为之一的，由药品监督管理部门在《药品管理法》和《实施条例》规定的处罚幅度内从重处罚：以麻醉药品、精神药品、医疗用毒性药品、放射性药品冒充其他药品，或者以其他药品冒充上述药品的；生产、销售以孕产妇、婴幼儿及儿童为主要使用对象的假药、劣药的；生产、销售的生物制品、血液制品属于假药、劣药的；生产、销售、使用假药、劣药，造成人员伤害后果的；生产、销售、使用假药、劣药，经处理后重犯的；拒绝、逃避监督检查，或者伪造、销毁、隐匿有关证据材料的，或者擅自动用查封、扣押物品的。

7. 违反药品管理法其他相关规定应承担的法律责任

1）药品的生产企业、经营企业、药物非临床安全性评价研究机构、药物临床试验机构未按照规定实施《药品生产质量管理规范》、《药品经营质量管理规范》、《药物非临床研究质量管理规范》、《药物临床试验质量管理规范》的，给予警告，责令限期改正；逾期不改正的，责令停产、停业整顿，并处 5000 元以上 2 万元以下的罚款；情节严重的，吊销《药品生产许可证》、《药品经营许可证》和药物临床试验机构的资格。

2）已获得药品进口注册证明的药品，未按照规定向允许药品进口的口岸所在地的药品监督管理部门登记备案的，给予警告，责令限期改正；逾期不改正的，撤销进口药品注册证书。

3）医疗机构将其配制的制剂在市场销售的，责令改正，没收违法销售的制剂，并处违法销售制剂货值金额 1 倍以上 3 倍以下的罚款；有违法所得的，没收违法所得。

4）药品标识不符合《药品管理法》和《实施条例》规定的，除依法应当按照假药、劣药论处的外，责令改正，给予警告；情节严重的，撤销该药品的批准证明文件。

5）药品的生产企业、经营企业、医疗机构在药品购销中暗中给予、收受回扣或者其他利益的，药品的生产企业、经营企业或者其代理人给予使用其药品的医疗机构的负责人、药品采购人员、医师等有关人员以财物或者其他利益的，由工商行政管理部门处 1 万元以上 20 万元以下的罚款，有违法所得的，予以没收；情节严重的，由工商行政管理部门吊销药品生产企业、药品经营企业的营业执照，并通知药品监督管理部门，由药品监督管理部门吊销其《药品生产许可证》、《药品经营许可证》；构成犯罪的，依法追究刑事责任。

6）药品的生产企业、经营企业的负责人、采购人员等有关人员在药品购销中收受其他生产企业、经营企业或者其代理人给予的财物或者其他利益的，依法给予处分，没收违法所得；构成犯罪的，依法追究刑事责任。

7）医疗机构的负责人、药品采购人员、医师等有关人员收受药品生产企业、药品经营企业或者其代理人给予的财务或者其他利益的，由卫生行政部门或者本单位给予处分，没收违法所得；对违法行为情节严重的执业医师，由卫生行政部门吊销其执业证书；构成犯罪的，依法追究刑事责任。

8）违反有关药品广告的管理规定的，依照《中华人民共和国广告法》的规定处罚，并由发给广告批准文号的药品监督管理部门撤销广告批准文号，1 年内不受理该品种的广告审批申请；构成犯罪的，依法追究刑事责任。药品的生产企业、经营企业、医疗机构违反规定，给药品使用者造成损害的，依法承担赔偿责任。

9）开办药品生产企业、药品生产企业新建药品生产车间、新增生产剂型，在规定的时间内未通过《药品生产质量管理规范》认证，仍进行药品生产；开办药品经营企业，在规定的时间内未通过《药品经营质量管理规范》认证，仍进行药品经营的；药物临床试验机构擅自进行临床试验的。由药品监督管理部门依照《药品管理法》第七十九条的处罚规定：药品的生产企业、经营企业、药物非临床安全性评价研究机构、药物临床试验机构未按照规定实施《药品生产质量管理规范》、《药品经营质量管理规范》、《药物非临床研究质量管理规范》、《药物临床试验质量管理规范》的，给予警告，责令限期改正；逾期不改正的，责令停产、停业整顿，并处 5000 元以上 2 万元以下的罚款；情节严重的，吊销《药品生产许可证》、《药品经营许可证》和药物临床试验机构的资格。

10）药品申报者在申报临床试验时，报送虚假研制方法、质量标准、药理及毒理试验结果等有关资料和样品的，国家食品药品监督管理部门对该申报药品的临床试验不予批准，对药品申报者给予警告；情节严重的，3 年内不受理该药品申报者申报该品种的临床试验申请。

11）药品生产企业、药品经营企业生产、经营的药品及医疗机构配制的制剂，其包装、标签、说明书违反《药品管理法》及实施条例规定的，依照《药品管理法》第九十二条的规定给予处罚。篡改经批准的药品广告内容的，由药品监督管理部门责令广告主立即停止该药品广告的发布，并由原审批的药品监督管理部门依照《药品管理法》第九十二条的规定给予处罚。药品监督管理部门撤销药品广告批准文号后，应当自做出行政处理决定之日起5个工作日内通知广告监督管理机关。广告监督管理机关应当自收到药品监督管理部门通知之日起15个工作日内，依照《中华人民共和国广告法》的有关规定做出行政处理决定。发布药品广告的企业在药品生产企业所在地或者进口药品代理机构所在地以外的省、自治区、直辖市发布药品广告，未按照规定向发布地省、自治区、直辖市人民政府药品监督管理部门备案的，由发布地的药品监督管理部门责令限期改正；逾期不改正的，停止该药品品种在发布地的广告发布活动。

8. 行政主体违反药品管理法应承担的法律责任

1) 药品检验机构出具虚假检验报告，构成犯罪的，依法追究刑事责任；不构成犯罪的，责令改正，给予警告，对单位处3万元以上5万元以下的罚款；对直接负责的主管人员和其他直接责任人员依法给予降级、撤职、开除的处分，并处3万元以下的罚款；有违法所得的，没收违法所得；情节严重的，撤销其检验资格。药品检验机构出具的检验结果不实，造成损失的，应当承担相应的赔偿责任。

2) 药品监督管理部门违反规定，有下列行为之一的，由其上级主管机关或者监察机关责令收回违法发给的证书、撤销药品批准证明文件，对直接负责的主管人员和其他直接责任人员依法给予行政处分；构成犯罪的，依法追究刑事责任；对不符合《药品生产质量管理规范》、《药品经营质量管理规范》的企业发给符合有关规范的认证证书的，或者对取得认证证书的企业未按照规定履行跟踪检查的职责，对不符合认证条件的企业未依法责令其改正或者撤销其认证证书的；对不符合法定条件的单位发给《药品生产许可证》、《药品经营许可证》或者《医疗机构制剂许可证》的；对不符合进口条件的药品发给进口药品注册证书的；对不具备临床试验条件或者生产条件而批准进行临床试验、发给新药证书、发给药品批准文号的。

3) 药品监督管理部门或者其设置的药品检验机构或者其确定的专业从事药品检验的机构参与药品生产经营活动的，由其上级机关或者监察机关责令改正，有违法收入的予以没收；情节严重的，对直接负责的主管人员和其他直接责任人员依法给予行政处分。药品监督管理部门或者其设置的药品检验机构或者其确定的专业从事药品检验的机构的工作人员参与药品生产经营活动的，依法给予行政处分。

4) 药品监督管理部门或者其设置、确定的药品检验机构在药品监督检验中违法收取检验费用的，由政府有关部门责令退还，对直接负责的主管人员和其他直接责任人员依法给予行政处分。对违法收取检验费用情节严重的药品检验机构，撤销其检验资格。

5) 药品监督管理部门应当依法履行监督检查职责，监督已取得《药品生产许可证》、《药品经营许可证》的企业依照管理法规定从事药品生产、经营活动。已取得《药品生产许可证》、《药品经营许可证》的企业生产、销售假药、劣药的，除依法追究该企业的法律责任外，对有失职、渎职行为的药品监督管理部门直接负责的主管人员和其他直接责任人员依法给予行政处分；构成犯罪的，依法追究刑事责任。

6) 药品监督管理部门对下级药品监督管理部门违反药品管理法的行政行为，责令限期改正；逾期不改正的，有权予以改变或者撤销。药品监督管理人员滥用职权、徇私舞弊、玩忽职守，构成犯罪的，依法追究刑事责任；尚不构成犯罪的，依法给予行政处分。

7) 药品监督管理部门对药品广告不依法履行审查职责，批准发布的广告有虚假或者其他违反法律、行政法规的内容的，对直接负责的主管人员和其他直接责任人员依法给予行政处分；构成犯罪的，依法追究刑事责任。

8）药品监督管理部门及其工作人员违反规定，泄露生产者、销售者为获得生产、销售含有新型化学成分药品许可而提交的未披露试验数据或者其他数据，造成申请人损失的，由药品监督管理部门依法承担赔偿责任；药品监督管理部门赔偿损失后，应当责令故意或者有重大过失的工作人员承担部分或者全部赔偿费用，并对直接责任人员依法给予行政处分。

9. 实施法律责任的有关规定

1）假药、劣药的处罚通知，必须载明药品检验机构的质量检验结果；但是，《药品管理法》第四十八条第三款第（一）、（二）、（五）、（六）项和第四十九条第三款规定的情形除外。

2）药品经营企业、医疗机构未违反《药品管理法》和《实施条例》有关规定，并有充分证据证明其不知道所销售或者使用的药品是假药、劣药的，应当没收其销售或者使用的假药、劣药和违法所得；但是，可以免除其他行政处罚。

3）规定的行政处罚，由县级以上药品监督管理部门按照国家食品药品监督管理部门规定的职责分工决定；吊销《药品生产许可证》、《药品经营许可证》、《医疗机构制剂许可证》、医疗机构执业许可证书或者撤销药品批准证明文件的，由原发证、批准的部门决定。

4）药品监督管理部门设置的派出机构，有权做出药品管理法规定的警告、罚款、没收违法生产、销售的药品和违法所得的行政处罚。

5）违反药品价格管理的规定的，依照《价格法》的有关规定给予处罚。

6）依法被吊销《药品生产许可证》、《药品经营许可证》的，由药品监督管理部门通知工商行政管理部门办理变更或者注销登记。

7）药品管理法规定的货值金额以违法生产、销售药品的标价计算；没有标价的，按照同类药品的市场价格计算。依照药品管理法的规定没收的物品，由药品监督管理部门按照规定监督处理。

第三节　美、英、日三国药品管理的立法

美国、英国、日本三个国家的药事管理工作，由国家通过立法，颁布药政法规，授权卫生部设立药政、药检机构，配备技术水平较高的医师、药师、法律人员及其他科学技术人员，保证药政法规的贯彻执行。

一、美国药品管理的立法

美国于 1906 年由国会通过并公布《药政法规》，当时法律对药品管理不严，只是采取事后抽验的方法，禁止从事掺假或冒牌药品的州际交易。1912 年国会通过修正案，禁止在药品标签上夸大宣传。1935 年药学家们发现磺胺的抗菌作用，各种磺胺片剂、胶囊相继问世。1937 年美国一家公司的主任药师哈罗德·沃特金斯（Harold Wqtkins）为使小儿服用方便用二甘醇和水作溶剂，配制色、香、味俱全的口服液体制剂，称为磺胺醑剂，未做动物试验，全部投入市场。当时的美国法律是完全许可的。1938 年"磺胺醑剂"造成 107 人中毒死亡。后来的动物试验证明磺胺本身并无毒性，而毒性主要来自工业用的二甘醇。联邦法院以在醑剂中用二甘醇代替酒精，"掺假及贴假标签"为由，对该公司罚款 16800 美元。瓦特金斯亦在内疚和绝望中自杀。"磺胺醑剂"事件发生后，美国当局觉察到，对于新药临床及投入市场的规定上有很大漏洞，必须修改条例，加强安全试验。老药品改变剂型进入市场

前，应把处方送 FDA 审定。标签广告也要严格审查。修改后的条例只强调药品安全无毒，而未强调有效，后来又导致一大批疗效不确的药品充斥市场。

1962 年国会又修订法规，认为药品不仅要"安全"，还必须是"有效"的，对新药审批增加了严格的规定并淘汰了 412 种药品以后，各州反映管得过严，新药审批时间过长，国会又于 1979 年 1 月重新修订《药品、食品、化妆品法规》。其中规定，凡制售的药品品种及药厂、批发商，都须报经登记审查批准。同时规定了药品质量标准制度、药政视察员制度、药品不良反应报告系统等，以监测药品质量。现行《美国联邦食品、药品、化妆品法》（1980 年 5 月修订）共分 9 章，902 条。

二、英国药品管理的立法

英国管理药品的法规起始于 1540 年，当时任命 4 个伦敦医生作为"药商、药品和原料"的检查员，以免消费者受到不法商人的欺骗。17 世纪初期，这些医生在执行检查过程中，有药剂师协会的代表参加。19 世纪时，成立英国药学会，并提出了控制毒药零售的法规。1859 年通过议会制定了《药品、食品法规》，明确规定：商人制售假药者，须受到严厉惩罚。1933 年因毒药死人事件，制订了《毒药管理条例》。直至 20 世纪 60 年代初期原西德发生了震惊国际医药界的"反应停事件"（Thalidomide），迫使许多国家重新修订了药品法。当时原西德报道一种罕见的畸形婴儿，新生婴儿四肢非常短小，状如海豹的肢体，臂和腿的长骨细小，称为"海豹胎"婴儿。反应停于 1956 年开始进入市场。动物实验口服给药时测不到致死量，当人类服用过量时也不昏迷，被公认为"安全催眠药"，因此可以不经医生处方，直接在药店出售，曾被誉为是"西德的保胎药"。同时，它与镇痛、镇咳、退热药等配制成复方，以名目繁多的药品名出现在市场上。据西德卫生部门统计，反应停造成了 10000 名畸胎儿，其中有 5000 名仍存活，1600 人需要安装人工肢体。1961 年英国发现"反应停事件"中有 600 名婴儿出生，400 名存活。这一事件，引起公众的注意，认识到药品管理措施不够有力，需要进一步制定法规。为此，英国医学顾问委员会建议成立专家委员会复审新药并对新药毒性问题提出了看法。1963 年英国卫生部长采纳了上项建议，成立药物安全委员会，得到了医药学界的支持，同时建议应有一项新的法规，对委员会的工作给予法令的支持，并对所有有关药品管理的法规进行一次检查。因此，1968 年由议会通过了《药品法》。除麻醉药品管理另有法规外，这个现行的 1968 年《药品法》包括了药政管理各个方面的内容，共分 8 个部分 160 条。

三、日本药品管理的立法

日本的法令分为三类：①由议会批准通过的称"法律"；②由日本政府内阁批准通过的称"政令"、"法令"；③由厚生省大臣批准通过的称"告示"、"省令"。日本议会批准颁布的关于药品管理的法规有：药事法、药剂师法、麻醉药品控制法、阿片法、大麻控制法、兴奋剂控制法、失血和献血控制法等，这些法规都汇集在日本厚生省刊印的《卫生行政六法》中。

日本的药事法规起始于 19 世纪，第一个法规是 1847 年的《医务工作条例》，对医师调配药品做了规定。第二个法规是 1889 年的《医药条例》，它继承了前一个法规。第三个法规是 1925 年的《药剂师法》，它是从医药条例分出来的，至 1943 年发展成为旧药事法。1948 年进一步予以修订，把有关化妆品和医疗用具的管理规定也包括了进去。1960 年再一次修订，即为现行的日本药政法规。

1967 年日本厚生省采取了严格审批新药，实行药品再评议以及制药企业有义务向国家报告药品副作用情况等措施。但是 1970 年发表了因使用"奎诺仿"而出现亚急性脊髓视神经炎的文章后，再一次给药事行政带来冲击。厚生省药务局于 1977 年 12 月刚发表了《药品副作用受害救济制度的试行草案》之后，从各方面提出了这样的批评："不仅需要救济副作用的受害者，而且需要修改作为副作用受害的预防政策的药事法。"厚生省在 1978 年 7 月发表了药事法修改要点，次年 8 月作为政府提案向第八十八届国会提出，同年 9 月 7 日通过立法，并于 1 年后开始施行。1979 年修订法进一步明确管理的目的是："确保药品质量、有效性及安全性。"

[案例]

制售"亮菌甲素注射液"假药案

江苏省泰兴市不法商人王××以某地质矿业总公司泰兴化工总厂的名义，伪造药品生产许可证等证件，于 2005 年 10 月将工业原料二甘醇假冒药用辅料丙二醇，出售给齐齐哈尔第二制药有限公司（以下简称齐二药）。齐二药采购员钮××违规购入假冒丙二醇，化验室主任陈××等人严重违反操作规程，未将检测图谱与"药用标准丙二醇图谱"进行对比鉴别，并在发现检验样品"相对密度值"与标准严重不符的情况下，将其改为正常值，签发合格证，致使假药用辅料投入生产，制造出假药"亮菌甲素注射液"并投放市场。广州中山三院和广东龙川县中医院使用此假药后，11 名患者出现急性肾衰竭并死亡。

按照国务院的指示，2006 年 5 月 20 日，由监察部牵头，公安部、原卫生部、原国家食品药品监督管理局参加的调查工作组，会同黑龙江和江苏省政府，对齐齐哈尔第二制药有限公司制售假药案件进行了深入调查。查明：这是一起不法商人销售假冒药用辅料，齐二药采购和质量检验人员严重违规操作，使假冒药用辅料制成假药投放市场进而致人死亡的恶性案件。在这起案件中，有关药品监管及工商行政管理部门监管不力，工作严重失职。

依据《药品管理法》的规定，黑龙江省食品药品监督管理局对齐二药制售"亮菌甲素注射液"假药案处理如下：没收查封扣押的假药；没收其违法所得 238 万元，并处货值金额 5 倍罚款 1682 万元，罚没款合计 1920 万元；吊销其《药品生产许可证》，撤销其药品批准文号，收回 GMP 认证证书。

鉴于齐二药原总经理尹××，法定代表人向××，副总经理郭××、朱××，化验室主任陈××，采购员钮××，泰兴市不法商人王××，泰兴化工总厂法定代表人沙××，南京正一联合会计师事务所副主任张××，泰兴市祥瑞联合会计师事务所负责人李××等涉嫌犯罪，公安机关对上述 10 人立案侦查并采取强制措施。

经查，黑龙江省药监局对齐齐哈尔市药监局质量安全监管工作领导不力、管理存在疏漏，齐齐哈尔市药监局对齐二药药品生产质量安全监管流于形式，齐齐哈尔市政府及齐二药原上级主管企业黑龙集团放松对齐二药的领导和管理、工作严重失职。江苏省泰兴市工商行政管理部门对不法商人王××违法经营问题严重失察。鉴于上述单位的有关人员严重违反了政纪，监察部决定给予黑龙江省药监局副局长陈××行政警告处分，齐齐哈尔市副市长任××行政警告处分，齐齐哈尔市药监局局长曹××行政记大过处分，齐齐哈尔市药监局副局长荀××和安监科科长姜××行政撤职处分，齐齐哈尔市黑龙集团董事长张××行政记大过处分，黑龙集团总经理王××行政撤职处分；给予江苏省泰兴市工商局局长刘××行政记大过处分，泰兴市工商局城北分局局长叶××行政撤职处分，泰兴市工商局工作人员叶××开除公职处分，泰兴市工商局工作人员余××行政记大过处分。

（杨波）

第四章　药品研究与注册管理

新药的研究与开发是一个系统性的工程，需要科研机构能力的提高、药品公司和企业积极性及魄力，更主要的是需要政府的政策支持、有效举措扶持以及法律保障。

第一节　概　述

药品是以生命和健康为功能属性的特殊商品，新药研究已成为制药企业生存与发展的必经之路。药物研究从研究选题的确定，到非临床、临床研究阶段，直至最后获得批准上市，涉及政策、资金、技术、市场、环境等诸多因素，需要多学科、多部门、多人员的协同配合，才能取得最后的成功。因此，只有通过法律的手段才能确保药品研究的质量。

为保证新药研究内容真实、规范，多数国家和地区部门都颁布了药物研究相关的法规、条例及技术指导原则。我国政府借鉴发达国家的先进经验制定了一系列切实可行的相关药品法律、法规，《药品管理法》明确规定：国家鼓励研究和创制新药，保护公民、法人和其他组织研究、开发新药的合法权益。为科研机构、企业进行新药的研究与开发创造了良好的竞争环境。

一、药物研发的类型及特点

20 世纪以来，以反应停为代表的医药事故的教训，提高了人们对药品安全性的认识；医学、生理学、病理学等相关学科的发展和技术水平的提高，使药品的深入研究由原来的单一科研临床客观评价，逐渐完善为在政府监管下，形成科学研究、临床验证、应用评价、药品审批注册制度为一体的综合评价体系。

（一）药物的研究开发

药物研究开发（research and development，R&D）的实质是研究某种物质对生命过程的影响和控制，是药学科学研究中一项具有探索性、创新性的特殊脑力劳动，是一个国家医药卫生体系进步和发展的标志。

1）研究和开发新原料药。即新化学实体（new chemical entities，NCEs）、新分子实体（new molecular entities，NMEs）或新活性实体（new active substances，NASs）。其来源主要有：合成新药（synthetic new drugs）、天然药物的单一有效成分、应用基因工程等现代生物技术制得的生物技术药品，习称为创新药。以上是目前药品研究机构和生产企业开发药物的热点。

2）研究开发已知化合物用作药物。

3）对已上市药物进行结构改造，国际上被称之为 me-too 化合物，又称模仿性新药研究。

4）已上市药物的进一步研究开发，又称延伸性新药研究开发，如已上市药物新的适应证、新的用途、新的剂型、新的用法用量的研究开发。

5）研究开发新的复方制剂。

6）研究开发新的中药，包括中药材人工制成品、新的药用部位、新的有效部位等。

7）新工艺、新材料（原辅料）的研究开发。

（二）药物研究开发的特点

1. 多学科的协作

新药研究开发的内容具有特殊性，实施过程中涉及技术、管理、政策、环境诸多因素。因此需要掌握相关知识与技能的高科技人才，新药研发涉及生命科学的绝大多数领域及伦理学、计算机、信息技术、数学、统计学、社会学、管理学、经济学、营销学等许多学科。需要多学科专家和高层次研究开发人员的通力协作。新药研究是一项综合运用多种学科知识和高新技术，需要科学管理的系统工程。

2. 高难度、长周期

20 世纪中期新药研究，从 400～500 个化合物中可以筛选出 1 个新药。而新药从开发、临床前、临床研究到上市一般也只需 1～3 年。目前，耗时 10 年以上，耗资几亿美金的一个新药化合物也只有约 10％～20％ 的可能进入临床试验，仅仅可能有 1％～2％ 化合物能通过 FDA 审查成为新药成功上市。从世界 NCEs 上市情况来看，能成功上市的年平均为 40 个左右。

一个新药从研发开始到最终上市，其时间往往可达十年以上，在这十几年的研发过程中，约有 30％ 的时间在进行临床前研究，约有 50％ 的时间用在临床实验上，约有 20％ 的时间用在等待政府药政部门的审批。

3. 高投入、高风险

药品的研究与开发投入高昂。20 世纪 50 年代研发一个新药费用为 100 万美元，70 年代大约为 5000 万美元，80 年代为 3 亿美元左右，到 21 世纪已达 8 亿～10 亿美元，因此医药行业是研发投向比重最高的行业，是排在第二位的电子设备的 2 倍，相当于其他化学工业的 3 倍以上。

新药的研究和开发过程是一个复杂、长期而又充满挑战的过程，在研发的整个过程中，每一环节都存在着失败的风险，即使一个最有希望的新药研究，也有可能中途夭折。一个大型制药公司每年会合成上万种化合物，其中只有一二十种能够成为候选开发产品，而最终很可能只有一种能够通过无数的检测和试验，满足新药物的要求。

4. 高回报

新药研究开发一旦获得技术和商业上的成功，通常会得到丰厚的回报、极大的收益。美国安进公司凭借世界上首创的基因重组药物 EPO 和 G-CSF 的专利，从一家濒临倒闭的生物技术公司成为美国生物医药行业的领头羊。以 EPO 为例，其全球市场销售额已达到 34 亿美元，年增长率为 20％～30％。收购 Immunex 公司（英姆纳克斯公司）后，当年第一季度收益达 1.8 亿美元，比上年同期上涨 82％，净收入 3200 万美元，比上年上涨 130 倍。

5. 竞争大

目前创新药的研究开发被少数医药发达国家和有实力的医药公司所垄断，从近些年上市 NCEs 新药分布来看，美国占 28.3％，日本占 15.8％，法国占 6.6％，西德占 12.7％，意大利占 5.1％，瑞士占 9.1％，英国占 7.4％，比利时占 3.6％。这 9 个国家的 NCEs 新药数占总数的 88.6％。日本在 20 世纪 70 年代以前，NCEs 新药数少，近年来采取了全方位措施，NCEs 新药上市数仅次于美国，位居世界第二位。

由此看来，不断调整医药产业政策、健全和完善与国际接轨的药品研究开发工作质量管理体系，对我国应对激烈的药品市场竞争十分重要。

6. 注册管理提高法规化

20 世纪以来发生的众多"药害"事件促使人们认识到了控制药品上市许可的重要性。

美国率先制定出有关药品注册管理的法规，用以规范药品研究的科研行为，药品注册制度的成效，影响和推动了经济发达的国家和国际经济组织对药品注册制度的效仿和贯彻。20世纪90年代以来，药品注册管理逐渐规范化，新药审评标准化进展迅速，建立了"人用药品注册技术要求国际协调会"（ICH）。由于ICH参加国的制药工业产值占世界的80%，新药研究和开发经费占世界的90%，并且集中了国际上大批有经验的审评和研发新药的专家，ICH制定的指导原则已被越来越多的国家和企业采用。

7. 职业道德的提升

倡导诚信、严谨的药品研究行为是世界各国有关医药职业道德的主要内容。在我国，包括《药品管理法》、GMP、GLP、GCP等在内的有关的法规及条例在药品研究中，对从药人员包括药品研究人员提出了严谨、规范、认真、诚信等科学行为标准规范要求，有力地保障药品研究和开发的质量。

二、药品的注册管理

我国新药管理从地区分散管理到国家统一规范管理，从简单的研究行政审批规定管理逐步过渡到科学化、法制化、国际化的综合管理，走过了一个漫长而曲折的道路。

20世纪60年代初，由原卫生部、原化工部发布的《药品新产品管理办法》（1965年试行）是我国第一个新药管理规章，开创了我国新药规范化统一管理的历史。在此基础上原卫生部和国家医药管理总局联合发布《新药管理办法》（1978年试行），进一步明晰管理要求，如对新药的定义、分类、研究、临床、鉴定、审批、生产和管理做了全面规定。除麻醉药品、放射性药品、避孕药、中药人工合成品等少数新药由国家卫生部审批以外，新药审批还基本上由各省、自治区、直辖市卫生厅（局）审批。《新药管理办法》为我国的药品品种结构的健全，民族药品的发展起到了积极作用，同时也为近些年的医药管理体制的改革带来了弊端。1984年《药品管理法》颁布实施后，原卫生部修改发布《新药审批办法》（1985年7月），新药集中由国家卫生主管部门统一审批的体系彻底确立。1998年医药体制改革，新药审批工作划归原国家药品监督管理局主管，并发布修订《新药审批办法》（1999年）。还相继制定了二十多个类别药物临床研究指导原则，四十多个中医病症临床研究指导原则等一系列技术指标，建立了一批临床药理基地，组建了药品审评委员会，形成了一系列药品注册及管理的法律法规，如《新生物制品审批办法》、《新药保护和技术转让的规定》、《进口药品管理办法》、《仿制药品审批办法》、《药品研究和申报注册违规处理办法》、《药品非临床研究质量管理规范》、《药品临床试验质量管理规范》、《药品不良反应监测管理办法（试行）》、《药品研究机构登记备案管理办法》、《药品研究实验记录暂行规定》、《国家药品审评专家管理办法》、《药品注册工作程序》、《关于国外药品在中国注册及临床试验的规定》、《关于审批国外药品临床试验的规定》等。

我国加入世界贸易组织后，根据《与贸易有关的知识产权协定》（TRIPS）宗旨、准则和有关具体规定，修订了有关新药管理办法。将新药概念限定为"未曾在中国境内上市销售的药品"。增加了药品知识产权与《专利法》法律相关性。对含有新化合物新药未披露数据的保护，维护公众健康权益而设置的监护期等按国际法则都做了相应的调整。并规范整理健全了法规体系，增加了对执法主体执法程序和时限的要求。

原国家药品监督管理局修改发布的《药品注册管理办法（试行）》（2002年10月）及其附件于2002年12月1日施行。2005年补充修改后的《药品注册管理办法》正式颁布实施，2007年7月10日新成立的国家食品药品监督管理局正式颁布了新修订的《药品注册管理办法》（以下简称新办法）并施行。新办法中明确提出了新药审评的特殊审批程序，增加了政策和技术支持的条款，这对国内新药研发和技术创新必将产生深远的影响。新办法增加了与国际接轨程度，有利于提高我国新药研制水平与新药质量，提高我国药品信誉和药物技术在国际交流中的地位，增强我国药品的市场竞争力。并将促进我国药品监督管理检验机构的建设，提高新药审评水平，有力地推动了药品监督管理工作。

第二节　我国《药品注册管理办法》

为了保证药品的安全、有效和质量可控，规范药品审批的行为，国家食品药品监督管理部门根据《药品管理法》、《行政许可法》、《药品管理法实施条例》制定发布了《药品注册管理办法》。其适用范围是，在中华人民共和国境内申请药物临床试验、药品生产和药品进口，以及进行药品审批、注册检验和监督管理。

《药品注册管理办法》共 15 章 177 条。其中包括：

第一章　总则	第九章　药品再注册
第二章　基本要求	第十章　药品注册检验
第三章　药物的临床试验	第十一章　药品注册标准和说明书
第四章　新药申请的申报与审批	第十二章　时限
第五章　仿制药的申报与审批	第十三章　复审
第六章　进口药品的申报与审批	第十四章　法律责任
第七章　非处方药的申报	第十五章　附则
第八章　补充申请的申报与审批	

此外，还通过附件的形式对各类药品注册进行了明确的规定：

附件 1：中药、天然药物注册分类及申报资料要求

附件 2：化学药品注册分类及申报资料要求

附件 3：生物制品注册分类及申报资料要求

附件 4：药品补充申请注册事项及申报资料要求

附件 5：药品再注册申报资料项目

附件 6：新药监测期

一、《药品注册管理办法》中的基本概念

（1）药品注册（registration of drugs）　是指国家食品药品监督管理部门根据药品注册申请人的申请，依照法定程序，对拟上市销售药品的安全性、有效性、质量可控性等进行审查，并决定是否同意其申请的审批过程。

（2）药品注册申请人　是指提出药品注册申请并承担相应法律责任的机构。境内申请人应当是在中国境内合法登记并能独立承担民事责任的机构，境外申请人应当是境外合法制药厂商。境外申请人办理进口药品注册，应当由其驻中国境内的办事机构或者由其委托的中国境内代理机构办理。

（3）药品注册申请　药品注册申请包括新药申请（new drug application，NDA）、仿制药申请、进口药品申请、补充申请及再注册申请。境内申请人申请药品注册按照新药申请、仿制药申请的程序和要求办理，境外申请人申请药品注册按照进口药申请的程序和要求办理。

（4）新药申请　是指未曾在中国境内上市销售的药品的注册申请。对已上市药品改变剂型、改变给药途径、增加新适应证的药品注册按照新药申请的程序申报。

（5）仿制药的申请　是指生产国家食品药品监督管理部门已批准上市的已有国家标准的药品的注册申请；但是生物制品按照新药申请的程序申报。

（6）进口药品申请　是指境外生产的药品在中国境内上市销售的注册申请。

（7）补充申请　是指新药申请、仿制药申请或者进口药品申请经批准后，改变、增加或者取消原批准事项或者内容的注册申请。

（8）再注册的申请　是指药品批准证明文件有效期满后申请人拟继续生产或者进口该药品的注册申请。

二、药品注册管理机构

（一）国家食品药品监督管理部门

国家食品药品监督管理部门负责对药物临床试验、药品生产和进口进行审批，主管全国药品注册管理工作。

国家食品药品监督管理部门依法在药品注册中行使以下权力和职能。

① 制定和发布药品注册管理的相关规章，规范性文件；各种技术标准；药物临床研究指导文件等。

② 批准临床药理基地；认证 GLP 实验室。

③ 接受进口药品注册申请、资料、样品；接受省级药品监督管理局报送的新药、仿制药、非处方药的申请、资料、样品。

④ 组织药学、医学和其他科学技术人员进行技术审评。

⑤ 根据需要对研究情况进行核查，对样品的重复试验可组织对实验过程进行现场核查，也可委托省级药品监督管理部门进行现场核查，对临床试验进行现场核查。

⑥ 对临床试验中出现的严重不良反应，有权采取各种控制措施，可以责令修改临床试验方案，暂停或终止临床试验。

⑦ 有权决定是否特殊审批。

⑧ 批准药物临床试验，发给《药物临床试验批件》；批准新药注册，发给《药品批件》和新药证书；批准进口药品注册，发给《进口药品注册证》或《医药产品注册证》；批准新药、仿制药生产，发给药品批准文号；批准药品说明书；批准药品注册。

（二）省级食品药品监督管理部门

国家食品药品监督管理部门可将部分省级药品注册事项委托给省级药品监督管理局管理部门，在被委托的范围内受理药品注册申报，依法对申报药物的研究情况进行现场考核，对药品注册申报资料的完整性、规范性和真实性进行审核。并组织对试验样品进行检验，对药品的补充申请和再注册申请进行审批或备案。

三、药品的注册分类

为了保证药品研究质量，同时又能提高新药研制的投入和产出的效率，我国对新药采用分类审批管理的办法。按照新药管理的品种范畴，对新药进行分类，并对各类新药申请注册时应提交的研究资料分门别类做出规定和要求。

《药品注册管理办法》附件明确规定：化学药品注册分为 6 类，中药、天然药物注册分为 9 类；治疗和预防用生物制品注册各分为 15 类。

（一）中药、天然药物注册分类和说明

中药是指在我国传统医药理论指导下使用的药用物质及其制剂。天然药物是指在现代医药理论指导下使用的天然药用物质及其制剂。注册分类：

① 未在国内上市销售的从植物、动物、矿物等物质中提取的有效成分及其制剂。

② 新发现的药材及其制剂。

③ 新的中药材代用品。

④ 药材新的药用部位及其制剂。

⑤ 未在国内上市销售的从植物、动物、矿物等物质中提取的有效部位及其制剂。

⑥ 未在国内上市销售的中药、天然药物复方制剂。

⑦ 改变国内已上市销售中药、天然药物给药途径的制剂。

⑧ 改变国内已上市销售中药、天然药物剂型的制剂。

⑨ 仿制药。

说明：注册分类①～⑥的品种为新药，注册分类⑦、⑧按新药申请程序申报。

（二）化学药品注册分类和说明

（1）未在国内外上市销售的药品。

① 通过合成或者半合成的方法制得的原料药及其制剂；

② 天然物质中提取或者通过发酵提取的新的有效单体及其制剂；

③ 用拆分或者合成等方法制得的已知药物中的光学异构体及其制剂；

④ 由已上市销售的多组分药物制备为较少组分的药物；

⑤ 新的复方制剂；

⑥ 已在国内上市销售的制剂增加国内外均未批准的新适应证。

（2）改变给药途径且尚未在国内外上市销售的制剂。

（3）已在国外上市销售但尚未在国内上市销售的药品。

① 已在国外上市销售的制剂及其原料药，和/或改变该制剂的剂型，但不改变给药途径的制剂；

② 已在国外上市销售的复方制剂，和/或改变该制剂的剂型，但不改变给药途径的制剂；

③ 改变给药途径并已在国外上市销售的制剂；

④ 国内上市销售的制剂增加已在国外批准的新适应证。

（4）改变已上市销售盐类药物的酸根、碱基（或者金属元素），但不改变其药理作用的原料药及其制剂。

（5）改变国内已上市销售药品的剂型，但不改变给药途径的制剂。

（6）已有国家药品标准的原料药或者制剂。

说明：其中（1）～（5）类为新药，第（6）类为仿制药。

（三）生物制品注册分类

在《药品注册管理办法》中将生物制品分为治疗用生物制品和预防用生物制品来进行注册管理。

1. 治疗用生物制品注册分类

① 未在国内外上市销售的生物制品。

② 单克隆抗体。

③ 基因治疗、体细胞治疗及其制品。

④ 变态反应原制品。

⑤ 由人的、动物的组织或者体液提取的，或者通过发酵制备的具有生物活性的多组分制品。

⑥ 由已上市销售生物制品组成新的复方制品。

⑦ 已在国外上市销售但尚未在国内上市销售的生物制品。

⑧ 含未经批准菌种制备的微生态制品。

⑨ 与已上市销售制品结构不完全相同且国内外均未上市销售的制品（包括氨基酸位点突变、缺失，因表达系统不同而产生、消除或者改变翻译后修饰，对产物进行化学修饰等）。

⑩ 与已上市销售制品制备方法不同的制品（例如采用不同表达体系、宿主细胞等）。

⑪ 首次采用重组 DNA 技术制备的制品（例如以重组技术替代合成技术、生物组织提取或者发酵技术等）。

⑫ 国内外尚未上市销售的由非注射途径改为注射途径给药，或者由局部用药改为全身给药的制品。

⑬ 改变已上市销售制品的剂型但不改变给药途径的生物制品。

⑭ 改变给药途径的生物制品（不包括上述 12 项）。

⑮ 已有国家药品标准的生物制品。

2. 预防用生物制品注册分类

① 未在国内外上市销售的疫苗。

② DNA 疫苗。

③ 已上市销售疫苗变更新的佐剂，偶合疫苗变更新的载体。

④ 由非纯化或全细胞（细菌、病毒等）疫苗改为纯化或者组分疫苗。

⑤ 采用未经国内批准的菌毒种生产的疫苗（流感疫苗、钩端螺旋体疫苗等除外）。

⑥ 已在国外上市销售但未在国内上市销售的疫苗。

⑦ 采用国内已上市销售的疫苗制备的结合疫苗或者联合疫苗。

⑧ 与已上市销售疫苗保护性抗原谱不同的重组疫苗。

⑨ 更换其他已批准表达体系或者已批准细胞基质生产的疫苗；采用新工艺制备并且实验室研究资料证明产品安全性和有效性明显提高的疫苗。

⑩ 改变灭活剂（方法）或者脱毒剂（方法）的疫苗。

⑪ 改变给药途径的疫苗。

⑫ 改变国内已上市销售疫苗的剂型，但不改变给药途径的疫苗。

⑬ 改变免疫剂量或者免疫程序的疫苗。

⑭ 扩大使用人群（增加年龄组）的疫苗。

⑮ 已有国家药品标准的疫苗。

说明：其中第①～⑭为新生物制品。

四、新药的注册管理

新药上市前根据研究内容和针对研究对象分为临床前研究（preclinical study）和临床研究（clinical study）两个主要环节，我国《药品注册管理办法》本着"安全、有效、质量可控"的原则，对新药研究和注册的整个过程做出了科学、严格的规定。

（一）新药的临床前研究

1. 临床前研究的内容

《药品注册管理办法》指明"为申请药品注册而进行的药物临床前研究，包括药物合成工艺、提取方法、理化性质及纯度、剂型选择、处方筛选、制备工艺、检验方法、质量指标、稳定性，药理、毒理、动物药代动力学等。中药制剂还包括原药材的来源、加工及炮制等，生物制品还包括菌毒种、细胞株、生物组织等起始材料的质量标准、保存条件、遗传稳定性及免疫学的研究等"。

新药临床前研究可根据类别概括分为四方面内容。

（1）综述资料　包括论述立题目的与依据；说明药品名称和命名依据；提供新药所涉及文件和证明材料，证明知识产权的情况，以及药品说明书起草说明和依据。

（2）药学研究　包括原料药理化性质、工艺研究，制剂处方及工艺研究，确证化学结构或组分的试验，药品质量研究，药品标准起草及说明，样品检验，辅料的来源及质量标准，稳定性试验、包装材料和容器质量标准等。

（3）药理毒理研究　包括药效学实验（包括一般药理试验，主要药效学试验），毒理学试验（急性毒性试验，长期毒性试验，过敏性、溶血性和局部刺激性试验、致突变试验、生殖毒性试验、致癌毒性试验、依赖性试验等）。

（4）药代动力学研究　动物药代动力学研究试验包括药物吸收、分布、代谢的部位和速度，生物转化的类型，药物代谢动力学参数等。

2. 临床前研究的其他要求

（1）药物临床前研究　应当执行有关管理规定，其中安全性评价研究必须执行《药物非临床研究质量管理规范》（GLP）。

（2）从事药物研究开发机构的要求　应具有与试验研究相适应的人员、场所、仪器和管理制度；所用的试验动物、试剂和原材料应符合国家有关规定和要求；所有的试验数据和资料必须保证真实。

（3）研究用原料药的规定　研究用原料药必须具有药品批准文号、《进口药品注册证》或者《医药产品注册证》，该原料药必须通过合法的途径获得。研究用原料药不具有药品批准文号、《进口药品注册证》或者《医药产品注册证》的，必须经国家食品药品监督管理部门批准。

（4）境外药物试验研究资料的处理　必须附有境外药物研究机构出具的其所提供资料的项目、页码的情况说明和证明该机构已在境外合法登记的经公证的证明文件。国家食品药品监督管理部门根据审查需要组织进行现场核查。

（5）技术指导原则　药物研究参照国家食品药品监督管理部门发布的有关技术指导原则进行，申请人采用其他评价方法和技术的，应当提交证明其科学性的资料。

3. 新药的命名

药品的名称和命名依据是临床前研究和注册申报的内容之一。对一个新药命名必须按照命名原则命名，使药品名称符合科学性、系统性、简单性的要求。

（1）药品名称的主要类型　药品名称包括通用名称和商品名称。通用名称（generic name）是指列入国家药品标准的药品名称，又称为药品法定名称（official name）；商品名称（brand name）是指经工商行政管理部门批准注册的药品名称，又称为专利名（proprietary name）。已经作为药品通用名称的，该名称不得作为药品商标使用。世卫组织还审定了单一药品通用名《国际非专利名》（international nonproprietary name for pharmaceutical substances，INN），其中的药品名称均为国际非专利药品名。

（2）药品名称包含的项目　根据《药品注册管理办法》中关于申报药品名称的相关规定，化学药品的名称包括通用名、化学名、英文名、汉语拼音；中药材的名称包括中文名、汉语拼音、拉丁名；中药制剂的名称包括中文名、汉语拼音、英文名；生物制品的名称包括通用名、汉语拼音、英文名。

（3）药品命名原则　世界卫生组织的相关文件对药品命名原则要求如下：①药品名称读音应清晰易辨，全词不宜过长，且应避免与目前已经使用的药品相似；②属于同一药效类别的药物，其名称应力求用适当的方法使之显示这一关系；凡是易令病人从解剖学、生理学、病理学和治疗学角度猜测药效的名称，一般不应采用。

（二）新药的临床研究

1. 药物的临床研究药物的临床研究

临床试验（clinical trial）　指任何在人体（病人或健康志愿者）进行药物的系统性研究，以证实或揭示试验药物的作用、不良反应及/或试验药物的吸收、分布、代谢和排泄，目的是确定试验药物的疗效与安全性。

生物等效性试验　是指用生物利用度研究的方法，以药代动力学参数为指标，比较同一种药物的相同或者不同剂型的制剂，在相同的试验条件下，其活性成分吸收程度和速度有无统计学差异的人体试验。

2. 临床试验分期

临床试验分为Ⅰ、Ⅱ、Ⅲ、Ⅳ期。

Ⅰ期临床试验　初步的临床药理学及人体安全性评价试验。观察人体对于新药的耐受程度和药代动力学，为制订给药方案提供依据。病例数为20～30例。

Ⅱ期临床试验　治疗作用初步评价阶段。其目的是初步评价药物对目标适应证患者的治疗作用和安全性，也包括为Ⅲ期临床试验研究设计和给药剂量方案的确定提供依据。此阶段的研究设计可以根据具体的研究目的，采用多种形式，包括随机盲法对照临床试验。病例数一般为不低于100例，预防用生物制品特殊规定试验组最低病例数为不低于300例，根据新药的具体情况按规定设立对照组。

Ⅲ期临床试验　治疗作用确证阶段。其目的是进一步验证药物对目标适应证患者的治疗作用和安全性，评价利益与风险关系，最终为药物注册申请的审查提供充分的依据。试验一般应为具有足够样本量的随机盲法对照试验。病例数一般为不低于300例，预防用生物制品特殊规定试验组最低病例数为不低于500例，根据新药的具体情况按规定设立足够样本量的对照组。

Ⅳ期临床试验　新药上市后应用研究阶段。其目的是考察在广泛使用条件下的药物的疗效和不良反应，评价在普通或者特殊人群中使用的利益与风险关系以及改进给药剂量等。中药、天然药物、化学药物病例数一般为不低于2000例，不设立对照组。

3. 药品注册中需要进行的临床研究

① 申请新药注册必须进行临床试验。新药在批准上市前，应当进行Ⅰ、Ⅱ、Ⅲ期临床试验。有些情况下可进行Ⅱ期和Ⅲ期临床试验或者仅进行Ⅲ期临床试验。

② 申请已有国家标准的药品注册一般不需要进行临床试验；需要进行临床试验的化学药品，一般进行生物等效性试验；需要用工艺和标准控制药品质量的药品，应当进行临床试验。

③ 申请进口药品注册按照国内相应药品注册类别要求进行临床试验。

④ 药品补充申请已上市药品增加新的适应证或者生产工艺等有重大变化的，需要进行临床试验。

⑤ 已有国家标准的固体制剂或改剂型的固体制剂需要进行生物等效性试验。

4. 药物临床试验场所

药物临床试验批准后，申请人应当从具有药物临床试验资格的机构中，选择承担药物临床试验的机构，商定临床试验的负责单位、主要研究者及临床试验参加单位。

5. 药物临床试验方案

申请人应当与选定的临床试验负责单位和参加单位签订临床试验合同，提供研究者手册，参照有关技术指导原则与研究者共同设计和完善临床试验方案。同时临床试验方案应当提请临床试验机构伦理委员会进行审查。

6. 临床研究用药制备和使用管理

临床试验药物应当在符合 GMP 的车间制备，制备过程应当严格执行 GMP 的要求。申请人对临床研究用药的质量负有全部责任。临床研究药物使用由临床研究者负责，必须保证按研究方案使用于受试者；不得把药物交给任何非临床研究者。临床研究用药物不得销售。国家食品药品监督管理部门或者省药品监督管理部门可以根据审查需要进行现场核查。

7. 临床研究的实施

申请人完成每期临床试验后，应当向国家食品药品监督管理部门和有关省药品监督管理部门提交临床试验和统计分析报告。完成 Ⅳ 期临床试验后，还应当向国家食品药品监督管理部门提交总结报告。临床试验时间超过 1 年的，申请人应当自批准之日起每年向国家食品药品监督管理部门和有关省药品监督管理部门提交临床试验进展报告。药物临床研究被批准后应当在 3 年内实施，逾期作废，应重新申请。

8. 保障受试者安全

临床研究机构和临床研究者有义务采取必要措施，保障受试者安全。密切注意药物不良反应，按照规定进行报告和处理。出现大范围、非预期的药物不良反应，或确证临床试验药物有严重质量问题，国家食品药品监督管理部门或省药品监督管理部门，可以责令暂停或终止临床研究。

9. 境外申请人在中国进行国际多中心药物临床研究的规定

① 临床研究用药物应当是已在境外注册的药品或者已进入 Ⅱ 期或 Ⅲ 期临床试验的药物；不受理境外申请人提出的尚未在境外注册的预防用疫苗类新药的国际多中心药物临床研究申请。

② 国家食品药品监督管理部门可根据需要，要求申请人在中国首先进行 Ⅰ 期临床试验。

③ 在进行临床研究时，在任何国家发现与该药物有关的严重不良反应或非预期不良反应，申请人应按照有关规定及时报告国家食品药品监督管理部门。

④ 临床研究结束后，申请人应当将完整的临床研究报告报送国家食品药品监督管理部门。

⑤ 国际多中心药物临床研究取得的数据，用于在中国进行药品注册申请，必须符合有关临床试验的规定，申请人必须提交多中心临床研究的全部研究资料。

（三）对申请资料的要求

申请人应当提供充分可靠的研究数据，证明药品的安全性、有效性和质量可控性，并对全部资料的真实性负责。

药品注册所报送的资料引用文献应当注明著作名称、刊物名称及卷、期、页等；未公开发表的文献资料应当提供资料所有者许可使用的证明文件。外文资料应当按照要求提供中文译本。

五、药品申报与审批程序

新药注册申报与审批，分为临床试验申报审批和生产上市申报审批两个阶段。

（一）新药临床试验申请与审批

1）申请人完成临床前研究后，应当填写《药品注册申请表》，向所在地省级药品监督管理部门如实报送有关资料。

2）省级药品监督管理部门应当对申报资料进行形式审查，对药物研制情况及原始资料进行现场核查，对申报资料进行初步审查，并将审查意见、核查报告以及申报资料送交国家食品药品监督管理部门药品审评中心，并通知申请人。

3）申请注册的药品属于生物制品的，还需抽取3个生产批号的检验用样品，并向药品检验所发出注册检验通知。药品检验所应当按申请人申报的药品标准对样品进行检验，对申报的药品标准进行复核，并将药品注册检验报告送交国家食品药品监督管理部门药品审评中心，并抄送申请人。

4）药品审评中心组织药学、医学及其他技术人员对申报资料进行技术审评，必要时可以要求申请人补充资料，并说明理由。完成技术审评后，提出技术审评意见，连同有关资料报送国家食品药品监督管理部门。

5）国家食品药品监督管理部门依据技术审评意见作出审批决定。符合规定的，发给《药物临床试验批件》；不符合规定的，发给《审批意见通知件》，并说明理由。

（二）新药生产申请与审批

1）申请人完成药物临床试验后，填写《药品注册申请表》，并向所在地省级药品监督管理部门报送申请生产的申报资料，并同时向中国药品生物制品检定所报送制备标准品的原材料及有关标准物质的研究资料。

2）省级药品监督管理部门应当对申报资料进行形式审查，符合要求的，除生物制品外的其他药品，还需抽取3批样品，向药品检验所发出标准复核的通知。省级药品监督管理部门应当在规定的时限内将审查意见、核查报告及申报资料送交药品审评中心，并通知申请人。

3）药品检验所应对申报的药品标准进行复核，并在规定的时间内将复核意见送交药品审评中心，同时抄送通知其复核的省药品监督管理部门和申请人。

4）药品审评中心应组织药学、医学及其他技术人员对申报资料进行审评，必要时可以要求申请人补充资料，并说明理由。经审评符合规定的，药品审评中心通知申请人申请生产现场检查，并告知国家食品药品监督管理部门药品认证管理中心；经审评不符合规定的，药品审评中心将审评意见和有关资料报送国家食品药品监督管理部门。国家食品药品监督管理部门依据技术审评意见，作出不予批准的决定，发给《审批意见通知件》，并说明理由。

5）药品认证中心在收到申请人现场检查的申请后，应组织对样品批量生产过程等进行现场检查，确认核定的生产工艺的可行性，同时抽取1批样品（生物制品抽取3批样品），送进行该药品标准复核的药品检验所检验，并将生产现场检查报告送交药品审评中心。

6）药品审评中心依据技术审评意见、样品生产现场检查报告和样品检验结果，形成综合意见，连同有关资料报送国家食品药品监督管理部门。国家食品药品监督管理部门作出审批决定。符合规定的，发给新药证书，申请人已持有《药品生产许可证》并具备生产条件的，同时发给药品批准文号；不符合规定的，发给《审批意见通知件》，并说明理由。改变剂型但不改变给药途径，以及增加新适应证的注册申请获得批准后不发给新药证书；靶向制剂、缓释、控释制剂等特殊剂型除外。

（三）新药的特殊审批

国家食品药品监督管理部门对下列申请可以实行特殊审批：

1）未在国内上市销售的从植物、动物、矿物等物质中提取的有效成分及其制剂，新发现的药材及其制剂；

2）未在国内外获准上市的化学原料药及其制剂、生物制品；

3）治疗艾滋病、恶性肿瘤、罕见病等疾病且具有明显临床治疗优势的新药；

4）治疗尚无有效治疗手段的疾病的新药。

符合规定的药品，申请人在药品注册过程中可以提出特殊审批的申请，由 SFDA 药品审评中心组织专家会议讨论确定是否实行特殊审批。

（四）新药监测期管理

1. 新药的监测期

国家食品药品监督管理部门根据保护公众健康的要求，可以对批准生产的新药品种设立监测期。监测期自新药批准生产之日起计算，最长不得超过 5 年。监测期内的新药，国家食品药品监督管理部门不批准其他企业生产、改变剂型和进口。

2. 新药的监测期管理

药品生产企业应当考察处于监测期内的新药的生产工艺、质量、稳定性、疗效及不良反应等情况，并每年向所在地省级药品监督管理部门报告。药品生产企业未履行监测期责任的，省级药品监督管理部门应当责令其改正。

药品生产、经营、使用及检验、监督单位发现新药存在严重质量问题、严重或者非预期的不良反应时，应当及时向省级药品监督管理部门报告。省药品监督管理部门应立即组织调查，并报告国家食品药品监督管理部门。

3. 其他规定

药品生产企业对设立监测期的新药从获准生产之日起 2 年内未组织生产的，国家食品药品监督管理部门可以批准其他药品生产企业提出的生产该新药的申请，并重新对该新药进行监测。

新药进入监测期之日起，国家食品药品监督管理部门已经批准其他申请人进行药物临床试验的，可以按照药品注册申报与审批程序继续办理该申请，符合规定的，国家食品药品监督管理部门批准该新药的生产或者进口，并对境内药品生产企业生产的该新药一并进行监测。

新药进入监测期之日起，不再受理其他申请人的同品种注册申请。已经受理但尚未批准进行药物临床试验的其他申请人同品种申请予以退回；新药监测期满后，申请人可以提出仿制药申请或者进口药品申请。

进口药品注册申请首先获得批准后，已经批准境内申请人进行临床试验的，可以按照药品注册申报与审批程序继续办理其申请，符合规定的，国家食品药品监督管理部门批准其进行生产；申请人也可以撤回该项申请，重新提出仿制药申请。对已经受理但尚未批准进行药物临床试验的其他同品种申请予以退回，申请人可以提出仿制药申请。

（五）新药注册申请中知识产权问题的规定

1. 专利状态说明

申请人应当对其申请注册的药物或者使用的处方、工艺、用途等，提供申请人或者他人在中国的专利及其权属状态的说明；他人在中国存在专利的，申请人应当提交对他人的专利不构成侵权的声明。对申请人提交的说明或者声明，药品监督管理部门应当在行政机关网站予以公示。

2. 专利纠纷处理

药品注册过程中发生专利权纠纷的，按照有关专利的法律法规解决。

3. 对他人已获得中国专利权的药品

申请人可以在该药品专利期届满前 2 年内提出注册申请国家食品药品监督管理部门按照

本办法予以审查，符合规定的，在专利期满后核发药品批准文号、《进口药品注册证》或者《医药产品注册证》。

4. 药品申报中技术秘密的保护

按照《药品管理法实施条例》第三十五条的规定，对获得生产或者销售含有新型化学成分药品许可的生产者或者销售者提交的自行取得且未披露的试验数据和其他数据，国家食品药品监督管理部门自批准该许可之日起 6 年内，对未经已获得许可的申请人同意，使用其未披露数据的申请不予批准；但是申请人提交自行取得数据的除外。

六、进口药品的注册管理

（一）申请进口药品的要求

1）申请进口的药品，应当获得境外制药厂商所在生产国家或者地区的上市许可；未在生产国家或者地区获得上市许可，但经国家食品药品监督管理部门确认该药品安全、有效而且临床需要的，可以批准进口。

2）申请进口的药品，其生产应当符合所在国家或者地区《药品生产质量管理规范》及中国《药品生产质量管理规范》的要求。

3）对申请进口药品制剂，还特别强调必须提供直接接触药品的包装材料和容器合法来源的证明文件、用于生产该制剂的原料药和辅料合法来源的证明文件。原料药和辅料尚未取得国家食品药品监督管理部门批准的，应当报送有关生产工艺、质量指标和检验方法等规范的研究资料。

（二）进口药品分包装的申报与审批

进口药品分包装，是指药品已在境外完成最终制剂生产过程，在境内由大包装规格改为小包装规格，或者对已完成内包装的药品进行外包装、放置说明书、粘贴标签等。

1. 申请进口药品分包装，应当符合下列要求

① 该药品已经取得《进口药品注册证》或者《医药产品注册证》。

② 该药品应当是中国境内尚未生产的品种，或虽有生产但是不能满足临床需要的品种。

③ 同一制药厂商的同一品种应当由一个药品生产企业分包装，分包装的期限不得超过《进口药品注册证》或者《医药产品注册证》的有效期。

④ 除片剂、胶囊外，分包装的其他剂型应当已在境外完成内包装。

⑤ 接受分包装的药品生产企业，应当持有《药品生产许可证》。进口裸片、胶囊申请在国内分包装的，接受分包装的药品生产企业还应当持有与分包装的剂型相一致的《药品生产质量管理规范》认证证书。

⑥ 申请进口药品分包装，应当在该药品《进口药品注册证》或者《医药产品注册证》的有效期届满 1 年前提出。

2. 对分包装药品的有关规定

① 进口分包装的药品应当执行进口药品注册标准。

② 进口分包装药品的说明书和标签必须与进口药品的说明书和标签一致，并且应当标注分包装药品的批准文号和分包装药品生产企业的名称。

③ 境外大包装制剂的进口检验按照国家食品药品监督管理部门的有关规定执行。包装后产品的检验与进口检验执行同一药品标准。

④ 提供药品的境外制药厂商应当对分包装后药品的质量负责。分包装后的药品出现质量问题的，国家食品药品监督管理部门可以撤销分包装药品的批准文号，必要时可以依照《药品管理法》第四十二条的规定，撤销该药品的《进口药品注册证》或者《医药产品注

册证》。

进口药品注册程序见图 4-1。

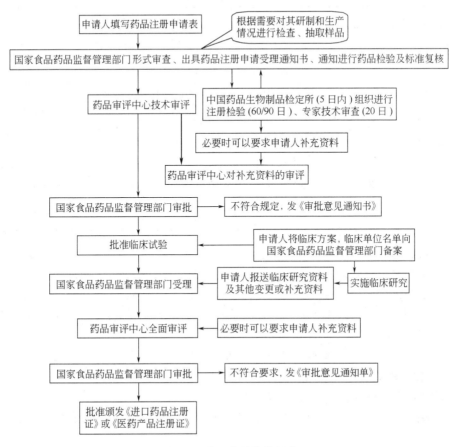

图 4-1 进口药品注册程序

七、仿制药品的注册管理

（一）申请人条件

仿制药申请人应当是药品生产企业，其申请的药品应当与《药品生产许可证》载明的生产范围一致。

（二）仿制药的条件

仿制药应当与被仿制药具有同样的活性成分、给药途径、剂型、规格和相同的治疗作用。已有多家企业生产的品种，应当参照有关技术指导原则选择被仿制药进行对照研究。

八、药品补充申请的注册管理

变更研制新药、生产药品和进口药品已获批准证明文件及其附件中载明事项的，应当提出补充申请。申请人应当参照相关技术指导原则，评估其变更对药品安全性、有效性和质量可控性的影响，并进行相应的技术研究工作。

（一）申报

申请人应当填写《药品补充申请表》，向所在地省级药品监督管理部门报送有关资料和说明。进口药品的补充申请，申请人应当向国家食品药品监督管理部门报送有关资料和说明，提交生产国家或者地区药品管理机构批准变更的文件。

（二）审批

根据所申请补充事项的不同，药品补充申请审批部门不同。具体审批见表 4-1。

表 4-1　药品补充申请审批

管理部门	补充申请
省级药品监督管理部门备案	对药品安全有效和质量可控性没有影响的补充申请，包括按规定变更药品包装标签、根据国家食品药品监督管理部门的要求修改说明书、变更国内生产药品制剂的原料药产地等
省级药品监督管理部门审批，国家食品药品监督管理部门备案	对药品安全有效和质量可控性有影响的补充申请，包括改变国内药品生产企业名称、改变国内生产药品的有效期、国内药品生产企业内部改变药品生产场地等
省级药品监督管理部门审核，国家食品药品监督管理部门审批备案	对药品安全有效和质量可控性有重大影响的补充申请，包括修改药品注册标准、变更药品处方中已有药用要求的辅料、改变影响药品质量的生产工艺等
国家食品药品监督管理部门审批备案	进口药品由国家食品药品监督管理部门审批，其中改变进口药品制剂所用原料药的产地、变更进口药品外观但不改变药品标准、根据国家药品标准或国家食品药品监督管理部门的要求修改进口药说明书、补充完善进口药说明书的安全性内容、按规定变更进口药品包装标签、改变注册代理机构的补充申请

九、药品再注册

国家食品药品监督管理部门核发的药品批准文号、《进口药品注册证》或者《医药产品注册证》的有效期为 5 年。有效期届满，需要继续生产或者进口的，申请人应当在有效期届满前 6 个月申请再注册。国家食品药品监督管理部门还对不予再注册的情形做了规定：

① 有效期届满前未提出再注册申请的；

② 未达到国家食品药品监督管理部门批准上市时提出的有关要求的；

③ 未按照要求完成Ⅳ期临床试验的；

④ 未按照规定进行药品不良反应监测的；

⑤ 经国家食品药品监督管理部门再评价属疗效不确、不良反应大或其他原因危害人体健康的；

⑥ 按照《药品管理法》的规定应当撤销药品批准证明文件的；

⑦ 不具备《药品管理法》规定的生产条件的；

⑧ 未按规定履行监测期责任的；

⑨ 其他不符合有关规定的情形。

对不予再注册的品种，除因法定事由被撤销药品批准证明文件的外，在有效期届满时，注销其药品批准文号、《进口药品注册证》或者《医药产品注册证》。进口药、仿制药、再注册申请程序见表 4-2。

表 4-2　进口药、仿制药、再注册申请程序

申请事项	受理事项
进口药品	申请人填写《药品注册申请表》，向国家食品药品监督管理部门提出申请，并由中国药品生物制品检定所承担样品检验和标准复核，符合要求的，由国家食品药品监督管理部门授予《进口药品注册证》或《医药产品注册证》
仿制药品	申请人填写《药品注册申请表》，向省级药品监督管理部门提出申请，并由指定的药检所承担样品检验和标准复核，将结果上报国家食品药品监督管理部门，国家食品药品监督管理部门对其进行全面审查，符合要求的，批准进行临床研究或生产(后者发给药品生产批号)
再注册	申请人填写《药品注册申请表》，向所在地省级药品监督管理部门(进口药向国家食品药品监督管理部门)提出再注册申请，省级药品监督管理部门(国家食品药品监督管理部门)应当自受理申请之日起对药品再注册申请进行审查，符合规定的，予以再注册

十、药品批准文号和进口药品注册证号

《药品注册管理办法》对申报注册的药品批准后颁发统一的批准文号，并对药品批准文号和进口药品注册证号做了明确规定。

药品批准文号的格式为：国药准字 H（Z、S、J）＋4 位年号＋4 位顺序号，其中 H 代表化学药品，Z 代表中药，S 代表生物制品，J 代表进口药品分包装。

新药证书号的格式为：国药证字 H（Z、S）＋4 位年号＋4 位顺序号，其中 H 代表化学药品，Z 代表中药，S 代表生物制品。

《进口药品注册证》证号的格式为：H（Z、S）＋4 位年号＋4 位顺序号；《医药产品注册证》证号的格式为：H（Z、S）C＋4 位年号＋4 位顺序号，其中 H 代表化学药品，Z 代表中药，S 代表生物制品。对于境内分包装用大包装规格的注册证，其证号在原注册证号前加字母 B。

第三节　GLP 和 GCP

《药物非临床研究质量管理规范》（non-clinical good laboratory practice，GLP）是关于药品非临床研究实验设计、操作、记录、报告、监督等一系列科研行为和实验室技术和管理条件的法规要求。其目的是"提高药物非临床研究的质量，确保实验资料的真实性、完整性和可靠性，保障人民用药安全"。《药物临床试验质量管理规范》（good clinical practice，GCP）是新药研究开发中所推行的国际惯例性的、标准化规范，适用于临床试验全过程监督管理的标准规定，能有效地保证临床试验质量。GLP 和 GCP 两大管理规范，为推动我国新药研究和开发走向规范化、科学化、国际化具有重要意义。

一、GLP

（一）GLP 的发展历程

药物非临床研究是新药研究的基础阶段，其主要目的是获得关于药物的安全性、有效性、质量可控性等的数据资料，主要通过"实验系统"试验的方式，对药物进行药理学、毒理学测试，从而获得有关数据，为进一步的药物临床试验提供依据。

为了提高药物非临床研究质量，确保试验资料的真实、完整和可靠，保证用药安全，世界各国纷纷制定相应的法规，我国根据《药品管理法》，原国家药品监督管理局于 1999 年制定并发布《药物非临床研究质量管理规范（试行）》，2003 年原国家食品药品监督管理局修订《药物非临床研究质量管理规范》，于 2003 年 9 月 1 日起正式实施。表 4-3、表 4-4 列举了世界及我国药物非临床研究质量管理规范的发展历程。

表 4-3　世界药物非临床研究质量管理规范的发展

法 规 名 称	颁布时间	颁布国家	颁布意义
测试实验室条例	1972 年	新西兰	作为毒理学研究一般的建议提出
国家实验理事会法案	1973 年	丹麦	开创了 GLP 作为法规实施的先河，但未引起世界上其他国家的重视
药物非临床研究质量管理规范	1979 年	美国	世界上第一部较为完整的实验室质量管理规范，轰动了世界
药物非临床研究质量管理规范	日本：1982；英国：1982；法国：1983；瑞典：1985；瑞典：1985；荷兰：1986；意大利：1988 等		GLP 逐渐成为了国际上通行的确保药品非临床安全性研究质量的规范

表 4-4　我国药物非临床研究质量管理规范相关管理办法

颁布时间	颁 布 名 称	颁 布 意 义
1985 年	药品管理法	实施规范新药审批规定的开始
1985 年	新药审批办法	对新药毒理学的评价提出了明确要求
1993 年	新药(西药)临床前研究指导原则	一定程度上对毒理实验全过程进行的质量监督管理进行规范
1994 年	药品非临床研究质量管理规定(试行)	进一步使我国的新药安全性评价研究符合国际规范
1996 年	〈药品非临床研究质量管理规定(试行)〉实施指南(试行)和执行情况验收检查指南(试行)	以指导和推荐的形式在一定程度上推动了我国GLP 的发展。
1999 年	药品非临床研究质量管理规定(试行)	我国的 GLP 真正意义上向国际化规范化迈出了可喜的一步
2003 年	药物非临床研究质量管理规范	开创了我国药品研究规范新时代

（二）GLP 的适用范围

适用于申请药品注册而进行的非临床安全性研究。非临床研究：系指为评价药物安全性，在实验室条件下，用实验系统（用于毒性试验的动物、植物、微生物以及器官、组织、细胞、基因等）进行的各种毒性试验，包括单次给药的毒性试验、反复给药的毒性试验、生殖毒性试验、遗传毒性试验、致癌试验、局部毒性试验、免疫原性试验、依赖性试验、毒代动力学试验及与评价药物安全性有关的其他试验。

（三）GLP 的主要内容

为了提高新药安全性研究的质量，保证社会公众的用药安全，使我国的新药安全性评价研究符合国际规范，原国家食品药品监督管理局于 2003 年 9 月 1 日颁布施行《药物非临床研究质量管理规范》。

《药物非临床质量管理规范》共 9 章 45 条。其内容如下：

第一章　总则。共 2 条（1～2 条）。药物非临床安全性评价研究机构必须遵循本规范。

第二章　组织机构和人员。共 5 条（3～7 条）。非临床研究机构应建立完善的组织管理体系，建立规章制度。设立独立的质量保证部门，每项研究工作必须聘任专题负责人。规定了非临床研究机构负责人的条件和职责，专题负责人的职责及对工作人员的要求。

第三章　试验设施。共 7 条（8～14 条）。根据所从事的非临床研究的需要，建立相应的实验设施。设立相应的实验室，具备相应的环境调控设施，配置适当的动物饲养和管理设施，合理配置饲料、垫料、笼具及其他动物用品的存放设施。处置供试品和对照品的设施（接收、贮藏、配制、贮存），保管实验方案、各类标本、原始记录、总结报告及有关文件档案的设施。

第四章　仪器设备和试验材料。共 6 条（15～20 条）。对配备、放置、保管、保养仪器设备做了原则的规定。对供试品的管理提出 4 项要求；规定实验室的试剂和溶液应贴有标签；规定了实验用动物饲料、饮水的检验要求，清洁剂、消毒剂等管理的要求。

第五章　标准操作规程。共 4 条（21～24 条）。规定非临床研究机构必须对动物房和实验室、实验设施和仪器设备、计算机系统，供试品和对照品、实验动物、实验样品、实验标本，工作人员的健康检查等 16 方面的工作制定标准操作规程。规定了标准操作规程的制定、修改、生效、保管、分发、废除销毁的要求。

第六章　研究工作的实施。共 11 条（25～35 条）。对研究工作实施程序作出明确规定。研究工作应由负责人制订实施方案和写出总结报告，并且必须经质量保证部门审查；实验方案应包括研究专题的名称或代号及研究目的、研究机构和委托单位的名称及地址、实验系统、实验数据处理方法等 15 项主要内容；总结报告包括研究起止日期、各种指标检测方法和频率、实验结果和结论等 13 项主要内容；并对实验方案和总结报告的修改程序和要求，运行管理，实验记录，动物样本处理程序等作出规定。

第七章 资料档案。共 5 条（36～40 条）。对研究工作结束或者研究项目被取消或中止后，资料档案的内容及归档做了明确的规定。规定资料档案应有专人保管，保存时间为该药品上市后至少 5 年；易变质的标本等保存时间，应以能够进行质量评价为时限。

第八章 监督检查。共 2 条（41～42 条）。明确国家药品监督管理局为监督、检查和认证机关；凡是在中国境内药品注册进行非临床研究的单位，都是监督、检查、资格认证的对象。

第九章 附则。共 3 条（43～45 条）。明确有关用语的含义，明确该规范由国家食品药品监督管理部门解释。

（四）GLP 认证管理

为加强药物非临床研究的监督管理，推进 GLP 的实施，国家食品药品监督管理部门制定《药物非临床研究质量管理规范认证管理办法》，从 2005 年 1 月 1 日起，我国开始强制执行 GLP 认证。

GLP 认证是指国家食品药品监督管理部门对药物非临床安全性评价研究机构的组织管理体系、人员、实验设施、仪器设备、试验项目的运行与管理等进行检查，并对其是否符合 GLP 作出评定。

国家食品药品监督管理部门主管全国 GLP 认证管理工作，省级药品监督管理部门负责本行政区域内药物非临床安全性评价研究机构的日常监督管理工作。

1. GLP 认证依据

1)《中华人民共和国药品管理法》（中华人民共和国主席令第 45 号）；

2)《中华人民共和国药品管理法实施条例》（中华人民共和国国务院令第 360 号）；

3)《药品注册管理办法》（国家食品药品监督管理局令第 17 号）；

4)《药物非临床研究质量管理规范》（国家食品药品监督管理局令第 2 号）；

5)《药物非临床研究质量管理规范认证管理办法》国食药监安［2007］214 号。

2.《药物非临床研究质量管理规范认证管理办法》内容

《药物非临床研究质量管理规范认证管理办法》共 7 章 37 条，主要内容如下：

第一章　总则	第五章　监督管理
第二章　申请与受理	第六章　检查人员的管理
第三章　资料审查与现场检查	第七章　附则
第四章　审核与公告	

3. 申报 GLP 认证前的准备

1) 成立 GLP 认证工作领导小组，协调 GLP 认证工作中出现的问题，负责硬件、软件系统的改造、完善、整理工作。

2) 有计划、分层次对质量保证人员、管理人员、实验人员、实验动物饲养人员开展培训。

3) 按 GLP 认证检查项目的内容，全面开展自检工作，找出缺陷问题，制订整改计划，要通过"自检→整改→自检→整改"的多次循环，使非临床研究机构的硬、软件系统达到 GLP 的要求。

4) 组织现场检查的陪同人员，岗位操作人员，配合文件系统检查的人员，做好准备。

4. GLP 认证申请机构的基本条件

申请 GLP 认证的机构，应在申请前按照 GLP 的要求运行 12 个月以上，并按照 GLP 的要求完成申请试验项目的药物安全性评价研究。

5. GLP 认证程序

1）申请机构向国家食品药品监督管理部门报送申请资料；申请资料包括申请表、研究机构资料。

2）国家食品药品监督管理部门进行初审，向被检机构和省级药品监督管理部门发出《现场检查通知书》。

3）开展现场检查。现场检查一般按照以下程序进行：①主持人介绍检查员、观察员，被检机构汇报情况；确认检查范围，落实检查日程；确定检查陪同人员。②检查组成员按照现场检查方案、GLP 现场检查项目进行检查，对检查的项目逐条记录，发现问题认真核对，并进行现场取证。③检查组根据检查标准对检查项目进行评定，并填写《药物非临床研究质量管理规范认定检查评定表》，拟定现场检查报告。④检查组召开检查组成员、观察员和被检查机构相关人员参加末次会议，通报检查情况。

二、GCP

《药物临床试验质量管理规范》（GCP）是新药研究开发中所推行的一系列标准化规范之一，是国家食品药品监督管理部门制定的保证临床试验质量，适用于临床试验全过程的标准规定。

（一）药物临床试验管理的发展进程

世界药品临床试验管理发展史根据进程，大致分为三个时期。

第一个时期：药品临床试验和管理体系形成的初期。

1938 年美国国会通过"新药审批"程序对确立 FDA 作为药品监督管理机构在保障用药安全方面的法律地位意义重大。20 世纪 60 年代的海豹婴儿事件进一步提高了世界各地药监部门审批新药的权力和行使强制性监督检查职能的重要性。

第二个时期：药品临床试验规范化和法制化管理形成的时期

第 18 届世界医学大会 WMA（world medical assemble）通过并在之后不断修订的《赫尔辛基宣言》详细规定了涉及人体试验必须遵循的原则，奠定了现今药品临床试验管理规范核心内容的基础。与此同时，许多国家还颁布了符合本国国情的相关药物临床试验规范。这使世界药品临床试验进入了一个法规化管理的新时期。

第三个时期：药品临床试验管理规范国际统一标准逐步形成的时期。

20 世纪 90 年代初，由美国 FDA、美国制药工业协会、欧洲委员会、欧洲制药工业协会、日本厚生省和日本制药工业协会这六个成员发起并召开"人用药物注册技术国际协调会议（ICH）"第一次大会，制定了关于人用药品注册技术各个方面的标准及指导原则，其中包括 ICH 的药品临床试验管理规范、快速报告的定义和标准、临床试验报告的内容与格式等。

（二）GCP 的主要内容

为保证药物临床试验过程规范，结果科学可靠，保护受试者的利益，保障其安全，根据《中华人民共和国药品管理法》，参照国际公认原则，原国家食品药品监督管理局修订并完善了符合我国医药国情的《药物临床试验质量管理规范》。

《药物临床试验质量管理规范》共 13 章 70 条。自 2003 年 9 月 1 日起施行。主要内容如下。

第一章　总则。共 4 条（1～4 条）。该规范是临床试验全过程的标准规定，包括方案设计、组织、实施、监察、稽查、记录、分析总结和报告。凡药品进行各期临床试验，包括人体生物利用度和生物等效性试验，均需按规范执行。并明确所有以人为对象的研究必须符合《赫尔辛基宣言》，即公正、尊重人格、力求使受试者最大限度受益和尽可能避免伤害。

第二章　临床试验前的准备与必要条件。共 3 条（5～7 条）。进行药物临床试验必须要有充分的科学依据。在进行人体试验前，必须周密考察该实验的目的和要解决的问题，应权衡对受试者和公众健康预期的受益与风险，预期的受益应超过可能出现的损害。选择临床试验方法必须符合科学和伦理要求。临床试验用药品由申办者准备和提供。进行临床试验前，申办者必须提供该试验药品的临床前研究资料，包括处方组成、制造工艺和质量检验结果。药物临床试验机构的设施与条件应满足安全有效地进行临床试验的要求。

第三章　受试者的权益保障。共 8 条（8～15 条）。在药物临床试验过程中，必须对受试者的个人权益充分保障，并确保试验的科学性和可靠性。受试者的权益、安全和健康必须高于对科学和社会利益的考虑。伦理委员会与知情同意书是保障受试者权益的主要措施。伦理委员会是为确保临床试验中受试者的权益，并为之提供公众保证而在参加临床试验的医疗机构内部成立的。伦理委员会的组成和工作应相对独立，不受任何参与实验者的影响。知情同意书是对试验的情况进行充分和详细的解释后，向受试者或法定代理人出具的书面文件。

第四章　试验方案。共 3 条（16～18 条）。规定临床研究前应制订试验方案，该方案由研究者与申办者共同商定，报伦理委员会审批后实施。临床试验方案应主要包括：①试验题目；②试验目的，试验背景，临床前研究中有临床意义的发现和与该试验有关的临床试验结果、已知对人体的可能危险与受益及试验药物存在人种差异的可能；③申办者、研究者的名称及试验的场所；④试验设计的类型，随机化分组方法及设盲的水平；⑤受试者的入选标准，选择步骤，受试者分配的方法等 23 项内容。

第五章　研究者的职责。共 12 条（19～31 条）。规定负责临床试验的研究者应具备专业知识与技术、经验和支配权等条件，以及研究者必须详细了解并严格执行方案、保障受试者的安全、写出总结报告等 12 项职责。

第六章　申办者的职责。共 13 条（32～44 条）。申办者负责发起、申请、组织、监察和稽查一项临床试验，并提供试验经费。规定了申办者选择临床试验的机构和研究者、提供研究者手册、建立对临床试验的质量控制和质量保证系统、向 CFDA 递交试验的总结报告等 12 项职责。

第七章　监察员的职责。共 3 条（45～47 条）。监察员是申办者与研究者之间的主要联系人，监察员应遵循标准操作规程，督促临床试验的进程，保证临床试验按方案进行。

第八章　记录与报告。共 5 条（48～52 条）。病历作为临床试验的原始文件，应完整保存。病例报告表中的数据来自原始文件并与原始文件一致，试验中的任何观察、检查结果均应及时、准确、完整、规范、真实地记录于病历和正确地填写至病例报告表中。临床试验总结报告内容应与试验方案要求一致。

研究者应保存临床试验资料至临床试验终止后五年。申办者应保存临床试验资料至试验药物被批准上市后五年。

第九章　数据处理与统计分析。共 3 条（53～55 条）。分别对临床试验过程中数据的处理、统计结果的表达与分析做了规范化要求，并对受试者的分配方案做了规定。

第十章　试验用药品的管理。共 5 条（56～60 条）。临床试验用药品不得销售。申办者负责对临床试验用药品做适当的包装与标签，并标明为临床试验专用。试验用药品的使用由研究者负责，研究者必须保证所有试验用药品仅用于该临床试验的受试者，其剂量与用法应遵照试验方案，剩余的试验用药品退回申办者，试验用药品有专人管理并对使用保管记录在案。

试验用药品的供给、使用、储藏及剩余药物的处理过程应接受相关人员的检查。

第十一章　质量保证。共 4 条（61～64 条）。申办者及研究者均应履行各自职责，并严格遵循临床试验方案，采用标准操作规程。临床试验中有关所有观察结果和发现都应加以核实，在数据处理的每一阶段必须进行质量控制，以保证数据完整、准确、真实、可靠。对临床试验的稽查和审察事宜也做了相关规定。

第十二章　多中心试验。共3条（65～67条）。多中心试验是由多位研究者按同一试验方案在不同地点和单位同时进行的临床试验。各中心同期开始与结束试验。多中心试验由一位主要研究者总负责，并作为临床试验各中心间的协调研究者。多中心试验应当根据参加试验的中心数目和试验的要求，以及对试验用药品的了解程度建立管理系统，协调研究者负责整个试验的实施。

多中心试验的计划和组织实施要考虑以下各点：①试验方案由各中心的主要研究者与申办者共同讨论认定，伦理委员会批准后执行；②在临床试验开始时及进行的中期应组织研究者会议；③各中心同期进行临床试验；④各中心临床试验样本大小及中心间的分配应符合统计分析的要求；⑤保证在不同中心以相同程序管理试验用药品，包括分发和储藏；⑥根据同一试验方案培训参加该试验的研究者；⑦建立标准化的评价方法，试验中所采用的实验室和临床评价方法均应有统一的质量控制，实验室检查也可由中心实验室进行；⑧数据资料应集中管理与分析，应建立数据传递、管理、核查与查询程序；⑨保证各试验中心研究者遵从试验方案，包括在违背方案时终止其参加试验。

第十三章　附则。共3条（68～70条）。附则明确有关术语的定义，该规范由国家食品药品监督管理部门解释，自2003年9月1日起施行。

（三）药物临床试验机构的资格认定

为了保证药物临床的过程科学规范，数据准确可靠，并保证受试者的安全和权益，实施药物临床试验资格认定是推动我国GCP强制实施，提高我国临床研究水平的重要手段。

《药物临床试验机构资格认定办法（试行）》由原国家食品药品监督管理局和原卫生部共同制定，并于2004年3月1日起施行，这意味着我国开始对药物临床试验机构实施资格认定。自2005年3月1日起，未提出资格认定申请和检查不合格的国家药品临床研究基地，将不再具有承担药物临床试验的资格。

《中华人民共和国药品管理法实施条例》第30条规定："药物临床试验申请经国务院药品监督管理部门批准后，申报人应当在经依法认定的具有药物临床试验资格的机构中选择该临床试验的机构。"

1. 资格认定的含义

药物临床试验机构资格认定是指资格认定管理部门依照法定要求对申请承担药物临床试验的医疗机构所具备的药物临床试验条件，药物临床试验机构的组织管理、研究人员、设备设施、管理制度、标准操作规程等进行系统评价，做出其是否具有承担药物临床试验资格决定的过程。

2. 申请资格认定的医疗机构应具备的条件

① 已取得医疗机构执业许可；

② 申请资格认定的专业应与医疗机构执业许可诊疗科目一致；

③ 具有与药物临床试验相适应的设备设施；

④ 具有与承担药物临床试验相适应的诊疗技术能力；

⑤ 具有与承担药物临床试验相适应的床位数和受试者人数；

⑥ 具有承担药物临床试验的组织管理机构和人员；

⑦ 具有能够承担药物临床试验的研究人员并经过药物临床试验技术与法规的培训；

⑧ 具有药物临床试验管理制度和标准操作规程；

⑨ 具有防范和处理药物临床试验中突发事件的管理机制和措施。

3. 药物临床试验机构资格认定的程序

药物临床试验机构资格认定的程序如下。

（1）初审　申请机构向所在地省级卫生厅（局）报送申报资料。省级卫生厅（局）应对医疗机构执业许可、医疗机构概况、专业科室和卫生技术人员及其他相关技术能力与设施情况、医疗中受试者受到损害事件的防范和处理预案等进行审查，并提出意见。对初审符合条件的医疗机构，将其资格认定申报材料移交同级药品监督管理局。

（2）形式审查　省级药品监督管理部门对同级卫生厅（局）移交的资格认定的申报材料进行形式审查。审查内容包括医疗机构概况、药物临床试验组织管理机构设置与负责人情况、申请资格认定的专业科室及人员情况等。对审查符合要求的资格认定申报资料，报国家食品药品监督管理部门。

（3）受理审查　国家食品药品监督管理部门对申报资料进行受理审查，作出是否受理的决定，并书面通知申请机构及其所在地省级药品监督管理部门和卫生厅（局）。对申报资料受理审查符合要求的，组织对申请机构进行现场检查。

（4）现场检查　国家食品药品监督管理部门会同卫生行政部门组成检查组实施现场检查。检查组由3～5名监督管理人员和专家组成。具体过程：①实施现场检查前，国家食品药品监督管理部门应书面通知被检查机构和所在地省级药品监督管理局和卫生厅（局），告知现场检查时间、检查内容和日程安排。②检查过程中，检查人员应严格按照现场检查程序和《药物临床试验机构资格认定标准》进行现场检查，对检查中发现的问题如实记录，必要时应予取证。③现场检查结束后，检查组将检查结果录入药物临床试验资格认定数据库，对现场检查情况进行综合评定分析，提出资格认定的检查意见，报国家食品药品监督管理部门。④国家食品药品监督管理部门会同卫生行政部门对资格认定的检查意见进行审核，对通过资格认定的医疗机构，予以公告并颁发证书。

[案例]

英国药物试验事故——新药试验者竟变"大象人"

一家名叫 TeGenero 的德国制药公司，生产的一种新药叫 TGN1412 单克隆抗体，生物学上又叫衍生蛋白，用来治疗白血病、风湿性关节炎及各种硬化症。这家公司从1997年开始研制此药品。2006年，美国一家名为 Parexel 的药物试验公司组织了新药试验。8名英国男士为了赚取每人2000英镑的报酬，充当新药试验志愿者。其中2人服用的是安慰剂，其余6人测试新药物。此6人接受药物注射后，均发生了严重的过敏反应，出现多器官衰竭，其中2人病危，进行抢救。一名病危者头部肿胀，看起来像是电影中的"大象人"，受试者的危害程度可以说惨不忍睹。他们被告知，即使脱离生命危险，其内脏器官也会留下后遗症。受害者法律顾问坦言：这家制药公司的实验组织混乱，缺乏必要的真实准确的资料，实验研究过程中有不安全的研究结果。英国药品和保健品管理局勒令停止试验。

这次"大象人"的新药试验事故是药品申报企业药品安全性淡薄，药品研究质量不严格，临床负责新药试验的组织机构不规范、不严谨所造成的恶性事件。因此，对《药物临床实验管理规范》的严格贯彻和依法有效监督是药品研究安全性的重要保障。

（邹积宏）

第五章　药品生产质量管理

药品生产质量管理是药事管理的最重要内容之一。任何药品的质量都是生产过程中形成的，因此药品生产过程的质量管理对于保证药品质量、维护人民身体健康至关重要。

第一节　药品生产企业管理概述

一、药品生产企业简介

（一）与药品生产有关的概念

生产是工业企业最基本的活动，其含义可理解为物品的加工或制造。简单地说，生产是投入产出的过程。生产的投入物称为生产要素，包括土地、资本、劳动和知识等；产出物包括产品和服务等。

药品生产（drug produce）是指将生产所用原料加工制备成能够供医疗使用的药品的过程。药品生产管理的研究范畴在理论上有广义和狭义之分。简单地说，广义的药品生产管理包括与药品生产有关的一系列要素与问题，如生产什么、生产多少、如何生产、何时生产等；狭义的药品生产管理则仅指药品生产质量管理。

按产品种类不同，药品生产可分为中药生产、化学药品生产和生物制品生产等。按其成品特性的不同，药品生产又可以分为原料药生产和制剂生产两大类。原料药是通过化学合成、重组 DNA 技术、发酵、酶反应等技术生成，或从天然物质中提取等途径获得的，供药品制剂生产单位制备药物制剂使用；中药材和中药饮片的生产也可属于原料药生产的范畴。而任何药品在供临床使用之前，都须加工制成适合医疗使用的形式（即各种剂型或者称为制剂，如片剂、胶囊剂、散剂及注射剂等），这一过程即药品制剂生产。

（二）药品生产的特点

由于药品是关系人民群众身体健康和生命安全的特殊商品，国家对其生产实行严格的法律控制，药品生产既有与其他产品生产共同之处，又存在一些不同的特点。

1. 准入条件严

药品生产具有更严格的准入条件。如《药品管理法》规定：①所有的药品生产企业必须达到国家规定的条件，经药品监督管理部门审批，取得《药品生产许可证》后才具有药品生产资格；②药品生产企业必须通过药品监督管理部门组织的药品 GMP 认证，取得《药品GMP 证书》才能生产药品；③除部分中药材和中药饮片外，所有药品必须取得国家食品药品监督管理部门核发的药品批准文号才能生产。

2. 质量要求高

我国对药品实行法定的、强制性的国家药品标准，即药品必须符合国家药品标准（中药饮片除外）。药品按是否符合药品标准情况分为"合格药品"和"不合格药品"，在市场上流通的药品必须是合格药品，同时不允许有"等外品"、"处理品"等。

3. 环境保护迫切

进入 21 世纪后，人类对于环境的保护越发关注，保护环境的呼声越来越高。对于药品生产这样一个对环境、空气有较大污染的行业，在管理过程中主要采取两种措施：首先在城市规划上把生产企业的生产地址由城市的中心迁至到城乡结合部或近郊；其次国家食品药品监督管理部门在 2004 年发布公告，要求药品生产企业在进行 GMP 认证的过程中，提供环保评价文件，只有环保评估合格的企业才发给 GMP 证书。

4. 生产技术先进

随着社会经济的发展，生产技术水平的提高，在药品生产过程中使用先进的生产设备和生产工艺应该是药品生产企业必行之路。新的、先进的生产设备和生产工艺可以大幅度地提高生产效率、改善生产环境和提高产品质量，因此药品生产企业普遍采用先进的生产技术，具有较高的机械化、自动化程度。

5. 生产过程复杂

由于药品的品种、规格、剂型多，其生产技术涉及药学及制药工程、医学、化学及化学工程、生物学及生物工程等多个领域的知识及成果。药品生产过程中涉及的问题，往往必须综合运用多学科知识才能解决，而且其管理工作也较为复杂。

（三）药品生产企业的概念

企业是社会组织的一种，简单地说，企业是独立的、营利性的经济组织，包括生产企业、经营企业等不同类别。其中的生产企业，是指应用现代科学技术，自主地从事商品生产、经营活动，实行独立核算，具有法人地位的经济实体。

依据《药品管理法》第一百零二条："药品生产企业，是指生产药品的专营企业或者兼营企业。"药品生产企业（drug producer），亦即制药企业，我国传统上将其称为"药厂"，按照现代企业制度建立的药品生产企业通常称为"制药公司"。

（四）药品生产企业的性质

与其他产品的生产企业一样，药品生产企业具有企业的基本性质和特征，具体包括经济性、营利性和独立性。

（1）经济性　药品生产企业是从事药品生产、经营等经济性活动的组织，这也是企业的首要特征。

（2）营利性　任何企业的活动都是以获取利润为目的的，这也是药品生产企业的性质。

（3）独立性　药品生产企业和其他企业一样，必须是一个独立核算、自主经营、自负盈亏、自我发展的独立的经济实体。

二、药品生产监督管理

为进一步加强对药品生产过程的监督管理，规范药品生产行为，以确保所生产药品的质量，原国家药品监督管理局于 2002 年 12 月 11 日颁布了《药品生产监督管理办法（试行）》，并于 2003 年 2 月 1 日起实施。随后的几年里，在实施过程中发现试行办法中有一些规定不尽合理。而且，《行政许可法》的实施，也促使国家食品药品监督管理部门对监督管理法规进行重新审定，清理超出行政许可范围的相关规定。原国家食品药品监督管理局根据以上的情况对该办法进行了修订，于 2004 年 8 月 5 日以第 14 号局令发布实施《药品生产监督管理办法》，原试行办法同时废止。新修订的管理办法秉承管理更加规范、责任更加明确的原则，为保证药品质量提供了行之有效的监督管理依据。

根据《药品生产监督管理办法》规定，药品生产监督管理是指（食品）药品监督管理部门依法对药品生产条件和生产过程进行审查、许可、监督检查等管理活动。国家食品药品监督管理局主管全国药品生产监督管理工作；省、自治区、直辖市（食品）药品监督管理部门负责本行政区域内的药品生产监督管理工作。

（一）开办药品生产企业的申请与审批

1. 开办条件

开办药品生产企业，除应当符合国家制定的药品行业发展规划和产业政策外，还应当符合以下条件：①具有依法经过资格认定的药学技术人员、工程技术人员及相应的技术工人，企业法定代表人或者企业负责人、质量负责人无《药品管理法》第七十六条规定的情形；②具有与其药品生产相适应的厂房、设施和卫生环境；③具有能对所生产药品进行质量管理和质量检验的机构、人员以及必要的仪器设备；④具有保证药品质量的规章制度。

国家有关法律、法规对生产麻醉药品、精神药品、医疗用毒性药品、放射性药品、药品类易制毒化学品等另有规定的，依照其规定。

2. 申请

开办药品生产企业，申请人应当向拟办企业所在地省级药品监督管理部门提出申请，并提交如下材料。同时，申请人应当对其申请材料全部内容的真实性负责。

1）申请人的基本情况及其相关证明文件；

2）拟办企业的基本情况，包括拟办企业名称、生产品种、剂型、设备、工艺及生产能力；拟办企业的场地、周边环境、基础设施等条件说明以及投资规模等情况说明；

3）工商行政管理部门出具的拟办企业名称预先核准通知书，生产地址及注册地址、企业类型、法定代表人或者企业负责人；

4）拟办企业的组织机构图（注明各部门的职责及相互关系、部门负责人）；

5）拟办企业的法定代表人、企业负责人、部门负责人简历，学历和职称证书；依法经过资格认定的药学及相关专业技术人员、工程技术人员、技术工人登记表，并标明所在部门及岗位；高级、中级、初级技术人员的比例情况表；

6）拟办企业的周边环境图、总平面布置图、仓储平面布置图、质量检验场所平面布置图；

7）拟办企业生产工艺布局平面图（包括更衣室、盥洗间、人流和物流通道、气闸等，并标明人、物流向和空气洁净度等级），空气净化系统的送风、回风、排风平面布置图，工艺设备平面布置图；

8）拟生产的范围、剂型、品种、质量标准及依据；

9）拟生产剂型及品种的工艺流程图，并注明主要质量控制点与项目；

10）空气净化系统、制水系统、主要设备验证概况；生产、检验仪器、仪表、衡器校验情况；

11）主要生产设备及检验仪器目录；

12）拟办企业生产管理、质量管理文件目录。

3. 审批

省级药品监督管理部门是新开办药品生产企业（车间）审批的主体。审批程序为：省级药品监督管理部门收到申请后，应当根据情况分别作出不予受理、允许更正、通知补正、予以受理等相应处理；无论受理或不予受理药品生产企业开办申请，均应出具加盖本部门受理专用印章并注明日期的《受理通知书》或《不予受理通知书》。并于收到申请之日起30个工作日内作出决定。

经审查符合规定的，予以批准，并自书面批准决定作出之日起10个工作日内核发《药品生产许可证》；不符合规定的，作出不予批准的书面决定，并说明理由，同时告知申请人享有依法申请行政复议或者提起行政诉讼的权利。

4. 其他规定

新开办药品生产企业、药品生产企业新建药品生产车间或者新增生产剂型的，应当自取得药品生产证明文件或者经批准正式生产之日起 30 日内，按照国家食品药品监督管理部门的规定向相应的（食品）药品监督管理部门申请《药品生产质量管理规范》认证。

省、自治区、直辖市（食品）药品监督管理部门应当在行政机关的网站和办公场所公示申请《药品生产许可证》所需要的条件、程序、期限、需要提交的全部材料的目录和申请书示范文本等，并公开颁发《药品生产许可证》的有关信息。

省、自治区、直辖市（食品）药品监督管理部门对药品生产企业开办申请进行审查时，应当公示审批过程和审批结果。申请人和利害关系人可以对直接关系其重大利益的事项提交书面意见进行陈述和申辩。

药品生产企业开办申请直接涉及申请人与他人之间重大利益关系的，省、自治区、直辖市（食品）药品监督管理部门应当告知申请人、利害关系人可以依照法律、法规以及国家食品药品监督管理部门的其他规定享有申请听证的权利；在对药品生产企业开办申请进行审查时，省、自治区、直辖市（食品）药品监督管理部门认为涉及公共利益的重大许可事项，应当向社会公告，并举行听证活动。

（二）《药品生产许可证》管理

《药品生产许可证》分正本和副本，正本、副本具有同等法律效力。

《药品生产许可证》载明的项目有：许可证编号、企业名称、法定代表人、企业负责人、企业类型、注册地址、生产地址、生产范围、发证机关、发证日期、有效期限等项目。其中由药品监督管理部门核准的许可事项为：企业负责人、生产范围、生产地址。与工商行政管理部门核发的营业执照中载明的相关内容一致的登记事项为：企业名称、法定代表人、注册地址、企业类型等项目。

1.《药品生产许可证》的变更

《药品生产许可证》的变更分为许可事项变更和登记事项变更。《药品生产许可证》变更后，原发证机关应当在《药品生产许可证》副本上记录变更的内容和时间，并按照变更后的内容重新核发《药品生产许可证》正本，收回原《药品生产许可证》正本，变更后的《药品生产许可证》有效期不变。

（1）许可事项变更　项目许可事项变更是指企业负责人、生产范围、生产地址的变更。

药品生产企业变更《药品生产许可证》许可事项的，应当在原许可事项发生变更 30 日前，向原发证机关提出《药品生产许可证》变更申请。未经批准，不得擅自变更许可事项。

许可事项的变更要求如下：

1）原发证机关应当自收到企业变更申请之日起 15 个工作日内作出是否准予变更的决定；不予变更的，应当书面说明理由，并告知申请人享有依法申请行政复议或者提起行政诉讼的权利；

2）变更生产范围或者生产地址的，药品生产企业应当按照《药品生产监督管理办法》第五条的规定，提交涉及变更内容的有关材料，并报经所在地省级药品监督管理部门审查决定；

3）药品生产企业依法办理《药品生产许可证》许可事项的变更手续后，应当及时向工商行政管理部门办理企业注册登记的变更手续。

（2）登记事项变更　登记事项变更是指企业名称、法定代表人、注册地址、企业类型等项目的变更。

药品生产企业变更《药品生产许可证》登记事项的，应当在工商行政管理部门核准变更后 30 日内，向原发证机关申请《药品生产许可证》变更登记。原发证机关应当自收到企业变更申请之日起 15 个工作日内办理变更手续。

2.《药品生产许可证》的换发

《药品生产许可证》的有效期为 5 年。《药品生产许可证》有效期届满，需要继续生产药品的，药品生产企业应当在有效期届满前 6 个月，向原发证机关申请换发《药品生产许可证》。

原发证机关结合企业遵守法律法规、GMP 和质量体系运行情况，按照《药品生产监督管理办法》关于药品生产企业开办的程序和要求进行审查，在《药品生产许可证》有效期届满前作出是否准予其换证的决定；符合规定准予换证的，收回原证，换发新证。不符合规定的，做出不予换证的书面决定，并说明理由，同时告知申请人享有依法申请行政复议或者提起行政诉讼的权利；逾期未做出决定的，视为同意换证，并予补办相应手续。

3.《药品生产许可证》的缴销与补发

药品生产企业终止生产药品或者关闭的，由原发证机关缴销《药品生产许可证》，并通知工商行政管理部门。

《药品生产许可证》遗失的，药品生产企业应当立即向原发证机关申请补发，并在原发证机关指定的媒体上登载遗失声明；原发证机关在企业登载遗失声明之日起满 1 个月后，按照原核准事项在 10 个工作日内补发《药品生产许可证》。

（三）药品委托生产管理

药品委托生产，是已经取得药品批准文号的企业，委托其他药品生产企业生产该药品品种的行为。疫苗制品、血液制品以及国家食品药品监督管理部门规定的其他药品不得委托生产。

1. 委托方与受托方的管理

药品委托生产的委托方应当是取得该药品批准文号的药品生产企业，委托生产的药品，其批准文号不变，质量责任仍由委托方承担，委托生产药品的销售也由委托方负责。

药品委托生产的受托方应当是持有与生产该药品的生产条件相适应的《药品生产质量管理规范》认证证书的药品生产企业，受托方负责按照委托方要求的标准生产药品，并应当按照《药品生产质量管理规范》进行生产，以及按照规定保存所有受托生产文件和生产记录。

委托生产药品的双方应当签署合同，内容应当包括双方的权利与义务，并具体规定双方在药品委托生产技术、质量控制等方面的权利与义务，且应当符合国家有关药品管理的法律法规。

2. 药品委托生产监督管理部门

一般药品委托生产申请，由委托生产双方所在地省级药品监督管理部门负责受理和审批。同时，省级药品监督管理部门应当将药品委托生产的批准、备案情况报国家食品药品监督管理部门。

注射剂、生物制品（不含疫苗制品、血液制品）和跨省的药品委托生产申请，由国家食品药品监督管理部门负责受理和审批。

麻醉药品、精神药品、医疗用毒性药品、放射性药品、药品类易制毒化学品的委托生产按照有关法律法规的规定办理。

3. 委托生产的审批

进行药品委托生产，委托方应向国家食品药品监督管理部门或者省级药品监督管理部门提出申请，并提交相应的申请材料。受理申请的药品监督管理部门应当自受理之日起20个工作日内，按照规定的条件对药品委托生产的申请进行审查，并作出决定；20个工作日内不能作出决定的，经批准，可以延长10个工作日，并应当将延长期限的理由告知委托方。

申请《药品委托生产批件》应按照《药品生产监督管理办法》的规定提交相应材料，经国家食品药品监督管理部门或者省级药品监督管理部门审批，符合规定的，药品监督管理部门应予以批准，并向委托方发放《药品委托生产批件》；不符合规定的，书面通知委托方并说明理由，同时告知其享有依法申请行政复议或者提起行政诉讼的权利。

《药品委托生产批件》有效期不得超过2年，且不得超过该药品批准证明文件规定的有效期限。有效期届满需要继续委托生产的，委托方应当在有效期届满30日前，按照《药品生产监督管理办法》的规定，提交相应申请材料办理延期手续。委托生产合同终止的，委托方应当及时办理《药品委托生产批件》的注销手续。

4. 接受境外制药厂商的委托加工

药品生产企业接受境外制药厂商的委托在中国境内加工药品的，应当在签署委托生产合同后30日内向所在地省级药品监督管理部门备案。所加工的药品不得以任何形式在中国境内销售、使用。省级药品监督管理部门应当将药品委托生产的批准、备案情况报国家食品药品监督管理部门。

5. 对委托药品的管理

委托生产药品的质量标准应当执行国家药品质量标准，其处方、生产工艺、包装规格、标签、使用说明书、批准文号等应当与原批准的内容相同。在委托生产的药品包装、标签和说明书上，应当标明委托方企业名称和注册地址、受托方企业名称和生产地址。

（四）药品生产监督检查

1. 监督检查部门及其职责

国家食品药品监督管理部门可以直接对药品生产企业进行监督检查，并对省级药品监督管理部门的监督检查工作及其认证通过的生产企业GMP的实施及认证情况进行监督和抽查。

省级药品监督管理部门负责本行政区域内药品生产企业的监督检查工作，应当建立实施监督检查的运行机制和管理制度，明确本行政区域内的市级药品监督管理机构和县级药品监督管理机构的监督检查职责。

县级以上药品监督管理部门应当在法律、法规、规章赋予的权限内，建立本行政区域内药品生产企业的监督管理档案。监督管理档案包括药品生产许可、生产监督检查、产品质量监督抽查、不良行为记录和投诉举报等内容。

个人和组织发现药品生产企业进行违法生产的活动，有权向药品监督管理部门举报，药品监督管理部门应当及时核实、处理。

2. 监督检查的具体规定

监督检查包括《药品生产许可证》换发的现场检查、GMP跟踪检查、日常监督检查等。监督检查的主要内容是药品生产企业执行有关法律、法规及实施GMP的情况。

各级药品监督管理部门组织监督检查时，应当制订检查方案，明确检查标准，如实记录现场检查情况，检查结果应当以书面形式告知被检查单位。需要整改的应当提出整改内容及整改期限，并实施跟踪检查。在进行监督检查时，药品监督管理部门应当指派两名以上检查人员实施监督检查，检查人员应当向被检查单位出示执法证明文件。药品监督管理部门工作人员应当对知悉的企业技术秘密和业务秘密保密。药品监督管理部门实施监督检查，不得妨碍药品生产企业的正常生产活动，不得索取或者收受药品生产企业的财物，不得牟取其他利益。

药品生产企业质量负责人、生产负责人发生变更的，应当在变更后 15 日内将变更人员简历及学历证明等有关情况报所在地省级药品监督管理部门备案。药品生产企业的关键生产设施等条件与现状发生变化的，应当自发生变化 30 日内报所在地省级药品监督管理部门备案，省级药品监督管理部门根据需要进行检查。药品生产企业发生重大药品质量事故的，必须立即报告所在地省级药品监督管理部门和有关部门，省级药品监督管理部门应当在 24 小时内报告国家食品药品监督管理部门。

监督检查时，药品生产企业应当提供相关材料。监督检查完成后，药品监督管理部门应在《药品生产许可证》副本上载明检查情况。

三、药品召回管理

药品召回，是指药品生产企业（包括进口药品的境外制药厂商）按照规定的程序收回已上市销售的存在安全隐患的药品。药品召回是目前制药发达国家通行的一项管理制度。为加强药品安全监管，保障公众用药安全，原国家食品药品监督管理局于 2007 年 12 月 10 日以第 29 号局令公布并施行了《药品召回管理办法》，开始实行这一制度。

1. 药品召回的主体、有关单位及其职责

药品召回的主体是药品生产企业。药品生产企业应当建立和完善药品召回制度，收集药品安全的相关信息，对可能具有安全隐患的药品进行调查、评估，召回存在安全隐患的药品。药品生产企业还应当建立健全药品质量保证体系和药品不良反应监测系统，收集、记录药品的质量问题与药品不良反应信息，并按规定及时向药品监督管理部门报告。

药品经营企业、使用单位应当协助药品生产企业履行召回义务，按照召回计划的要求及时传达、反馈药品召回信息，控制和收回存在安全隐患的药品。

药品经营企业、使用单位发现其经营、使用的药品存在安全隐患的，应当立即停止销售或者使用该药品，通知药品生产企业或者供货商，并向药品监督管理部门报告。

药品生产企业、经营企业和使用单位应当建立和保存完整的购销记录，保证销售药品的可溯源性。

2. 药品召回的主管部门及其职责

召回药品的生产企业所在地省、自治区、直辖市药品监督管理部门负责药品召回的监督管理工作，其他省、自治区、直辖市药品监督管理部门应当配合、协助做好药品召回的有关工作。国家食品药品监督管理部门监督全国药品召回的管理工作。

国家食品药品监督管理部门和省、自治区、直辖市药品监督管理部门应当建立药品召回信息公开制度，采用有效途径向社会公布存在安全隐患的药品信息和药品召回的情况。

3. 药品安全隐患及其调查与评估

药品安全隐患，是指由于研发、生产等原因可能使药品具有的危及人体健康和生命安全的不合理危险。

药品生产企业应当对药品可能存在的安全隐患进行调查。药品监督管理部门对药品可能存在的安全隐患开展调查时，药品生产企业应当予以协助。药品经营企业、使用单位应当配合药品生产企业或者药品监督管理部门开展有关药品安全隐患的调查，提供有关资料。

1）药品安全隐患调查的内容应当根据实际情况确定，可以包括：

① 已发生药品不良事件的种类、范围及原因；

② 药品使用是否符合药品说明书、标签规定的适应证、用法用量的要求；

③ 药品质量是否符合国家标准，药品生产过程是否符合 GMP 等规定，药品生产与批准的工艺是否一致；

④ 药品储存、运输是否符合要求；

⑤ 药品主要使用人群的构成及比例；

⑥ 可能存在安全隐患的药品批次、数量及流通区域和范围；

⑦ 其他可能影响药品安全的因素。

2）药品安全隐患评估的主要内容包括：

① 该药品引发危害的可能性，以及是否已经对人体健康造成了危害；

② 对主要使用人群的危害影响；

③ 对特殊人群，尤其是高危人群的危害影响，如老年、儿童、孕妇、肝肾功能不全者、外科病人等；

④ 危害的严重与紧急程度；

⑤ 危害导致的后果。

4. 药品召回的分级

根据药品安全隐患的严重程度，药品召回分为以下三级。

一级召回　使用该药品可能引起严重健康危害的；

二级召回　使用该药品可能引起暂时的或者可逆的健康危害的；

三级召回　使用该药品一般不会引起健康危害，但由于其他原因需要收回的。

5. 药品的主动召回

药品生产企业应当对收集的信息进行分析，对可能存在安全隐患的药品进行调查评估，发现药品存在安全隐患的，应当决定召回。

药品生产企业在作出药品召回决定后，应当制订召回计划并组织实施，一级召回在 24 小时内，二级召回在 48 小时内，三级召回在 72 小时内，通知有关药品经营企业、使用单位停止销售和使用，同时向所在地省、自治区、直辖市药品监督管理部门报告。

药品生产企业在启动药品召回后，一级召回在 1 日内，二级召回在 3 日内，三级召回在 7 日内，应当将调查评估报告和召回计划提交给所在地省、自治区、直辖市药品监督管理部门备案。省、自治区、直辖市药品监督管理部门应当将收到一级药品召回的调查评估报告和召回计划报告国家食品药品监督管理部门。

药品生产企业在实施召回的过程中，一级召回每 1 日，二级召回每 3 日，三级召回每 7 日，向所在地省、自治区、直辖市药品监督管理部门报告药品召回进展情况。药品生产企业对召回药品的处理应当有详细的记录，并向药品生产企业所在地省、自治区、直辖市药品监督管理部门报告。必须销毁的药品，应当在药品监督管理部门监督下销毁。药品生产企业在召回完成后，应当对召回效果进行评价，向所在地省、自治区、直辖市药品监督管理部门提交药品召回总结报告。

6. 药品的责令召回

药品监督管理部门经过调查评估，认为存在安全隐患，药品生产企业应当召回药品而未主动召回的，应当责令药品生产企业召回药品。必要时，药品监督管理部门可以要求药品生产企业、经营企业和使用单位立即停止销售和使用该药品。

药品监督管理部门做出责令召回决定，应当将责令召回通知书送达药品生产企业，药品生产企业在收到责令召回通知书后，应当按照有关规定通知药品经营企业和使用单位，制订、提交召回计划，并组织实施。

第二节　《药品生产质量管理规范》简介

一、GMP 制度

药品生产质量管理规范（good practice in the manufacturing and quality control of drugs，或称为 good manufacturing practice for drugs，英文简称 GMP）是国际上通行的药品生产和质量管理基本准则，其实施可以防止生产过程中药品的污染、混杂和差错，从而保证药品质量。

（一）GMP 的产生与发展

GMP 是从药品生产经验中获取经验教训的总结，是人类智慧的结晶。人类社会在经历了 12 次较大的药物灾难，特别是"反应停"事件后，公众要求对药品生产等方面制定严格监督的法律。最早的 GMP 是美国坦普尔大学 6 名教授提出的，仅作为 FDA 的内部文件。在此背景下，美国国会于 1963 年将 GMP 颁布为法令，称之为 cGMP（c 即 current，现行版之意），这是世界上最早的一部作为政府法令的 GMP。后来，其他一些国家、地区和有关组织也陆续颁布了 GMP，WHO 也将其确定为该组织的法规并多次向成员国推荐。目前，全世界已有 100 多个国家和地区实施了 GMP 管理制度，GMP 成为世界药品市场的"准入证"已是不争的事实。

我国最早提出在制药企业中推行 GMP 是在 20 世纪 80 年代初。1982 年，中国医药工业公司参照一些发达国家的 GMP 制定了《药品生产管理规范》（试行稿），并开始在一些制药企业试行。1984 年，中国医药工业公司又对 1982 年的《药品生产管理规范》（试行稿）进行修改，变成《药品生产管理规范》（修订稿），经原国家医药管理局审查后，正式颁布在全国推行。1988 年，原卫生部根据《药品管理法》的规定制定、颁布了我国第一部《药品生产质量管理规范》（1988 年版），作为正式法规执行，1992 年又进行了修订。1998 年，原国家药品监督管理局吸取了 WHO 和美国等发达国家实施 GMP 的经验教训，对 GMP（1992年修订版）进行了修订，颁布了《药品生产质量管理规范》（1998 年修订）及其附录，使我国的 GMP 更加严谨、完善、切合国情，便于药品生产企业执行。

2011 年 2 月，原卫生部发布了 2010 年修订的《药品生产质量管理规范》（GMP），新修订的 GMP 吸收国际先进经验，结合我国国情，按照"软硬件并重"的原则，贯彻质量风险管理和药品生产全过程质量管理的理念，更加注重科学性，强调指导性和可操作性，达到了与世界卫生组织 GMP 的一致性。

为做好新版 GMP 的贯彻实施工作，2011 年 2 月 25 日，原国家食品药品监督管理局以国食药监安［2011］101 号文件发布了"关于贯彻实施《药品生产质量管理规范（2010 年修订）》的通知"，就实施步骤及有关要求做了规定：自 2011 年 3 月 1 日起，凡新建药品生产企业、药品生产企业新建（改、扩建）车间均应符合《药品生产质量管理规范（2010 年修订）》的要求；现有药品生产企业血液制品、疫苗、注射剂等无菌药品的生产，应在 2013 年12 月 31 日前达到《药品生产质量管理规范（2010 年修订）》要求；其他类别药品的生产均应在 2015 年 12 月 31 日前达到《药品生产质量管理规范（2010 年修订）》要求；未达到《药品生产质量管理规范（2010 年修订）》要求的企业（车间），在上述规定期限后不得继续生产药品。

2010 年版 GMP 在软件和无菌净化要求上的标准大幅提高。一是加强药品生产质量管理体系建设，大幅提高对企业质量管理软件方面的要求。细化了对构建实用、有效质量管理体系的要求，强化药品生产关键环节的控制和管理。二是全面强化从业人员的素质要求。增加了对从事药品生产质量管理人员素质要求的条款和内容，进一步明确职责。三是细化操作规程、生产记录等文件管理规定，增加了指导性和可操作性。四是进一步完善药品安全保障措施。引入了质量风险管理的概念，对各个环节可能出现的风险进行管理和控制，主动防范质量事故的发生。提高了无菌制剂生产环境标准，增加了生产环境在线监测要求。

（二）GMP 的指导思想

任何药品的质量都是生产出来的。因此，要保证药品的质量，就要控制药品生产过程中所有影响药品质量的因素（主要为人员、设备、原料、工艺、环境 5 个方面），使药品的生产在符合要求、不混杂、无污染、均匀一致的条件下进行。再经抽样检验合格，这样生产出来的药品质量才有保证。

（三）实施 GMP 的意义

实施 GMP，其意义在于：①减少差错事故的发生，提高产品质量，保护消费者利益；②为提高组织的运作能力提供了有效的方法，使药品生产质量管理的水平整体提升，增强企业及药品的竞争力；③使药品监督管理规范化；④是药品进入国际药品市场的先决条件。

（四）GMP 的特点

①GMP 的条款仅指明所要求达到的目标，而不罗列出实现目标的具体办法，其实施过程须结合企业的具体生产实践而进行；②GMP 具有时效性，即具有新版废旧版的性质。

（五）GMP 的分类

1. 从制定、颁布部门分为三类

1）国际组织制定和推荐的 GMP，如 WHO 的 GMP、欧盟的 GMP 等；

2）国家权利机构制定和颁布的 GMP，如美国、日本、中国等国家的 GMP；

3）制药组织制定的 GMP，如中国制药工业公司制定的 GMP、某制药企业制定的 GMP。

2. 从 GMP 的性质分为两类

1）具有法律效力的 GMP，如美国、中国等国家颁布的 GMP；

2）作为建议性、不具有法律效力的 GMP，如 WHO 的 GMP。

二、我国药品生产质量管理规范（2010 年版）的主要内容

我国现行 GMP 为 2010 年修订，自 2011 年 3 月 1 日起施行，其内容共有 14 章 313 条。

第一章　总则	第八章　文件管理
第二章　质量管理	第九章　生产管理
第三章　机构与人员	第十章　质量控制与质量保证
第四章　厂房与设施	第十一章　委托生产与委托检验
第五章　设备	第十二章　产品发运与召回
第六章　物料与产品	第十三章　自检
第七章　确认与验证	第十四章　附则

GMP 的主要内容如下所述。

（一）总则

阐述了制定 GMP 的依据是《中华人民共和国药品管理法》、《中华人民共和国药品管理法实施条例》。GMP 作为质量管理体系的一部分，是药品生产管理和质量控制的基本要求，旨在最大限度地降低药品生产过程中污染、交叉污染以及混淆、差错等风险，确保持续稳定地生产出符合预定用途和注册要求的药品，企业应当严格执行 GMP。

（二）质量管理

1. 质量管理原则

企业应当建立符合药品质量管理要求的质量目标，将药品注册的有关安全、有效和质量可控的所有要求，系统地贯彻到药品生产、控制及产品放行、贮存、发运的全过程中，确保所生产的药品符合预定用途和注册要求。

企业高层管理人员应当确保实现既定的质量目标，不同层次的人员以及供应商、经销商应当共同参与并承担各自的责任。

企业应当配备足够的、符合要求的人员、厂房、设施和设备，为实现质量目标提供必要的条件。

2. 质量保证

质量保证是质量管理体系的一部分。企业必须建立质量保证系统，同时建立完整的文件体系，以保证系统有效运行。质量保证系统应当确保：药品的设计与研发体现本规范的要求；生产管理和质量控制活动符合本规范的要求；管理职责明确；采购和使用的原辅料和包装材料正确无误；中间产品得到有效控制；确认、验证的实施；严格按照规程进行生产、检查、检验和复核；每批产品经质量受权人批准后方可放行；在贮存、发运和随后的各种操作过程中有保证药品质量的适当措施；按照自检操作规程，定期检查评估质量保证系统的有效性和适用性。

药品生产质量管理的基本要求如下文所述。

（1）制定生产工艺，系统地回顾并证明其可持续稳定地生产出符合要求的产品；

（2）生产工艺及其重大变更均经过验证；

（3）配备所需的资源，至少包括：具有适当的资质并经培训合格的人员；足够的厂房和空间；适用的设备和维修保障；正确的原辅料、包装材料和标签；经批准的工艺规程和操作规程；.适当的贮运条件。

（4）应当使用准确、易懂的语言制定操作规程；

（5）操作人员经过培训，能够按照操作规程正确操作；

（6）生产全过程应当有记录，偏差均经过调查并记录；

（7）批记录和发运记录应当能够追溯批产品的完整历史，并妥善保存、便于查阅；

（8）降低药品发运过程中的质量风险；

（9）建立药品召回系统，确保能够召回任何一批已发运销售的产品；

（10）调查导致药品投诉和质量缺陷的原因，并采取措施，防止类似质量缺陷再次发生。

3. 质量控制

质量控制包括相应的组织机构、文件系统以及取样、检验等，确保物料或产品在放行前完成必要的检验，确认其质量符合要求。

（1）质量控制的基本要求

应当配备适当的设施、设备、仪器和经过培训的人员，有效、可靠地完成所有质量控制的相关活动；应当有批准的操作规程，用于原辅料、包装材料、中间产品、待包装产品和成品的取样、检查、检验以及产品的稳定性考察，必要时进行环境监测，以确保符合本规范的要求；由经授权的人员按照规定的方法对原辅料、包装材料、中间产品、待包装产品和成品取样；检验方法应当经过验证或确认；取样、检查、检验应当有记录，偏差应当经过调查并记录；物料、中间产品、待包装产品和成品必须按照质量标准进行检查和检验，并有记录；物料和最终包装的成品应当有足够的留样，以备必要的检查或检验；除最终包装容器过大的成品外，成品的留样包装应当与最终包装相同。

（2）质量风险管理

质量风险管理是在整个产品生命周期中采用前瞻或回顾的方式，对质量风险进行评估、控制、沟通、审核的系统过程。应当根据科学知识及经验对质量风险进行评估，以保证产品质量。质量风险管理过程所采用的方法、措施、形式及形成的文件应当与存在风险的级别相适应。

（三）机构与人员

企业应当建立与药品生产相适应的管理机构，并有组织机构图。企业应当设立独立的质量管理部门，履行质量保证和质量控制的职责。质量管理部门可以分别设立质量保证部门和质量控制部门。

质量管理部门应当参与所有与质量有关的活动，负责审核所有与本规范有关的文件。质量管理部门人员不得将职责委托给其他部门的人员。

企业应当配备足够数量并具有适当资质（含学历、培训和实践经验）的管理和操作人员，应当明确规定每个部门和每个岗位的职责。岗位职责不得遗漏，交叉的职责应当有明确规定。每个人所承担的职责不应当过多。

所有人员应当明确并理解自己的职责，熟悉与其职责相关的要求，并接受必要的培训，包括上岗前培训和继续培训。

1. 关键人员

关键人员应当为企业的全职人员，至少应当包括企业负责人、生产管理负责人、质量管理负责人和质量受权人。质量管理负责人和生产管理负责人不得互相兼任。质量管理负责人和质量受权人可以兼任。应当制定操作规程确保质量受权人独立履行职责，不受企业负责人和其他人员的干扰。

（1）企业负责人 是药品质量的主要责任人，全面负责企业日常管理。为确保企业实现质量目标并按照本规范要求生产药品，企业负责人应当负责提供必要的资源，合理计划、组织和协调，保证质量管理部门独立履行其职责。

（2）生产管理负责人 应当至少具有药学或相关专业本科学历（或中级专业技术职称或执业药师资格），具有至少三年从事药品生产和质量管理的实践经验，其中至少有一年的药品生产管理经验，接受过与所生产产品相关的专业知识培训。

（3）质量管理负责人 应当至少具有药学或相关专业本科学历（或中级专业技术职称或执业药师资格），具有至少五年从事药品生产和质量管理的实践经验，其中至少一年的药品质量管理经验，接受过与所生产产品相关的专业知识培训。

（4）生产管理负责人和质量管理负责人 通常有下列共同的职责：审核和批准产品的工艺规程、操作规程等文件；监督厂区卫生状况；确保关键设备经过确认确保完成生产工艺验证；确保企业所有相关人员都已经过必要的上岗前培训和继续培训，并根据实际需要调整培训内容；批准并监督委托生产；确定和监控物料和产品的贮存条件；保存记录；监督本规范执行状况；监控影响产品质量的因素。

2. 培训

企业应当指定部门或专人负责培训管理工作，应当有经生产管理负责人或质量管理负责人审核或批准的培训方案或计划，培训记录应当予以保存。与药品生产、质量有关的所有人员都应当经过培训，培训的内容应当与岗位的要求相适应。除进行本规范理论和实践的培训外，还应当有相关法规、相应岗位的职责、技能的培训，并定期评估培训的实际效果。高风险操作区（如：高活性、高毒性、传染性、高致敏性物料的生产区）的工作人员应当接受专门的培训。

3. 人员卫生

（1）所有人员都应当接受卫生要求的培训，企业应当建立人员卫生操作规程，最大限度地降低人员对药品生产造成污染的风险。

（2）人员卫生操作规程应当包括与健康、卫生习惯及人员着装相关的内容。生产区和质量控制区的人员应当正确理解相关的人员卫生操作规程。企业应当采取措施确保人员卫生操作规程的执行。

（3）企业应当对人员健康进行管理，并建立健康档案。直接接触药品的生产人员上岗前应当接受健康检查，以后每年至少进行一次健康检查。

（4）企业应当采取适当措施，避免体表有伤口、患有传染病或其他可能污染药品疾病的人员从事直接接触药品的生产。

（5）参观人员和未经培训的人员不得进入生产区和质量控制区，特殊情况确需进入的，应当事先对个人卫生、更衣等事项进行指导。

（6）任何进入生产区的人员均应当按照规定更衣。工作服的选材、式样及穿戴方式应当与所从事的工作和空气洁净度级别要求相适应。

（7）进入洁净生产区的人员不得化妆和佩戴饰物。

（8）生产区、仓储区应当禁止吸烟和饮食，禁止存放食品、饮料、香烟和个人用药品等非生产用物品。

（9）操作人员应当避免裸手直接接触药品、与药品直接接触的包装材料和设备表面。

（四）厂房与设施

1. 原则

厂房的选址、设计、布局、建造、改造和维护必须符合药品生产要求，应当能够最大限度地避免污染、交叉污染、混淆和差错，便于清洁、操作和维护。企业应当有整洁的生产环境；厂区的地面、路面及运输等不应当对药品的生产造成污染；生产、行政、生活和辅助区的总体布局应当合理，不得互相妨碍；厂区和厂房内的人、物流走向应当合理。

2. 生产区

厂房、生产设施和设备应当根据所生产药品的特性、工艺流程及相应洁净度级别要求合理设计、布局和使用。

生产特殊性质的药品，如高致敏性药品（如青霉素类）或生物制品（如卡介苗或其他用活性微生物制备而成的药品），必须采用专用和独立的厂房、生产设施和设备。青霉素类药品产尘量大的操作区域应当保持相对负压，排至室外的废气应当经过净化处理并符合要求，排风口应当远离其他空气净化系统的进风口；生产 β-内酰胺结构类药品、性激素类避孕药品必须使用专用设施（如独立的空气净化系统）和设备，并与其他药品生产区严格分开；生产某些激素类、细胞毒性类、高活性化学药品应当使用专用设施（如独立的空气净化系统）和设备；特殊情况下，如采取特别防护措施并经过必要的验证，上述药品制剂则可通过阶段性生产方式共用同一生产设施和设备。

生产区和贮存区应当有足够的空间，确保有序地存放设备、物料、中间产品、待包装产品和成品，避免不同产品或物料的混淆、交叉污染，避免生产或质量控制操作发生遗漏或差错。

应当根据药品品种、生产操作要求及外部环境状况等配置空调净化系统，使生产区有效通风，并有温度、湿度控制和空气净化过滤，保证药品的生产环境符合要求。

洁净区与非洁净区之间、不同级别洁净区之间的压差应当不低于 10 帕斯卡。必要时，相同洁净度级别的不同功能区域（操作间）之间也应当保持适当的压差梯度。

口服液体和固体制剂、腔道用药（含直肠用药）、表皮外用药品等非无菌制剂生产的暴露工序区域及其直接接触药品的包装材料最终处理的暴露工序区域，应当参照"无菌药品"附录中 D 级洁净区的要求设置，企业可根据产品的标准和特性对该区域采取适当的微生物监控措施。

3. 质量控制区

质量控制实验室通常应当与生产区分开。生物检定、微生物和放射性同位素的实验室还应当彼此分开。实验室的设计应当确保其适用于预定的用途，并能够避免混淆和交叉污染，应当有足够的区域用于样品处置、留样和稳定性考察样品的存放以及记录的保存。必要时，应当设置专门的仪器室，使灵敏度高的仪器免受静电、震动、潮湿或其他外界因素的干扰。处理生物样品或放射性样品等特殊物品的实验室应当符合国家的有关要求。实验动物房应当与其他区域严格分开，其设计、建造应当符合国家有关规定，并设有独立的空气处理设施以及动物的专用通道。

4. 辅助区

休息室的设置不应当对生产区、仓储区和质量控制区造成不良影响。更衣室和盥洗室应当方便人员进出，并与使用人数相适应。盥洗室不得与生产区和仓储区直接相通。维修间应当尽可能远离生产区。存放在洁净区内的维修用备件和工具，应当放置在专门的房间或工具柜中。

5. 洁净区管理

洁净区分为 A、B、C、D 四个级别，其空气悬浮粒子的标准规定如表 5-1 所示。

表 5-1　GMP 不同洁净度级别的空气悬浮粒子标准

| 洁净度级别 | 悬浮粒子最大允许数/立方米 | | | |
| | 静态 | | 动态 | |
	$\geq 0.5 \mu m$	$\geq 5.0 \mu m$	$\geq 0.5 \mu m$	$\geq 5.0 \mu m$
A 级	3520	20	3520	20
B 级	3520	29	352000	2900
C 级	352000	2900	3520000	29000
D 级	3520000	29000	不作规定	不作规定

洁净区的微生物监测动态标准如表 5-2 所示。

表 5-2　GMP 不同洁净度级别的微生物监测动态标准

| 洁净度级别 | 浮游菌 cfu/m³ | 沉降菌(φ90mm) cfu/4 小时(2) | 表面微生物 | |
			接触(φ55mm)cfu/碟	5 指手套 cfu/手套
A 级	<1	<1	<1	<1
B 级	10	5	5	5
C 级	100	50	25	—
D 级	200	100	50	—

（1）无菌药品的生产

无菌药品是指法定药品标准中列有无菌检查项目的制剂和原料药，包括无菌制剂和无菌原料药。其生产操作环境可参照以下表格中的示例进行选择。

最终灭菌产品生产操作如表 5-3 所示。

表 5-3　GMP 规定最终灭菌产品生产操作示例

洁净度级别	最终灭菌产品生产操作示例
C 级背景下的局部 A 级	高污染风险①的产品灌装(或灌封)
C 级	(1)产品灌装(或灌封) (2)高污染风险②产品的配制和过滤 (3)眼用制剂、无菌软膏剂、无菌混悬剂等的配制、灌装(或灌封) (4)直接接触药品的包装材料和器具最终清洗后的处理
D 级	(1)轧盖 (2)灌装前物料的准备 (3)产品配制(指浓配或采用密闭系统的配制)和过滤 (4)直接接触药品的包装材料和器具的最终清洗

①此处的高污染风险是指产品容易长菌、灌装速度慢、灌装用容器为广口瓶、容器须暴露数秒后方可密封等状况;
②此处的高污染风险是指产品容易长菌、配制后需等待较长时间方可灭菌或不在密闭系统中配制等状况。

非最终灭菌产品生产操作如表 5-4 所示。

表 5-4　GMP 规定非最终灭菌产品生产操作示例

洁净度级别	非最终灭菌产品的无菌生产操作示例
B 级背景下的 A 级	(1)处于未完全密封①状态下产品的操作和转运,如产品灌装(或灌封)、分装、压塞、轧盖②等 (2)灌装前无法除菌过滤的药液或产品的配制 (3)直接接触药品的包装材料、器具灭菌后的装配以及处于未完全密封状态下的转运和存放 (4)无菌原料药的粉碎、过筛、混合、分装
B 级	(1)处于未完全密封①状态下的产品置于完全密封容器内的转运 (2)直接接触药品的包装材料、器具灭菌后处于密闭容器内的转运和存放
C 级	(1)灌装前可除菌过滤的药液或产品的配制 (2)产品的过滤
D 级	直接接触药品的包装材料、器具的最终清洗、装配或包装、灭菌

①轧盖前产品视为处于未完全密封状态。②根据已压塞产品的密封性、轧盖设备的设计、铝盖的特性等因素,轧盖操作可选择在 C 级或 D 级背景下的 A 级送风环境中进行。A 级送风环境应当至少符合 A 级区的静态要求。

（2）生物制品的生产

生物制品的生产操作应当在符合下表中规定的相应级别的洁净区内进行，未列出的操作可参照表 5-5 在适当级别的洁净区内进行：

表 5-5　GMP 规定生物制品生产操作示例

洁净度级别	生物制品生产操作示例
B 级背景下的局部 A 级	(1)上文(无菌药品的生产)中非最终灭菌产品规定的各工序 (2)灌装前不经除菌过滤的制品其配制、合并等
C 级	体外免疫诊断试剂的阳性血清的分装、抗原与抗体的分装
D 级	(1)原料血浆的合并、组分分离、分装前的巴氏消毒 (2)口服制剂其发酵培养密闭系统环境(暴露部分需无菌操作) (3)酶联免疫吸附试剂等体外免疫试剂的配液、分装、干燥、内包装

（五）设备

设备的设计、选型、安装、改造和维护必须符合预定用途，应当尽可能降低产生污染、交叉污染、混淆和差错的风险，便于操作、清洁、维护，以及必要时进行的消毒或灭菌。应当建立设备使用、清洁、维护和维修的操作规程，并保存相应的操作记录。应当建立并保存设备采购、安装、确认的文件和记录。

另外，现行 GMP 对设备的设计和安装、维护和维修、使用和清洁、校准，以及制药用水等都有具体的规定。

（六）物料与产品

1. 原则

药品生产所用的原辅料、与药品直接接触的包装材料应当符合相应的质量标准。药品上直接印字所用油墨应当符合食用标准要求。原辅料、与药品直接接触的包装材料和印刷包装材料的接收应当有操作规程，所有到货物料均应当检查，以确保与订单一致，并确认供应商已经质量管理部门批准。每次接收均应当有记录。

2. 原辅料、中间产品和待包装产品

仓储区内的原辅料应当有适当的标识。只有经质量管理部门批准放行并在有效期或复验期内的原辅料方可使用。原辅料应当按照有效期或复验期贮存。贮存期内，如发现对质量有不良影响的特殊情况，应当进行复验。

中间产品和待包装产品应当在适当的条件下贮存，并应有明确的标识。

3. 包装材料

与药品直接接触的包装材料和印刷包装材料的管理和控制要求与原辅料相同。

应当建立印刷包装材料设计、审核、批准的操作规程，确保印刷包装材料印制的内容与药品监督管理部门核准的一致，并建立专门的文档，保存经签名批准的印刷包装材料原版实样。每批或每次发放的与药品直接接触的包装材料或印刷包装材料，均应当有识别标志，标明所用产品的名称和批号。过期或废弃的印刷包装材料应当予以销毁并记录。

（七）确认与验证

企业应当确定需要进行的确认或验证工作，以证明有关操作的关键要素能够得到有效控制。确认或验证的范围和程度应当经过风险评估来确定。

企业的厂房、设施、设备和检验仪器应当经过确认，应当采用经过验证的生产工艺、操作规程和检验方法进行生产、操作和检验，并保持持续的验证状态。采用新的生产处方或生产工艺前，应当验证其常规生产的适用性。生产工艺在使用规定的原辅料和设备条件下，应当能够始终生产出符合预定用途和注册要求的产品。当影响产品质量的主要因素，如原辅料、与药品直接接触的包装材料、生产设备、生产环境（或厂房）、生产工艺、检验方法等发生变更时，应当进行确认或验证。必要时，还应当经药品监督管理部门批准。

（八）文件管理

1. 原则

文件是质量保证系统的基本要素。企业必须有内容正确的书面质量标准、生产处方和工艺规程、操作规程以及记录等文件。文件的起草、修订、审核、批准、替换或撤销、复制、保管和销毁等应当按照操作规程管理，并有相应的文件分发、撤销、复制、销毁记录。

与 GMP 有关的每项活动均应当有记录，以保证产品生产、质量控制和质量保证等活动可以追溯。此外，每批药品应当有批记录，包括批生产记录、批包装记录、批检验记录和药品放行审核记录等与本批产品有关的记录。批记录应当由质量管理部门负责管理，至少保存至药品有效期后一年。

2. 质量标准与工艺规程

物料和成品应当有经批准的现行质量标准；必要时，中间产品或待包装产品也应当有质量标准。

每种药品的每个生产批量均应当有经企业批准的工艺规程，不同药品规格的每种包装形式均应当有各自的包装操作要求。工艺规程的制定应当以注册批准的工艺为依据。

3. 批生产记录与批包装记录

每批产品均应当有相应的批生产记录，可追溯该批产品的生产历史以及与质量有关的情况。

每批产品或每批中部分产品的包装，都应当有批包装记录，以便追溯该批产品包装操作以及与质量有关的情况。

（九）生产管理

所有药品的生产和包装均应当按照批准的工艺规程和操作规程进行操作并有相关记录，以确保药品达到规定的质量标准，并符合药品生产许可和注册批准的要求。应当建立划分产品生产批次的操作规程，应当建立编制药品批号和确定生产日期的操作规程，每批药品均应当编制唯一的批号。每批产品应当检查产量和物料平衡，确保物料平衡符合设定的限度。

生产过程中应当尽可能采取措施，防止污染和交叉污染。

生产开始前应当进行检查，确保设备和工作场所没有上批遗留的产品、文件或与本批产品生产无关的物料，设备处于已清洁及待用状态。检查结果应当有记录。

包装操作规程应当规定降低污染和交叉污染、混淆或差错风险的措施。包装开始前应当进行检查，确保工作场所、包装生产线、印刷机及其他设备已处于清洁或待用状态，无上批遗留的产品、文件或与本批产品包装无关的物料。检查结果应当有记录。包装结束时，已打印批号的剩余包装材料应当由专人负责全部计数销毁，并有记录。

根据 GMP（2010 年修订），原国家食品药品监督管理局同时发布了 5 个附录，对无菌药品、原料药、生物制品、血液制品、中药制剂等药品生产的具体要求进行了规定。

无菌药品和原料药品批次的划分依据不同的标准，具体情况如下：①大（小）容量注射剂以同一配液罐最终一次配制的药液所生产的均质产品为一批；同一批产品如用不同的灭菌设备或同一灭菌设备分次灭菌的，应当可以追溯。②粉针剂以一批无菌原料药在同一连续生产周期出生产的均质产品为一批。③冻干产品以同一批配制的药液使用同一台冻干设备在同一生产周期内生产的均质产品为一批。④服用制剂、软膏剂、乳剂和混悬剂等以同一配制罐最终一次配制所生产的均质产品为一批。⑤连续生产的原料药，在一定时间间隔内生产的在规定限度内的均质产品为一批。⑥间歇生产的原料药，可由一定数量的产品经最后混合所得的在规定限度内的均质产品为一批。

（十）质量控制与质量保证

（1）质量控制实验室管理　质量控制实验室的人员、设施、设备应当与产品性质和生产规模相适应。负责人、检验人员都有相应的资质要求。

（2）物料和产品放行　分别建立物料和产品批准放行的操作规程，明确批准放行的标准、职责，并有相应的记录。

（3）持续稳定性考察　持续稳定性考察的目的是在有效期内监控已上市药品的质量，以发现药品与生产相关的稳定性问题（如杂质含量或溶出度特性的变化），并确定药品能够在标示的贮存条件下，符合质量标准的各项要求。

（4）变更控制　企业应当建立变更控制系统，对所有影响产品质量的变更进行评估和管理。需要经药品监督管理部门批准的变更应当在得到批准后方可实施。

（5）偏差处理　企业各部门负责人应当确保所有人员正确执行生产工艺、质量标准、检验方法和操作规程，防止偏差的产生。另外，企业应当建立偏差处理的操作规程，规定偏差的报告、记录、调查、处理以及所采取的纠正措施，并有相应的记录。

（6）纠正措施和预防措施　企业应当建立纠正措施和预防措施系统，对投诉、召回、偏差、自检或外部检查结果、工艺性能和质量监测趋势等进行调查并采取纠正和预防措施。

（7）供应商的评估和批准　质量管理部门应当对所有生产用物料的供应商进行质量评估，会同有关部门对主要物料供应商（尤其是生产商）的质量体系进行现场质量审计，并对质量评估不符合要求的供应商行使否决权。

（8）产品质量回顾分析　应当按照操作规程，每年对所有生产的药品按品种进行产品质量回顾分析，以确认工艺稳定可靠，以及原辅料、成品现行质量标准的适用性，及时发现不良趋势，确定产品及工艺改进的方向。

（9）投诉与不良反应报告　药品生产企业应当建立药品不良反应报告和监测管理制度，设立专门机构并配备专职人员负责管理。企业应当主动收集药品不良反应，对不良反应应当详细记录、评价、调查和处理，及时采取措施控制可能存在的风险，并按照要求向药品监督管理部门报告。

（十一）委托生产与委托检验

委托方和受托方必须签订书面合同，明确规定各方责任、委托生产或委托检验的内容及相关的技术事项。委托方应当对受托生产或检验的全过程进行监督，并应当确保物料和产品符合相应的质量标准。

（十二）产品发运与召回

每批产品均应当有发运记录。根据发运记录，应当能够追查每批产品的销售情况，必要时应当能够及时全部追回，发运记录内容应当包括：产品名称、规格、批号、数量、收货单位和地址、联系方式、发货日期、运输方式等。发运记录应当至少保存至药品有效期后一年。

企业应当建立产品召回系统，必要时可迅速、有效地从市场召回任何一批存在安全隐患的产品；应当制定召回操作规程，确保召回工作的有效性。

（十三）自检

质量管理部门应当定期组织对企业进行自检，监控本规范的实施情况，评估企业是否符合本规范要求，并提出必要的纠正和预防措施。

（十四）附则

GMP为药品生产质量管理的基本要求。其主要术语的含义是：

（1）包装　待包装产品变成成品所需的所有操作步骤，包括分装、贴签等。但无菌生产工艺中产品的无菌灌装，以及最终灭菌产品的灌装等不视为包装。

（2）包装材料　药品包装所用的材料，包括与药品直接接触的包装材料和容器、印刷包装材料，但不包括发运用的外包装材料。

（3）操作规程　经批准用来指导设备操作、维护与清洁、验证、环境控制、取样和检验等药品生产活动的通用性文件，也称标准操作规程。

（4）待验　指原辅料、包装材料、中间产品、待包装产品或成品，采用物理手段或其他有效方式将其隔离或区分，在允许用于投料生产或上市销售之前贮存、等待作出放行决定的状态。

（5）高层管理人员　在企业内部最高层指挥和控制企业、具有调动资源的权力和职责的人员。

（6）工艺规程　为生产特定数量的成品而制定的一个或一套文件，包括生产处方、生产操作要求和包装操作要求，规定原辅料和包装材料的数量、工艺参数和条件、加工说明（包括中间控制）、注意事项等内容。

（7）回收　在某一特定的生产阶段，将以前生产的一批或数批符合相应质量要求的产品的一部分或全部，加入到另一批次中的操作。

（8）洁净区　需要对环境中尘粒及微生物数量进行控制的房间（区域），其建筑结构、装备及其使用应当能够减少该区域内污染物的引入、产生和滞留。

（9）批　经一个或若干加工过程生产的、具有预期均一质量和特性的一定数量的原辅料、包装材料或成品。为完成某些生产操作步骤，可能有必要将一批产品分成若干亚批，最终合并成为一个均一的批。在连续生产情况下，批必须与生产中具有预期均一特性的确定数量的产品相对应，批量可以是固定数量或固定时间段内生产的产品量。

例如：口服或外用的固体、半固体制剂在成型或分装前使用同一台混合设备一次混合所生产的均质产品为一批；口服或外用的液体制剂以灌装（封）前经最后混合的药液所生产的均质产品为一批。

（10）批号　用于识别一个特定批的具有唯一性的数字和（或）字母的组合。

（11）批记录　用于记述每批药品生产、质量检验和放行审核的所有文件和记录，可追溯所有与成品质量有关的历史信息。

（12）文件　GMP所指的文件包括质量标准、工艺规程、操作规程、记录、报告等。

（13）物料　指原料、辅料和包装材料等。

例如：化学药品制剂的原料是指原料药；生物制品的原料是指原材料；中药制剂的原料是指中药材、中药饮片和外购中药提取物；原料药的原料是指用于原料药生产的除包装材料以外的其他物料。

（14）物料平衡　产品或物料实际产量或实际用量及收集到的损耗之和与理论产量或理论用量之间的比较，并考虑可允许的偏差范围。

三、GMP 与 ISO 9000 的比较

（一）ISO 9000 族标准简介

国际标准化组织（International standard organization，简称 ISO）正式成立于 1947 年，是目前世界上最大、最有权威性的国际标准化专门机构，是具有民间性质的机构。1946 年 10 月 14 日至 26 日，中国、英国、美国、法国、前苏联等 25 个国家的 64 名代表集会于伦敦，正式表决通过建立国际标准化组织（ISO）。1978 年 9 月 11 日中国重新进入 ISO，1988 年起以中国国家技术监督局（CSBTS）的名义参加 ISO 活动。

ISO 9000 族标准　是 ISO 颁布的关于质量管理和质量保证的一系列标准的总称，最早颁布于 1987 年 3 月，其后又数次修订。ISO 9000 族标准总结了世界上许多国家的质量管理经验而制定，它指导组织选择和使用质量体系及其要素，主要用于企业质量管理体系的建立、实施和改进，为企业在质量管理和质量保证方面提供指南，目前已成为国际公认的质量保证基础。我国等同采用的国家标准代号为 GB/T 19000 系列标准。

2000 年版 ISO 9000 族标准包括以下一组密切相关的质量管理体系核心标准。

ISO 9000《质量管理体系基础和术语》　该标准表述质量管理体系基础知识，并规定质

量管理体系术语。

ISO 9001《质量管理体系要求》　该标准规定质量管理体系要求，用于证实组织具有提供满足顾客要求和适用法规要求的产品的能力，目的在于增进顾客满意。

ISO 9004《质量管理体系业绩改进指南》　该标准提供考虑质量管理体系的有效性和效率两方面的指南。该标准的目的是促进组织业绩改进和使顾客及其他相关方满意。

ISO 19011《质量和（或）环境管理体系审核指南》　该标准提供审核质量和环境管理体系的指南。

ISO 9000 系列标准的颁布，使各国的质量管理和质量保证活动统一在 ISO 9000 族标准的基础之上。标准总结了工业发达国家先进企业的质量管理的实践经验，统一了质量管理和质量保证的术语和概念，并对推动组织的质量管理，在实现组织的质量目标，消除贸易壁垒，提高产品质量和顾客的满意程度等方面产生了积极的影响，得到了世界各国的普遍关注和采用。

（二）GMP 与 ISO 9000 的比较

1. GMP 与 ISO 9000 的相同点

二者的目的都是保证产品质量，确保产品质量达到一定要求。二者又都是通过对影响产品质量的因素实施控制来达到保证产品质量的目的；都强调预防为主，对过程实施控制，变管结果为管因素。二者都是对生产的质量管理的基本要求，而且标准是随着科学技术的生产的发展而不断发展和完善的。

2. GMP 与 ISO 9000 的不同点

（1）性质不同　许多国家和地区的 GMP 具有法律效力，而 ISO 9000 则是推荐性的。

（2）适用范围不同　ISO 9000 适用于各行各业，而 GMP 只适用于药品生产企业。

第三节　　GMP 认证管理

为加强药品生产质量管理规范检查认证工作的管理，进一步规范检查认证行为，推动《药品生产质量管理规范（2010 年修订）》的实施，原国家食品药品监督管理局组织对《药品生产质量管理规范认证管理办法》进行了修订，于 2011 年 8 月 2 日印发，自发布之日起施行。

根据 ISO 的有关文件，"认证"的含义是：第三方依据程序对产品、过程或服务符合规定的要求给予书面保证（合格证书）。而我国《药品管理法实施条例》第 83 条规定，药品认证是指药品监督管理部门对药品研制、生产、经营、事业单位实施相应质量管理规范进行检查、评价并决定是否发给相应认证证书的过程。而现行《药品生产质量管理规范认证管理办法》规定，药品 GMP 认证是药品监督管理部门依法对药品生产企业药品生产质量管理进行监督检查的一种手段，是对药品生产企业实施药品 GMP 情况的检查、评价并决定是否发给认证证书的监督管理过程。因此，药品 GMP 认证是国家药品监督管理的重要内容，也是确保药品质量稳定性、安全性和有效性的一种科学、先进的管理手段。它既体现了药品生产质量管理的技术规范，也体现了药品严格的技术标准。实行药品 GMP 认证制度，已成为国际药品贸易行为的准则，它是国际认证机构开展双边、多边认证合作的基础，现已成为一种国际惯例。

一、主管部门与检查机构

国家食品药品监督管理部门主管全国药品 GMP 认证管理工作；负责注射剂、放射性药品、生物制品等药品 GMP 认证和跟踪检查工作；负责进口药品 GMP 境外检查和国家或地区间药品 GMP 检查的协调工作；负责对药品认证检查机构质量管理体系进行评估。

省级药品监督管理部门负责本辖区内除注射剂、放射性药品、生物制品以外其他药品 GMP 认证和跟踪检查工作以及国家食品药品监督管理部门委托开展的药品 GMP 检查工作。

省级以上药品监督管理部门设立的药品认证检查机构承担药品 GMP 认证申请的技术审查、现场检查、结果评定等工作。

负责药品 GMP 认证工作的药品认证检查机构应建立和完善质量管理体系，确保药品 GMP 认证工作质量。

二、申请、受理和审查

新开办药品生产企业、药品生产企业新增生产范围的，应当自取得药品生产证明文件或者经批准正式生产之日起 30 日内，按照规定向药品监督管理部门申请药品 GMP 认证。省级以上药品监督管理部门应当自收到企业申请之日起 6 个月内，组织对申请企业是否符合《药品生产质量管理规范》进行认证。

已取得《药品 GMP 证书》的药品生产企业应在证书有效期届满前 6 个月，重新申请药品 GMP 认证。药品生产企业改建、扩建车间或生产线的，应按本规定重新申请药品 GMP 认证。

申请药品 GMP 认证的药品生产企业（车间），应按规定填报《药品 GMP 认证申请书》，并向省级药品监督管理部门报送有关资料。

省级以上药品监督管理部门对药品 GMP 申请书及相关资料进行形式审查，申请材料齐全、符合法定形式的予以受理；未按规定提交申请资料的，以及申请资料不齐全或者不符合法定形式的，当场或者在 5 日内一次性书面告知申请人需要补正的内容。

药品认证检查机构对申请资料进行技术审查，需要补充资料的，应当书面通知申请企业。申请企业应按通知要求，在规定时限内完成补充资料，逾期未报的，其认证申请予以终止。

技术审查工作时限为自受理之日起 20 个工作日。需补充资料的，工作时限按实际顺延。

三、现场检查

药品认证检查机构完成申报资料技术审查后，应当制定现场检查工作方案，并组织实施现场检查。制订工作方案及实施现场检查工作时限为 40 个工作日。

现场检查实行组长负责制，检查组一般由不少于 3 名药品 GMP 检查员组成，从药品 GMP 检查员库中随机选取，并应遵循回避原则。检查员应熟悉和了解相应专业知识，必要时可聘请有关专家参加现场检查。

药品认证检查机构应在现场检查前通知申请企业。现场检查时间一般为 3～5 天，可根据具体情况适当调整。

申请企业所在地省级药品监督管理部门应选派一名药品监督管理工作人员作为观察员参与现场检查，并负责协调和联络与药品 GMP 现场检查有关的工作。

现场检查开始时，检查组应向申请企业出示药品 GMP 检查员证或其他证明文件，确认检查范围，告知检查纪律、注意事项以及企业权利，确定企业陪同人员。申请企业在检查过程中应及时提供检查所需的相关资料。

检查组应严格按照现场检查方案实施检查，检查员应如实做好检查记录。检查方案如需变更的，应报经派出检查组的药品认证检查机构批准。

现场检查结束后，检查组应对现场检查情况进行分析汇总，并客观、公平、公正地对检查中发现的缺陷进行风险评定。

检查缺陷的风险评定应综合考虑产品类别、缺陷的性质和出现的次数。缺陷分为严重缺陷、主要缺陷和一般缺陷，其风险等级依次降低。具体如下：（1）严重缺陷指与药品 GMP 要求有严重偏离，产品可能对使用者造成危害的；（2）主要缺陷指与药品 GMP 要求有较大偏离的；（3）一般缺陷指偏离药品 GMP 要求，但尚未达到严重缺陷和主要缺陷程度的。

现场检查工作完成后，检查组应根据现场检查情况，结合风险评估原则提出评定建议。现场检查报告应附检查员记录及相关资料，并由检查组成员签字。检查组应在检查工作结束后 10 个工作日内，将现场检查报告、检查员记录及相关资料报送药品认证检查机构。

四、审批与发证

药品认证检查机构可结合企业整改情况对现场检查报告进行综合评定。必要时，可对企业整改情况进行现场核查。综合评定应在收到整改报告后 40 个工作日内完成，如进行现场核查，评定时限顺延。

综合评定应采用风险评估的原则，综合考虑缺陷的性质、严重程度以及所评估产品的类别对检查结果进行评定。现场检查综合评定时，低一级缺陷累计可以上升一级或二级缺陷，已经整改完成的缺陷可以降级，严重缺陷整改的完成情况应进行现场核查。①只有一般缺陷，或者所有主要和一般缺陷的整改情况证明企业能够采取有效措施进行改正的，评定结果为"符合"；②有严重缺陷或有多项主要缺陷，表明企业未能对产品生产全过程进行有效控制的，或者主要和一般缺陷的整改情况或计划不能证明企业能够采取有效措施进行改正的，评定结果为"不符合"。

药品认证检查机构完成综合评定后，应将评定结果予以公示，公示期为 10 个工作日。对公示内容有异议的，药品认证检查机构或报同级药品监督管理部门及时组织调查核实。调查期间，认证工作暂停。对公示内容无异议或对异议已有调查结果的，药品认证检查机构应将检查结果报同级药品监督管理部门，由药品监督管理部门进行审批。

经药品监督管理部门审批，符合药品 GMP 要求的，向申请企业发放《药品 GMP 证书》；不符合药品 GMP 要求的，认证检查不予通过，药品监督管理部门以《药品 GMP 认证审批意见》方式通知申请企业。行政审批工作时限为 20 个工作日。

药品监督管理部门应将审批结果予以公告。省级药品监督管理部门应将公告上传国家食品药品监督管理部门网站。

五、监督检查

药品监督管理部门应对持有《药品 GMP 证书》的药品生产企业组织进行跟踪检查。《药品 GMP 证书》有效期内至少进行一次跟踪检查。

药品监督管理部门负责组织药品 GMP 跟踪检查工作；药品认证检查机构负责制订检查计划和方案，确定跟踪检查的内容及方式，并对检查结果进行评定。

六、《药品 GMP 证书》管理

《药品 GMP 证书》载明的内容应与企业药品生产许可证明文件所载明相关内容相一致。企业名称、生产地址名称变更但未发生实质性变化的，可以药品生产许可证明文件为凭证，企业无需申请《药品 GMP 证书》的变更。

《药品 GMP 证书》有效期内，与质量管理体系相关的组织结构、关键人员等如发生变化的，企业应自发生变化之日起 30 日内，按照有关规定向原发证机关进行备案。其变更后的组织结构和关键人员等应能够保证质量管理体系有效运行并符合要求。原发证机关应对企业备案情况进行审查，必要时应进行现场核查。如经审查不符合要求的，原发证机关应要求企业限期改正。

有下列情况之一的，由药品监督管理部门收回《药品 GMP 证书》：

1）企业（车间）不符合药品 GMP 要求的；

2）企业因违反药品管理法规被责令停产整顿的；

3）其他需要收回的。

药品监督管理部门收回企业《药品 GMP 证书》时，应要求企业改正。企业完成改正后，应将改正情况向药品监督管理部门报告，经药品监督管理部门现场检查，对符合药品 GMP 要求的，发回原《药品 GMP 证书》。

有下列情况之一的，由原发证机关注销《药品 GMP 证书》：

1）企业《药品生产许可证》依法被撤销、撤回，或者依法被吊销的；

2）企业被依法撤销、注销生产许可范围的；

3）企业《药品 GMP 证书》有效期届满未延续的；

4）其他应注销《药品 GMP 证书》的。

［案例］

从"欣弗"事件看药品生产质量管理的重要性

"欣弗"事件是 2006 年全国发生的 3 起重大的药品不良事件之一，其之所以发生，正是由于药品生产质量管理方面产生了问题。

2006 年 8 月 3 日，原卫生部发出紧急通知，停用上海华源股份有限公司安徽华源生物药业有限公司生产的克林霉素磷酸酯葡萄糖注射液（商品名为"欣弗"）。青海、广西、浙江、黑龙江和山东等省、自治区陆续有部分患者使用"欣弗"后，出现胸闷、心悸、心慌、寒战、肾区疼痛、腹痛、腹泻、恶心、呕吐、过敏性休克、肝肾功能损害等临床症状。截至 2006 年 8 月 16 日，全国共有 16 省区报告"欣弗"不良事件病例共计 93 例，其中 11 人死亡。

原国家食品药品监督管理局会同安徽省食品药品监督管理局对安徽华源生物药业有限公司进行现场检查显示，该公司 2006 年 6 月至 7 月生产的克林霉素磷酸酯葡萄糖注射液未按批准的工艺参数灭菌，随意降低灭菌温度，缩短灭菌时间，增加灭菌柜装载量，影响了灭菌效果。按照规定，"欣弗"应在 105℃灭菌 30 分钟，但实际操作中，有的灭菌温度是 100℃，也有 101℃、102℃、104℃，灭菌时间有的少 1 分钟，有的少 2 分钟、少 4 分钟，上述操作直接导致灭菌不彻底。经中国药品生物制品检定所对相关样品进行检验，结果表明，无菌检查和热原检查都不符合规定。

就此不良事件，原国家食品药品监督管理局同时决定，自 2006 年 8 月起，用一年左右的时间，在全国范围内深入开展整顿和规范药品市场秩序专项行动，并特别对注射液产品的生产进行密切关注。在药品生产环节，主要是对 GMP 的执行情况进行全面检查。

（颜久兴）

第六章 药品经营质量管理

药品研发、生产、流通、使用是确保药品安全性、有效性、经济性及合理性的四大关键环节，也是药品监管的重中之重。

第一节 药品经营企业管理概述

药品经营企业的经营条件、经营行为对药品质量、合理用药及群众用药的安全、有效具有重要影响。为保证药品在经营环节质量的可持续性、人民用药的安全性，政府必须制定相应的法律法规，并按其规定的条件对药品经营企业的开办进行事前审查批准，即进行药品经营许可证管理。

一、药品经营企业

《药品管理法》第一百零二条明确规定："药品经营企业，是指经营药品的专营企业或兼营企业。"根据我国药品监督管理部门核准的经营方式，药品经营企业可分为药品批发企业和药品零售企业两种。目前，从全国来说，有药品批发企业1.3万家，药品零售企业42万家，药品流通行业销售总额由1999年的1350亿元增长到2012年的11122亿元，首次突破万亿元。

（一）药品批发企业

20世纪50～90年代，我国的药品批发商统称为医药公司（批发西药）和药材公司（批发中药），由于都是国有国营性质，故简称为"国营主渠道"。90年代后随着改革的深入，药品批发商的名称、体制、所有制出现多样化，其法定名称为药品批发企业（drug wholesaler）。

《药品管理法实施条例》对药品批发企业的定义是："药品批发企业是指将购进的药品销售给药品生产企业、药品经营企业、医疗机构的药品经营企业。"换言之，药品批发企业只能将药品销售给具有《药品生产许可证》、《药品经营许可证》、《医疗机构执业许可证》等具有合法资质的药品生产、经营和使用单位，不得将药品直接销售给患者或其他不具合法资质的单位或消费者。

（二）药品零售机构

1. 药品零售机构的定义

药品零售机构包括药品零售企业和医疗机构药房（institutional pharmacy）。药品零售企业又称零售药房（retail pharmacy，drug store）或称社会药房（community pharmacy）；医疗机构药房含医院药房（hospital pharmacy）、诊所药房。药品零售企业与医疗机构药房不同之处是，前者为企业性质，要承担投资风险；后者是医疗机构的组成部分，不具法人资格，不承担投资风险。另外，不同国家的药房经营的基本业务不同。我国药房经营的主要是人用药品，而日本、美国等国家的药房除经营人用药品外，还包括医疗器械、兽用药品、化妆品等。

2. 药品零售企业

《药品管理法实施条例》对药品零售企业（drug retailer）的定义是："药品零售企业是

指将购进的药品直接销售给消费者的药品经营企业。"药品零售企业不得将药品销售给其他药品生产、经营企业以及诊所等医疗机构。其包括零售药房和零售连锁企业，以及定点零售药店。

（1）零售药房　指依法取得《药品经营许可证》的单一门店的药品零售企业，称零售药店，又称独立的零售药店。这类药店在我国药品零售企业中占的比例很大，其中有的是企业法人，有的是二级法人。

（2）药品零售连锁企业　指经营同类药品、使用统一商号的若干个门店，在同一总部的管理下，采取统一采购配送、统一质量标准、采购同销售分离、实行规模化管理经营的组织形式。一般由总部、配送中心和若干个连锁门店构成。总部是连锁企业经营管理的核心；配送中心是连锁企业的物流机构，只准向该企业连锁范围内的门店进行配送，不得对该企业外部进行批发、零售；门店按总部的制度、规范要求，承担日常药品零售业务，门店只能销售总部配送的药品，不得自行采购药品。总店和各个门店必须依法分别取得《药品经营许可证》。

（3）定点零售药店　指城镇职工基本医疗保险定点零售药店。《城镇职工基本医疗保险定点零售药店管理暂行办法》第二条规定，定点零售药店是指经统筹地区劳动保障行政部门审查，并经社会保险经办机构确定的，为城镇职工基本医疗保险参保人员提供处方外配服务的零售药店。处方外配是指参保人员持定点医疗机构处方，在定点零售药店购药的行为。保证营业时间内至少有1名执业药师或依法经过资格认证的药学技术人员在岗，具备及时供应基本医疗保险用药，24小时提供服务的能力。

二、药品经营许可证管理

为保证人民群众用药安全，国家对药品经营企业实行许可证制度。原国家食品药品监督管理局于2004年1月2日以第6号局令发布《药品经营许可证管理办法》，以加强药品经营许可工作的监督管理，并自2004年4月1日起施行。其适用于《药品经营许可证》的发证、换证、变更及监督管理。

《药品经营许可证管理办法》共6章34条。其在提高药品经营企业准入条件的同时，进一步明确了开办药品批发、零售企业的申请、受理、审查、发证程序，对申报材料的内容及以上各环节的工作时限和形式审查、现场验收所依据的标准等作出了具体规定。为接受社会监督，防止企业在申请《药品经营许可证》时提供虚假证明文件、数据，还专门规定了药品批发、零售企业领证前的公示制度。

（一）管理部门及其职责

1）国家食品药品监督管理部门主管全国药品经营许可的监督管理工作。

2）省级药品监督管理部门负责本辖区内药品批发企业《药品经营许可证》发证、换证、变更和日常监督管理工作，并指导和监督下级药品监督管理机构开展《药品经营许可证》的监督管理工作。

3）设区的市级药品监督管理机构或省级药品监督管理部门直接设置的县级药品监督管理机构负责本辖区内药品零售企业《药品经营许可证》发证、换证、变更和日常监督管理等工作。

（二）申领《药品经营许可证》的条件

1. 药品批发企业的申领条件

在符合省、自治区、直辖市药品批发企业合理布局的要求下，并符合以下设置标准：

1）具有保证所经营药品质量的规章制度；

2）企业、企业法定代表人或企业负责人、质量管理负责人无《药品管理法》第七十六条、第八十三条规定的情形；

3）具有与经营规模相适应的一定数量的执业药师；质量管理负责人具有大学以上学历，且必须是执业药师；

4）具有能够保证药品储存质量要求的、与其经营品种和规模相适应的常温库、阴凉库、冷库。仓库中具有适合药品储存的专用货架和实现药品入库、传送、分拣、上架、出库现代物流系统的装置和设备；

5）具有独立的计算机管理信息系统，能覆盖企业内药品的购进、储存、销售以及经营和质量控制的全过程；能全面记录企业经营管理及实施 GSP 方面的信息；符合 GSP 对药品经营各环节的要求，并具有可以实现接受当地药品监管部门监管的条件；

6）具有符合 GSP 对药品营业场所及辅助、办公用房以及仓库管理、仓库内药品质量安全保障和进出库、在库储存与养护方面的条件。

2. 药品零售企业的申领条件

在符合当地常住人口数量、地域、交通状况和实际需要的要求，符合方便群众购药的原则下，并符合以下规定：

① 具有保证所经营药品质量的规章制度；

② 具有依法经过资格认定的药学技术人员；

③ 企业、企业法定代表人、企业负责人、质量负责人无《药品管理法》第七十六条、第八十三条规定情形的；

④ 具有与所经营药品相适应的营业场所、设备、仓储设施以及卫生环境；在超市等其他商业企业内设立零售药店的，必须具有独立的区域；

⑤ 具有能够配备满足当地消费者所需药品的能力，并能保证 24 小时供应。

（三）申领《药品经营许可证》的程序

药品批发（零售）企业申领《药品经营许可证》的具体程序见图 6-1。

（四）《药品经营许可证》的变更与换发

1. 药品经营许可证

《药品经营许可证》应当载明企业名称、法定代表人或企业负责人姓名、经营方式、经营范围、注册地址、仓库地址、《药品经营许可证》证号、流水号、发证机关、发证日期、有效期限等项目。

经营方式：批发（包括配送）、零售（包括零售连锁）两种。

经营范围：麻醉药品、精神药品、医疗用毒性药品；生物制品；中药材、中药饮片、中成药、化学原料药及其制剂、抗生素原料药及其制剂、生化药品。

《药品经营许可证》是企业从事药品经营活动的法定凭证，任何单位和个人不得伪造、变造、买卖、出租和出借。

《药品经营许可证》包括正本、副本，正本、副本具有同等法律效力。

《药品经营许可证》有效期 5 年。

2.《药品经营许可证》的变更

（1）许可证变更的概念与分类　《药品经营许可证》变更分为许可事项变更和登记事项变更。许可事项变更是指经营方式、经营范围、注册地址、仓库地址（包括增减仓库）、企业法定代表人或负责人以及质量负责人的变更。登记事项变更是指上述事项以外的其他事项的变更。

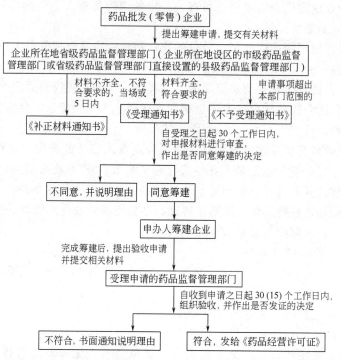

图 6-1　药品批发（零售）企业申领《药品经营许可证》的程序

（2）许可证的变更程序　企业变更许可证许可事项的，应当在原许可事项发生变更 30 日前，向原发证机关申请《药品经营许可证》变更登记。原发证机关自收到企业变更申请和变更申请资料之日起 15 个工作日内作出准予变更或不予变更的决定。企业依法变更《药品经营许可证》的许可事项后，应依法向工商行政管理部门办理企业注册登记的有关变更手续。

　　企业变更许可证的登记事项的，应在工商行政管理部门核准变更后 30 日内，向原发证机关申请《药品经营许可证》变更登记。原发证机关应当自收到企业变更申请和变更申请资料之日起 15 个工作日内为其办理变更手续。

　　《药品经营许可证》登记事项变更后，应由原发证机关在《药品经营许可证》副本上记录变更的内容和时间，并按变更后的内容重新核发《药品经营许可证》正本，收回原《药品经营许可证》正本。变更后的《药品经营许可证》有效期不变。

　　3. 许可证的换发

　　《药品经营许可证》有效期满前 6 个月内，需要继续经营药品的，持证企业应向原发证机关申请换发《药品经营许可证》。原发证机关按本办法规定的申办条件进行审查，符合条件的，收回原证，换发新证。不符合条件的，可限期 3 个月进行整改，整改后仍不符合条件的，注销原《药品经营许可证》。

　　药品监督管理部门根据药品经营企业的申请，应当在《药品经营许可证》有效期届满前作出决定是否准予该药品经营企业换证。逾期未作出决定的，视为准予换证。

　　4. 其他情形

　　企业遗失《药品经营许可证》，应立即向发证机关报告，并在发证机关指定的媒体上登载遗失声明。发证机关在企业登载遗失声明之日起满 1 个月后，按原核准事项补发《药品经营许可证》。

　　企业终止经营药品或者关闭的，《药品经营许可证》由原发证机关缴销。发证机关吊销或者注销、缴销《药品经营许可证》的，应当及时通知工商行政管理部门，并向社会公布。

（五）监督检查

药品监督管理部门应加强对《药品经营许可证》持证企业的监督检查，持证企业应当按《药品经营许可证管理办法》的规定接受监督检查。

1. 监督检查的内容

企业名称、经营地址、仓库地址、企业法定代表人（企业负责人）、质量负责人、经营方式、经营范围、分支机构等重要事项的执行和变动情况；企业经营设施设备及仓储条件变动情况；企业实施 GSP 情况；发证机关需要审查的其他有关事项。

2. 监督检查的方式

监督检查可以采取书面检查、现场检查或者书面与现场检查相结合的方式。发证机关可以要求持证企业报送《药品经营许可证》相关材料，通过核查有关材料，履行监督职责；发证机关可以对持证企业进行现场检查。

有下列情况之一的企业，必须进行现场检查：①上一年度新开办的企业；②上一年度检查中存在问题的企业；③因违反有关法律、法规，受到行政处罚的企业；④发证机关认为需要进行现场检查的企业。

3. 现场检查标准

由发证机关按照开办药品批发企业验收实施标准、开办药品零售企业验收实施标准和 GSP 认证检查标准及其现场检查项目制定，并报上一级药品监督管理部门备案。

（六）违法行为的处理

发证机关依法对药品经营企业进行监督检查时，应当将监督检查的情况和处理结果予以记录，由监督检查人员签字后归档。公众有权查阅有关监督检查记录。现场检查的结果，发证机关应当在《药品经营许可证》副本上记录并予以公告。

对监督检查中发现有违反 GSP 要求的经营企业，由发证机关责令限期进行整改。对违反《药品管理法》第十六条规定，整改后仍不符合要求从事药品经营活动的，按《药品管理法》第七十九条规定处理。

有下列情形之一的，《药品经营许可证》由原发证机关注销；《药品经营许可证》有效期届满未换证的；药品经营企业终止经营药品或者关闭的；《药品经营许可证》被依法撤销、撤回、吊销、收回、缴销或者宣布无效的；不可抗力导致《药品经营许可证》的许可事项无法实施的；法律、法规规定的应当注销行政许可的其他情形。

药品监督管理部门注销《药品经营许可证》的，应当自注销之日起 5 个工作日内通知有关工商行政管理部门。

第二节　药品流通监督管理

一、药品流通监督管理概况

（一）药品流通

1. 药品流通的定义

药品流通（drugs distribution）是从整体来看药品从生产者转移到患者的活动、体系和过程，包括了药品流、货币流、药品所有权流和药品信息流。其不同于药品买卖、药品市场营销，属宏观经济范畴。药品流通联系着药品的生产和应用，肩负着将安全、有效的药品传递到消费者手中的重任，有着浓厚的商业气息、可观的利润空间和复杂的经营形式，监督管理较为繁琐、困难。

2. 药品流通的特点

与其他商品流通相比，药品流通具有很多特点。

（1）政策性强　国家制定产业政策、规范和专门法律、法规来引导药品的生产和经营行为。《药品管理法》明确规定了药品生产、经营和使用的法律程序以及违反法律规定应负的法律责任，以保证药品的质量。

（2）专业性强　药品与其他消费品不相同，专业技术性很强。从采购到分发都必须有执业药师参与管理、指导，有的关键环节将直接负责进行。处方药还必须根据执业医师处方调配销售。在流通全过程所提供的药学服务，只有合格的药师才能完成。

（3）药品广告宣传对药品市场影响力较大　人们对药品的认识都是来自药物临床及非临床试验报告的总结材料。药品广告宣传内容要求高，虚假、误导的药品广告将产生影响人们生命健康的严重后果。

（二）药品流通渠道

1. 药品流通渠道的定义

药品流通渠道是指药品从生产者转移到消费者手中所经过的途径。

2. 药品流通渠道的类型

（1）独立的销售系统　它们在法律上和经济上都是独立的具有独立法人资格的经济组织。必须首先以自己的资金购买药品，取得药品的所有权，然后才能出售。医药批发公司和社会药房便是这种机构。

（2）药品生产企业自己的销售体系　它们在法律上和经济上并不独立，财务和组织受企业控制，并且只能经销本企业生产的药品，不得销售其他企业的药品，不得从事药品批发业务。

（3）医疗机构药房　没有独立法人资格，经济上由医疗机构统一管理。它们以自己的资金购买药品，取得药品的所有权，然后凭医师处方分发出售给患者。例如医院药房、初级医疗卫生保健机构的药房或调配室。

（4）受企业约束的销售系统　它们在法律上是独立的，但经济上通过合同形式受企业约束，如医药代理商。

（三）药品流通监督管理的发展

药品流通的监督管理是指政府有关部门根据国家药事法规、标准、制度，对药品流通环节的药品质量、药学服务质量、药品销售机构的质量保证体系，进行监督管理活动的总称。

据历史资料记载，国家对药品监督管理的法律法规、制度、标准，许多都源于对药品市售交易管理。我国唐宋以来药业兴旺，药品市场买卖逐渐发达。公元659年唐政府组织编修的《新修本草》成书，被唐政府规定为医师必修书目，成为药材买卖时判断真伪优劣的依据，实质上发挥了国家药品标准的作用，被后人誉为世界最早的药典。公元976～982年，宋代政府对进口药品贸易做了多项规定，例如："诸蕃国香药珍宝，不得私相市贸。"公元982年宣布解除香木等37种药材进口禁令，并公布乳香等8种药材由国家专卖。公元1076年，宋政府举办"卖药所"，开创了官办药品销售机构之始。历代政府的刑律中多有禁止销售毒药、禁止游医"沿街货药"的规定，以及误用药、卖错了药致人死亡判刑的规定。

从世界医药历史来看，最早的医药分类始于医药商业发达的意大利，当时的药业主要是药品贸易业，即医药商业。13世纪后欧洲的社会药房逐渐发展起来，政府为了管理药房颁布了《药师法》。其主要内容是规定了受过什么训练的人才可以经营管理药房，以及销售药品的规则。近代社会药品贸易日益发达，有关监督管理的立法也越来越多。1906年，美国政府为了解决各州间药品贸易问题，国会通过并颁布《联邦食品、药品与化妆品法》，这是世界上最早的一部药品监督管理综合性法律。20世纪50年代，美国为解决药品贸易中分类管理问题，通过并颁布《处方药修正案》，开始了零售药品按处方药与非处方药分类管理的办法。20世纪各国制定颁布的药品法、药事法中普遍规定了经营药品的许可证制度。

二、药品流通监督管理办法

为加强药品市场监管，规范药品流通秩序，保障公众用药安全，原国家食品药品监督管理局对1999年6月15日公布实施的《药品流通监督管理办法》（暂行）进行修订，于2007年1月31日以第26号局令颁布新的《药品流通监督管理办法》。新《办法》共5章47条，自2007年5月1日起施行，其颁布施行标志着我国整顿和规范药品流通秩序进入了一个新的阶段。

（一）《药品流通监督管理办法》总则

1. 适用范围

适用于在中华人民共和国境内从事药品购销及监督管理的单位或者个人。

2. 改革和创新的要求

药品生产、经营企业、医疗机构应当对其生产、经营、使用的药品质量负责。药品生产、经营企业在确保药品质量安全的前提下，应当适应现代药品流通发展方向，进行改革和创新。

3. 鼓励社会监督的原则

药品监督管理部门鼓励个人和组织对药品流通实施社会监督。对违反《药品流通监督管理办法》的行为，任何个人和组织都有权向药品监督管理部门举报和控告。

（二）药品生产、经营企业购销药品的监管

1. 对企业药品购销人员的要求

（1）培训要求 药品生产、经营企业应对其购销人员进行药品相关的法律、法规和专业知识培训，建立培训档案，培训档案中应当记录培训时间、地点、内容及接受培训的人员。

（2）资质证明 药品生产企业、药品批发企业派出销售人员销售药品的，还应当提供加盖本企业原印章的授权书复印件。授权书原件应当载明授权销售的品种、地域、期限，注明销售人员的身份证号码，并加盖本企业原印章和企业法定代表人印章（或者签名）。销售人员应当出示授权书原件及本人身份证原件，供药品采购方核实。

2. 对企业药品购销的规定

药品生产、经营企业对其药品购销行为负责，对其销售人员或设立的办事机构以本企业名义从事的药品购销行为承担法律责任。

（1）企业销售药品应提供的资料

① 加盖本企业原印章的《药品生产许可证》或《药品经营许可证》和营业执照的复印件；

② 加盖本企业原印章的所销售药品的批准证明文件复印件；

③ 销售进口药品的，按照国家有关规定提供相关证明文件。

（2）企业采购、销售药品凭证的管理规定 药品生产、经营企业采购药品时，应索取、查验、留存供货企业有关证件、资料，索取、留存销售凭证。

药品生产企业、药品批发企业销售药品时，应当开具标明供货单位名称、药品名称、生产厂商、批号、数量、价格等内容的销售凭证。药品零售企业销售药品时，应当开具标明药品名称、生产厂商、数量、价格、批号等内容的销售凭证。

药品生产、经营企业留存的资料和销售凭证，应当保存至超过药品有效期1年，但不得少于 3 年。

（3）对企业的一些禁止性规定

① 药品生产、经营企业知道或者应当知道他人从事无证生产、经营药品行为的，不得为其提供药品；

② 药品生产、经营企业不得为他人以本企业的名义经营药品提供场所，或者资质证明文件，或者票据等便利条件；

③ 药品生产、经营企业不得以展示会、博览会、交易会、订货会、产品宣传会等方式现货销售药品；

④ 药品经营企业不得购进和销售医疗机构配制的制剂；

⑤ 未经药品监督管理部门审核同意，药品经营企业不得改变经营方式，应当按照《药品经营许可证》许可的经营范围经营药品；

⑥ 药品生产、经营企业不得以搭售、买药品赠药品、买商品赠药品等方式向公众赠送处方药或者甲类非处方药；

⑦ 药品生产、经营企业不得采用邮售、互联网交易等方式直接向公众销售处方药；

⑧ 禁止非法收购药品。

3. 销售地点及储存、运输要求

① 药品生产、经营企业不得在经药品监督管理部门核准的地址以外的场所储存或者现货销售药品。

② 药品说明书要求低温、冷藏储存的药品，药品生产、经营企业应当按照有关规定，使用低温、冷藏设施设备运输和储存。

4. 销售范围和经营要求

药品生产企业只能销售本企业生产的药品，不得销售本企业受委托生产的或者他人生产的药品。

药品零售企业应当按照国家食品药品监督管理部门药品分类管理规定的要求，凭处方销售处方药。经营处方药和甲类非处方药的药品零售企业，执业药师或者其他依法经资格认定的药学技术人员不在岗时，应当挂牌告知，并停止销售处方药和甲类非处方药。

（三）医疗机构购进、储存药品的监管

1. 医疗机构药房应具备的软、硬件条件

①具有与所使用药品相适应的场所、设备、仓储设施和卫生环境；②配备相应的药学技术人员；③设立药品质量管理机构或者配备质量管理人员；④建立药品保管制度。

2. 药品购进的规定

（1）招标采购　医疗机构以集中招标方式采购药品的，应当遵守《药品管理法》、《药品管理法实施条例》及有关规定。

（2）检查验收制度　医疗机构购进药品，必须建立并执行进货检查验收制度，并建有真实完整的药品购进记录。

（3）记录凭证　药品购进记录必须注明药品的通用名称、生产厂商（中药材标明产地）、剂型、规格、批号、生产日期、有效期、批准文号、供货单位、数量、价格、购进日期。

药品购进记录必须保存至超过药品有效期 1 年，但不得少于 3 年。

3. 药品储存与养护的规定

医疗机构储存药品，应当制订和执行有关药品保管、养护的制度，并采取必要的冷藏、防冻、防潮、避光、通风、防火、防虫、防鼠等措施，保证药品质量。

医疗机构应当将药品与非药品分开存放；中药材、中药饮片、化学药品、中成药应分别储存、分类存放。

4. 禁止性规定

医疗机构和计划生育技术服务机构不得未经诊疗直接向患者提供药品。

医疗机构不得采用邮售、互联网交易等方式直接向公众销售处方药。

（四）法律责任

违反《药品流通监督管理办法》应当承担的法律责任，见表 6-1。

表 6-1 违反《药品流通监督管理办法》应当承担的法律责任

违 法 行 为	法 律 责 任
有下列情形之一的： （1）药品生产、经营企业未对其销售人员进行培训的； （2）药品生产、批发企业销售药品时，未开具销售凭证的； （3）药品生产、经营企业未按照规定留存有关资料、销售凭证的	责令限期改正，给予警告；逾期不改正的，处以5000元以上2万元以下的罚款
药品生产、经营企业未对药品销售人员的销售行为作出具体规定的	给予警告，责令限期改正
有下列情形之一的： （1）药品生产、经营企业违反本办法第八条规定，在经药品监督管理部门核准的地址以外的场所现货销售药品的； （2）药品生产企业违反本办法第九条规定的； （3）药品生产、经营企业违反本办法第十五条规定的； （4）药品经营企业违反本办法第十七条规定的	依照《药品管理法》第七十三条规定，没收违法销售的药品和违法所得，并处违法销售的药品货值金额2倍以上5倍以下的罚款
药品生产、经营企业在经药品监督管理部门核准的地址以外的场所储存药品的	按照《药品管理法实施条例》第七十四条的规定予以处罚
药品零售企业销售药品时，未开具销售凭证的	责令改正，给予警告；逾期不改正的，处以500元以下的罚款
药品生产、经营企业知道或者应当知道他人从事无证生产、经营药品行为而为其提供药品的	给予警告，责令改正，并处1万元以下的罚款，情节严重的，处1万元以上3万元以下的罚款
药品生产、经营企业为他人以本企业的名义经营药品提供场所，或者资质证明文件，或者票据等便利条件的	按照《药品管理法》第八十二条的规定予以处罚
药品经营企业购进或者销售医疗机构配制的制剂的	按照《药品管理法》第八十条规定予以处罚
药品零售企业不凭处方销售处方药的	责令限期改正，给予警告；逾期不改正或者情节严重的，处以1000元以下的罚款
药品零售企业在执业药师或者其他依法经过资格认定的药学技术人员不在岗时销售处方药或者甲类非处方药的	责令限期改正，给予警告；逾期不改正的，处以1000元以下的罚款
药品生产、批发企业未在药品说明书规定的低温、冷藏条件下运输药品的	给予警告，责令限期改正；逾期不改正的，处以5000元以上2万元以下的罚款；有关药品经依法确认属于假劣药品的，按照《药品管理法》有关规定予以处罚
药品生产、批发企业未在药品说明书规定的低温、冷藏条件下储存药品的	按照《药品管理法》第七十九条的规定予以处罚；有关药品经依法确认属于假劣药品的，按照《药品管理法》有关规定予以处罚
药品生产、经营企业以搭售、买药品赠品品、买商品赠药品等方式向公众赠送处方药或者甲类非处方药的	限期改正，给予警告；逾期不改正或者情节严重的，处以赠送药品货值金额2倍以下的罚款，但是最高不超过3万元
违反本办法第二十三条至第二十七条的	责令限期改正，情节严重的，给予通报
药品生产、经营企业、医疗机构以邮售、互联网交易等方式直接向公众销售处方药的	责令改正，给予警告，并处销售药品货值金额2倍以下的罚款，但是最高不超过3万元
非法收购药品的	按照《药品管理法》第七十三条的规定予以处罚
药品监督管理部门及其工作人员玩忽职守，对应当予以制止和处罚的违法行为不予制止、处罚的	对直接负责的主管人员和其他直接责任人员给予行政处分；构成犯罪的，依法追究刑事责任

第三节　药品经营质量管理规范

《药品经营质量管理规范》（good supply practice for pharmaceutical products，GSP），是针对药品经营活动的特点，为在流通环节中确保药品质量而制定的一套系统的、科学的质量保证措施和管理规范，是药品经营管理和质量控制的基本准则。在我国药品经营企业中推行 GSP，并且严格按照 GSP 的要求经营药品，是在药品经营环节保证药品质量并从整体上提高我国药品经营企业素质的重要措施，监督药品经营企业实施 GSP 是药品监督管理工作的重要内容。

我国于 20 世纪 80 年代初引进了 GSP 概念，主要是从日本借鉴过来的。1982 年，我国开始了 GSP 的起草工作。1984 年，中国医药公司组织制定的《医药商品质量管理规范（试行）》，由原国家医药管理局发文在全国医药商业范围内试行。在经历几年的试行后，1991年中国医药商业协会组织力量对 1984 版 GSP 进行了修订，1992 年由原国家医药管理局正式发布实施，使 GSP 成为政府实行医药行业管理的部门规章。1998 年，原国家药品监督管理局成立后，总结了十几年来 GSP 实施经验，在 1992 版 GSP 的基础上重新做了修订，并于 2000 年 4 月 30 日（以第 20 号局令）颁布，2000 年 7 月 1 日起正式施行。经过十多年的实践，2000 版 GSP 对提高药品经营企业素质，规范药品经营行为，保障药品质量安全起到了十分重要的作用。但随着我国经济与社会的快速发展，其已不能适应药品流通发展和药品监管工作要求。从 2005 年起，原国家食品药品监督管理局着手开展调查研究，探索在 GSP修订中如何贯彻科学监管理念，有效提高监管工作效能，2009 年正式启动修订工作。2012年，在广泛借鉴了世界卫生组织以及一些发达国家和地区药品流通监管政策，全面调查了我国药品流通行业状况，听取了药品生产与经营企业以及相关政府部门和行业协会意见的基础上，最终形成了 GSP 修订草案。2013 年 1 月 22 日，原卫生部以卫生部令第 90 号颁布新版GSP，自 2013 年 6 月 1 日起施行。

新版 GSP 适用范围：药品经营企业、药品生产企业销售药品、药品流通过程中其他涉及储存与运输药品的。药品零售连锁企业总部的管理应当符合 GSP 药品批发企业相关规定，门店的管理应当符合 GSP 药品零售企业相关规定。而医疗机构药房和计划生育技术服务机构的药品采购、储存、养护等质量管理规范由国家食品药品监督管理部门协商相关主管部门另行制定。互联网销售药品的质量管理规定由国家食品药品监督管理部门另行制定。

一、GSP 的基本精神和特点

（一）GSP 的基本精神

GSP 的基本精神是："企业应当在药品采购、储存、销售、运输等环节采取有效的质量控制措施，建立包括组织机构、人员、设施设备和过程管理等方面的质量体系，并使之有效运行，以确保药品质量"。

药品经营过程的质量管理，是药品生产质量管理的延伸，是控制、保证已形成的药品质量的保持，也是药品使用质量管理的前提和保证。药品经营过程质量管理的目的是，控制和保证药品的安全性、有效性、稳定性；控制和保证假药、劣药及一切不合格、不合法的药品不进入流通领域，不到使用者手中；做到按质、按量、按期、按品种、以合理的价格满足医疗保健的需求。

（二）特点

（1）基础性　GSP是药品经营质量管理的法定最低要求，它不是最严格的、最好的或是企业根本无法达到的高要求、高标准，而是保证药品经营质量的最低标准。任何一个国家的GSP都不能把只有少数企业做得到的一种标准来作为全国所有企业的强制性要求。当然企业也可以在超越GSP的基础上进行经营，制定自身的企业标准。

（2）原则性　GSP的条款是原则性条款，仅指明了要求达到的目标，而没有列出如何达到这些目标的解决方法，企业要根据自身经营的实际依照GSP法规严格执行。至于如何达到这些要求，企业可以自主选择，根据不同的经营范围和经营方式而采取相应的方法。

（3）时效性　GSP法规的制定要密切联系经营企业的实际，而经营企业的实际质量水平又与国家的医药科技和经济发展水平相适应。也就是说GSP法规具有鲜明的时效性，需要根据实际情况进行定期或不定期的修改或补充。

二、GSP 的主要内容

（一）GSP 的法律框架

新版 GSP 共 4 章 187 条。其法律框架为：

第一章　总则，共4条　　　　　　　第三章　药品零售的质量管理，共59条
第二章　药品批发的质量管理，共118条　　第四章　附则，共6条

GSP 第二章与第三章的框架见表 6-2。

表 6-2　GSP 第二章与第三章的框架

章 ＼ 节	第二章　药品批发的质量管理	第三章　药品零售的质量管理
第一节	质量管理体系	质量管理与职责
第二节	组织机构与质量管理职责	人员管理
第三节	人员与培训	文件
第四节	质量管理体系文件	设施与设备
第五节	设施与设备	采购与验收
第六节	校准与验证	陈列与储存
第七节	计算机系统	销售管理
第八节	采购	售后管理
第九节	收货与验收	
第十节	储存与养护	
第十一节	销售	
第十二节	出库	
第十三节	运输与配送	
第十四节	售后管理	

（二）GSP 对企业质量管理职责和制度的规定

企业应当依据有关法律法规及 GSP 的要求建立质量管理体系，确定质量方针，制定质量管理体系文件，开展质量策划、质量控制、质量保证、质量改进和质量风

险管理等活动。企业质量管理体系应当与其经营范围和规模相适应，包括组织机构、人员、设施设备、质量管理体系文件及相应的计算机系统等。企业应当定期以及在质量管理体系关键要素发生重大变化时，组织开展内审。企业制定质量管理体系文件应当符合企业实际，包括质量管理制度、部门及岗位职责、操作规程、档案、报告、记录和凭证等。书面记录及凭证应当及时填写，并做到字迹清晰，不得随意涂改，不得撕毁。记录及凭证应当至少保存 5 年。疫苗、特殊管理的药品的记录及凭证按相关规定保存。

企业应当设立与其经营活动和质量管理相适应的组织机构或者岗位，明确规定其职责、权限及相互关系。企业负责人是药品质量的主要责任人，全面负责企业日常管理，负责提供必要的条件，保证质量管理部门和质量管理人员有效履行职责，确保企业实现质量目标并按照 GSP 要求经营药品。企业质量负责人应当由高层管理人员担任，全面负责药品质量管理工作，独立履行职责，在企业内部对药品质量管理具有裁决权。企业应当设立质量管理部门，有效开展质量管理工作，其职责不得由其他部门及人员履行。

质量管理部门的职责

① 督促相关部门和岗位人员执行药品管理的法律法规及 GSP；

② 组织制订质量管理体系文件，并指导、监督文件的执行；

③ 负责对供货单位和购货单位的合法性、购进药品的合法性以及供货单位销售人员、购货单位采购人员的合法资格进行审核，并根据审核内容的变化进行动态管理；

④ 负责质量信息的收集和管理，并建立药品质量档案；

⑤ 负责药品的验收，指导并监督药品采购、储存、养护、销售、退货、运输等环节的质量管理工作；

⑥ 负责不合格药品的确认，对不合格药品的处理过程实施监督；

⑦ 负责药品质量投诉和质量事故的调查、处理及报告；

⑧ 负责假、劣药品的报告；

⑨ 负责药品质量查询；

⑩ 负责指导设定计算机系统质量控制功能；

⑪ 负责计算机系统操作权限的审核和质量管理基础数据的建立及更新；

⑫ 组织验证、校准相关设施设备；

⑬ 负责药品召回的管理；

⑭ 负责药品不良反应的报告；

⑮ 组织质量管理体系的内审和风险评估；

⑯ 组织对药品供货单位及购货单位质量管理体系和服务质量的考察和评价；

⑰ 组织对被委托运输的承运方运输条件和质量保障能力的审查；

⑱ 协助开展质量管理教育和培训；

⑲ 其他应当由质量管理部门履行的职责。

（三）GSP 对人员与培训的规定

1. 药品批发的质量管理中关于人员与培训的规定

企业应当对各岗位人员进行与其职责和工作内容相关的岗前培训和继续培训，以符合 GSP 要求。从事特殊管理的药品和冷藏冷冻药品的储存、运输等工作的人员，应当接受相关法律法规和专业知识培训并经考核合格后方可上岗。质量管理、验收、养护、储存等直接接触药品岗位的人员应当进行岗前及年度健康检查，并建立健康档案。患有传染病或者其他可能污染药品的疾病的，不得从事直接接触药品的工作。具体规定要求见表6-3。

表 6-3　药品批发企业人员规定

岗位		学历	专业	职称/资格	从业时间	其他要求
企业负责人		大专以上	—	或中级以上	—	基本的药学专业知识培训，熟悉有关药品管理的法律法规及GSP
企业质量负责人		本科以上	—	执业药师	3年以上药品经营质量管理工作经历	正确判断保障实施
质量管理部门负责人		—	—	执业药师	3年以上药品经营质量管理工作经历	独立解决质量问题
质量管理人员		药学中专或者医学、生物、化学等相关专业大学专科以上	—	或药学初级以上	—	—
验收员、养护员		中专以上	药学/相关	或药学初级以上	—	—
中药材、中药饮片	验收	中专以上	中药学专业	或中药学中级以上		
	养护			或中药学初级以上		
直接收购地产中药材	验收	—	中药学中级以上			
疫苗	质量管理	本科以上	预防医学、药学、微生物学或者医学	中级以上	3年以上从事疫苗管理或者技术工作经历	专门负责
	验收					
采购员		中专以上	药学/相关	—	—	—
销售、储存员		高中以上	—	—	—	—

2. 药品零售的质量管理中关于人员与培训的规定

企业各岗位人员应当接受相关法律法规及药品专业知识与技能的岗前培训和继续培训，以符合GSP要求。企业应当对直接接触药品岗位的人员进行岗前及年度健康检查，并建立健康档案。具体规定要求见表6-4。

表 6-4　药品零售企业人员规定

工作岗位	岗位要求（专业、技术职称或职责）
企业负责人	应当具备执业药师资格
质量管理、验收、采购人员	应当具有药学或者医学、生物、化学等相关专业学历或者具有药学专业技术职称
中药饮片质量管理、验收、采购人员	应当具有中药学中专以上学历或者具有中药学专业初级以上专业技术职称
营业员	应当具有高中以上文化程度或者符合省级药品监督管理部门规定的条件。中药饮片调剂人员应当具有中药学中专以上学历或者具备中药调剂员资格

（四）GSP 对设施与设备的规定

1. 对药品批发企业设施与设备的规定

（1）对各分区的要求　企业应当具有与其药品经营范围、经营规模相适应的经营场所和库房，药品储存作业区、辅助作业区应当与办公区和生活区分开一定距离或者有隔离措施。库房的选址、设计、布局、建造、改造和维护应当符合药品储存的要求，防止药品的污染、交叉污染、混淆和差错。药品储存作业区、辅助作业区应当与办公区和生活区分开一定距离或者有隔离措施。

（2）对库房的要求

1）库房的规模及条件应当满足药品的合理、安全储存，并达到以下要求，便于开展储存作业：①库房内外环境整洁，无污染源，库区地面硬化或者绿化；②库房内墙、顶光洁，地面平整，门窗结构严密；③库房有可靠的安全防护措施，能够对无关人员进入实行可控管理，防止药品被盗、替换或者混入假药；④有防止室外装卸、搬运、接收、发运等作业受异常天气影响的措施。

2）库房应当配备的设施设备：①药品与地面之间有效隔离的设备；②避光、通风、防潮、防虫、防鼠等设备；③有效调控温湿度及室内外空气交换的设备；④自动监测、记录库房温湿度的设备；⑤符合储存作业要求的照明设备；⑥用于零货拣选、拼箱发货操作及复核的作业区域和设备；⑦包装物料的存放场所；⑧验收、发货、退货的专用场所；⑨不合格药品专用存放场所；⑩经营特殊管理的药品有符合国家规定的储存设施。

3）经营中药材、中药饮片的，应当有专用的库房和养护工作场所，直接收购地产中药材的应当设置中药样品室（柜）。

4）经营冷藏、冷冻药品的，应当配备的设施设备：①与其经营规模和品种相适应的冷库，经营疫苗的应当配备两个以上独立冷库；②用于冷库温度自动监测、显示、记录、调控、报警的设备；③冷库制冷设备的备用发电机组或者双回路供电系统；④有特殊低温要求的药品，应当配备符合其储存要求的设施设备；⑤冷藏车及车载冷藏箱或者保温箱等设备。

（3）对运输的要求　运输药品应当使用封闭式货物运输工具。运输冷藏、冷冻药品的冷藏车及车载冷藏箱、保温箱应当符合药品运输过程中对温度控制的要求。冷藏车具有自动调控温度、显示温度、存储和读取温度监测数据的功能；冷藏箱及保温箱具有外部显示和采集箱体内温度数据的功能。

（4）设施设备的维护　储存、运输设施设备的定期检查、清洁和维护应当由专人负责，并建立记录和档案。

2. 对药品零售企业设施与设备的规定

（1）对各分区要求　企业的营业场所应当与其药品经营范围、经营规模相适应，并与药品储存、办公、生活辅助及其他区域分开。营业场所应当具有相应设施或者采取其他有效措施，避免药品受室外环境的影响，并做到宽敞、明亮、整洁、卫生。

（2）对营业场所的要求　营业场所应当有以下营业设备：①货架和柜台；②监测、调控温度的设备；③经营中药饮片的，有存放饮片和处方调配的设备；④经营冷藏药品的，有专用冷藏设备；⑤经营第二类精神药品、毒性中药品种和罂粟壳的，有符合安全规定的专用存放设备；⑥药品拆零销售所需的调配工具、包装用品。

（3）对库房的要求　企业设置库房的，应当做到库房内墙、顶光洁，地面平整，门窗结构严密；有可靠的安全防护、防盗等措施。仓库应当有以下设施设备：①药品与地面之间有效隔离的设备；②避光、通风、防潮、防虫、防鼠等设备；③有效监测和调控温湿度的设备；④符合储存作业要求的照明设备；⑤验收专用场所；⑥不合格药品专用存放场所；⑦经营冷藏药品的，有与其经营品种及经营规模相适应的专用设备。

经营特殊管理的药品应当有符合国家规定的储存设施。储存中药饮片应当设立专用库房。

（4）设施设备的维护　企业应当按照国家有关规定，对计量器具、温湿度监测设备等定期进行校准或者检定。

3. 对计算机系统的要求

企业应当建立能够符合经营全过程管理及质量控制要求的计算机系统，实现药品质量可追溯，并满足药品电子监管的实施条件。企业计算机系统应当符合以下要求：

1）有支持系统正常运行的服务器和终端机；

2）有安全、稳定的网络环境，有固定接入互联网的方式和安全可靠的信息平台；

3）有实现部门之间、岗位之间信息传输和数据共享的局域网；

4）有药品经营业务票据生成、打印和管理功能；

5）有符合 GSP 要求及企业管理实际需要的应用软件和相关数据库。

（五）GSP 对文件管理的规定

药品经营企业制订质量管理体系文件应当符合企业实际，文件包括质量管理制度、部门及岗位职责、操作规程、档案、报告、记录和凭证等。文件应当标明题目、种类、目的以及文件编号和版本号。文字应当准确、清晰、易懂。文件应当分类存放，便于查阅。企业应当定期审核、修订文件，使用的文件应当为现行有效的文本，已废止或者失效的文件除留档备查外，不得在工作现场出现。

1. 对药品批发企业的文件规定

（1）质量管理制度的内容

①质量管理体系内审的规定；②质量否决权的规定；③质量管理文件的管理；④质量信息的管理；⑤供货单位、购货单位、供货单位销售人员及购货单位采购人员等资格审核的规定；⑥药品采购、收货、验收、储存、养护、销售、出库、运输的管理；⑦特殊管理的药品的规定；⑧药品有效期的管理；⑨不合格药品、药品销毁的管理；⑩药品退货的管理；⑪药品召回的管理；⑫质量查询的管理；⑬质量事故、质量投诉的管理；⑭药品不良反应报告的规定；⑮环境卫生、人员健康的规定；⑯质量方面的教育、培训及考核的规定；⑰设施设备保管和维护的管理；⑱设施设备验证和校准的管理；⑲记录和凭证的管理；⑳计算机系统的管理；㉑执行药品电子监管的规定；㉒其他应当规定的内容。

（2）部门及岗位职责的内容

①质量管理、采购、储存、销售、运输、财务和信息管理等部门职责；②企业负责人、质量负责人及质量管理、采购、储存、销售、运输、财务和信息管理等部门负责人的岗位职责；③质量管理、采购、收货、验收、储存、养护、销售、出库复核、运输、财务、信息管理等岗位职责；④与药品经营相关的其他岗位职责。

（3）操作规程　包括药品采购、收货、验收、储存、养护、销售、出库复核、运输等环节及计算机系统的操作规程。

（4）记录　建立药品采购、验收、养护、销售、出库复核、销后退回和购进退出、运输、储运温度和湿度监测、不合格药品处理等相关记录，做到真实、完整、准确、有效和可追溯。通过计算机系统记录数据时，有关人员应当按照操作规程，通过授权及密码登录后方可进行数据的录入或者复核；数据的更改应当经质量管理部门审核并在其监督下进行，更改过程应当留有记录。

2. 对药品零售企业的文件规定

（1）质量管理制度的内容

①药品采购、验收、陈列、销售等环节的管理，设置库房的还应当包括储存、养护的管理；②供货单位和采购品种的审核；③处方药销售的管理；④药品拆零的管理；⑤特殊管理的药品和国家有专门管理要求的药品的管理；⑥记录和凭证的管理；⑦收集和查询质量信息的管理；⑧质量事故、质量投诉的管理；⑨中药饮片处方审核、调配、核对的管理；⑩药品有效期的管理；⑪不合格药品、药品销毁的管理；⑫环境卫生、人员健康的规定；⑬提供用药咨询、指导合理用药等药学服务的管理；⑭人员培训及考核的规定；⑮药品不良反应报告的规定；⑯计算机系统的管理；⑰执行药品电子监管的规定；⑱其他应当规定的内容。

（2）药品零售操作规程的内容

①药品采购、验收、销售；②处方审核、调配、核对；③中药饮片处方审核、调配、核对；④药品拆零销售；⑤特殊管理的药品和国家有专门管理要求的药品的销售；⑥营业场所药品陈列及检查；⑦营业场所冷藏药品的存放；⑧计算机系统的操作和管理；⑨设置库房的还应当包括储存和养护的操作规程。

（3）记录　企业应当建立药品采购、验收、销售、陈列检查、温湿度监测、不合格药品处理等相关记录，做到真实、完整、准确、有效和可追溯。通过计算机系统记录数据时，相关岗位人员应当按照操作规程，通过授权及密码登录计算机系统，进行数据的录入，保证数据原始、真实、准确、安全和可追溯。

（六）GSP 对校准与验证的规定

1. 校准

药品批发企业应当按照国家有关规定，对计量器具、温度和湿度监测设备等定期进行校准或者检定。

2. 验证

（1）验证的对象　药品批发企业应对冷库、储运温湿度监测系统以及冷藏运输等设施设备进行使用前验证、定期验证及停用时间超过规定时限的。

（2）验证文件　根据相关验证管理制度，形成验证控制文件，包括验证方案、报告、评价、偏差处理和预防措施等。

（3）验证的实施　验证应当按照预先确定和批准的方案实施，验证报告应当经过审核和批准，验证文件应当存档。企业应当根据验证确定的参数及条件，正确、合理使用相关设施设备。

（七）GSP 对药品经营过程质量管理的规定

1. 采购

企业的采购活动应当符合：①确定供货单位的合法资格；②确定所购入药品的合法性；③核实供货单位销售人员的合法资格；④与供货单位签订质量保证协议。

　　企业与供货单位签订的质量保证协议至少包括：①明确双方质量责任；②供货单位应当提供符合规定的资料且对其真实性、有效性负责；③供货单位应当按照国家规定开具发票；④药品质量符合药品标准等有关要求；⑤药品包装、标签、说明书符合有关规定；⑥药品运输的质量保证及责任；⑦质量保证协议的有效期限。

　　采购中涉及的首营企业、首营品种，应当经过质量管理部门和企业质量负责人的审核批准。必要时应当组织实地考察，对供货单位质量管理体系进行评价。采购首营品种应当审核药品的合法性，索取加盖供货单位公章（原印章）的药品生产或者进口批准证明文件复印件并予以审核，审核无误的方可采购。首营企业是指采购药品时，与本企业首次发生供需关系的药品生产或者经营企业。首营品种是指本企业首次采购的药品。

　　采购药品应当建立采购记录。采购记录应当有药品的通用名称、剂型、规格、生产厂商、供货单位、数量、价格、购货日期等内容，采购中药材、中药饮片的还应当标明产地。

　　2. 收货与验收

　　（1）收货　药品到货时，收货人员应当核实运输方式是否符合要求，并对照随货同行单（票）和采购记录核对药品，做到票、账、货相符。冷藏、冷冻药品到货时，应当对其运输方式及运输过程的温度记录、运输时间等质量控制状况进行重点检查并记录。不符合温度要求的应当拒收。企业对未按规定加印或者加贴中国药品电子监管码，或者监管码的印刷不符合规定要求的，应当拒收。收货人员对符合收货要求的药品，应当按品种特性要求放于相应待验区域，或者设置状态标志，通知验收。冷藏、冷冻药品应当在冷库内待验。

　　（2）验收　验收药品应当按照药品批号查验同批号的检验报告书。企业应当按照验收规定，对每次到货药品进行逐批抽样验收，抽取的样品应当具有代表性。①同一批号的药品应当至少检查一个最小包装，但生产企业有特殊质量控制要求或者打开最小包装可能影响药品质量的，可不打开最小包装；②破损、污染、渗液、封条损坏等包装异常以及零货、拼箱的，应当开箱检查至最小包装；③外包装及封签完整的原料药、实施批签发管理的生物制品，可不开箱检查。验收人员应当对抽样药品的外观、包装、标签、说明书以及相关的证明文件等逐一进行检查、核对。验收合格的药品应当及时入库登记（上架）；验收不合格的，不得入库（上架），并由质量管理部门处理。

　　验收人员应当对抽样药品的外观、包装、标签、说明书以及相关的证明文件等逐一进行检查、核对；验收结束后，应当将抽取的完好样品放回原包装箱，加封并标示。特殊管理的药品应当按照相关规定在专库或者专区内验收。

　　验收药品应当做好验收记录，包括药品的通用名称、剂型、规格、批准文号、批号、生产日期、有效期、生产厂商、供货单位、到货数量、到货日期、验收合格数量、验收结果等内容。

　　3. 陈列、储存与养护

　　（1）陈列　药品经营企业应当对营业场所温度进行监测和调控，以使营业场所的温度符合常温要求。企业应当定期进行卫生检查，保持环境整洁。存放、陈列药品的设备应当保持清洁卫生，不得放置与销售活动无关的物品，并采取防虫、防鼠等措施，防止污染药品。

　　1）药品的陈列应当符合以下要求：①按剂型、用途以及储存要求分类陈列，并设置醒目标志，类别标签字迹清晰、放置准确；②药品放置于货架（柜），摆放整齐有序，避免阳光直射；③处方药、非处方药分区陈列，并有处方药、非处方药专用标识；④处方药不得采用开架自选的方式陈列和销售；⑤外用药与其他药品分开摆放；⑥拆零销售的药品集中存放于拆零专柜或者专区；⑦第二类精神药品、毒性中药品种和罂粟壳不得陈列；⑧冷藏药品放置在冷藏设备中，按规定对温度进行监测和记录，并保证存放温度符合要求；⑨中药饮片柜斗谱的书写应当正名正字；装斗前应当复核，防止错斗、串斗；应当定期清斗，防止饮片生虫、发霉、变质；不同批号的饮片装斗前应当清斗并记录；⑩经营非药品应当设置专区，与药品区域明显隔离，并有醒目标志。

2）检查与有效期的跟踪：企业应当定期对陈列、存放的药品进行检查，重点检查拆零药品和易变质、近效期、摆放时间较长的药品以及中药饮片。发现有质量疑问的药品应当及时撤柜，停止销售，由质量管理人员确认和处理，并保留相关记录。企业应当对药品的有效期进行跟踪管理，防止近效期药品售出后可能发生的过期使用。

（2）对储存的要求　药品经营企业应当根据药品的质量特性对药品进行合理储存，并符合以下要求：①按包装标示的温度要求储存药品，包装上没有标示具体温度的，按照《中华人民共和国药典》规定的贮藏要求进行储存；②储存药品相对湿度为35%～75%；③在人工作业的库房储存药品，按质量状态实行色标管理：合格药品为绿色，不合格药品为红色，待确定药品为黄色；④储存药品应当按照要求采取避光、遮光、通风、防潮、防虫、防鼠等措施；⑤搬运和堆码药品应当严格按照外包装标示要求规范操作，堆码高度符合包装图示要求，避免损坏药品包装；⑥药品按批号堆码，不同批号的药品不得混垛，垛间距不小于5厘米，与库房内墙、顶、温度调控设备及管道等设施间距不小于30厘米，与地面间距不小于10厘米；⑦药品与非药品、外用药与其他药品分开存放，中药材和中药饮片分库存放；⑧特殊管理的药品应当按照国家有关规定储存；⑨拆除外包装的零货药品应当集中存放；⑩储存药品的货架、托盘等设施设备应当保持清洁，无破损和杂物堆放；⑪未经批准的人员不得进入储存作业区，储存作业区内的人员不得有影响药品质量和安全的行为；⑫药品储存作业区内不得存放与储存管理无关的物品。

（3）养护　养护人员应当根据库房条件、外部环境、药品质量特性等对药品进行养护。

1）养护的主要内容：①指导和督促储存人员对药品进行合理储存与作业；②检查并改善储存条件、防护措施、卫生环境；③对库房温湿度进行有效监测、调控；④按照养护计划对库存药品的外观、包装等质量状况进行检查，并建立养护记录；对储存条件有特殊要求的或者有效期较短的品种应当进行重点养护；⑤发现有问题的药品应当及时在计算机系统中锁定和记录，并通知质量管理部门处理；⑥对中药材和中药饮片应当按其特性采取有效方法进行养护并记录，所采取的养护方法不得对药品造成污染；⑦定期汇总、分析养护信息。

2）利用计算机系统管理有效期：企业应当采用计算机系统对库存药品的有效期进行自动跟踪和控制，采取近效期预警及超过有效期自动锁定等措施，防止过期药品销售。

3）对破损和质量可疑药品的处理：药品因破损而导致液体、气体、粉末泄漏时，应当迅速采取安全处理措施，防止对储存环境和其他药品造成污染。对质量可疑的药品应当立即采取停售措施，并在计算机系统中锁定，同时报告质量管理部门确认。对存在质量问题的药品应当采取以下措施：①存放于标志明显的专用场所，并有效隔离，不得销售；②怀疑为假药的，及时报告药品监督管理部门；③属于特殊管理的药品，按照国家有关规定处理；④不合格药品的处理过程应当有完整的手续和记录；⑤对不合格药品应当查明并分析原因，及时采取预防措施。

（4）企业应当对库存药品定期盘点，做到账、货相符。

4. 出库与运输

（1）出库　出库时应当对照销售记录进行复核。特殊管理的药品应建立双人核对制度。发现以下情况不得出库，并报告质量管理部门处理：①药品包装出现破损、污染、封口不牢、衬垫不实、封条损坏等问题；②包装内有异常响动或者液体渗漏；③标签脱落、字迹模糊不清或者标识内容与实物不符；④药品已超过保质有效期；⑤其他异常情况的药品。药品拼箱发货的代用包装箱应当有醒目的拼箱标志。药品出库时，应当附加盖企业药品出库专用章（原印章）的随货同行单（票）。冷藏、冷冻药品的装箱、装车等项作业，应当由专人负责。实施电子监管的药品，应当在出库时进行扫码和数据上传。

药品出库复核应当建立记录，包括购货单位、药品的通用名称、剂型、规格、数量、批号、有效期、生产厂商、出库日期、质量状况和复核人员等内容。

（2）运输　运输药品，应当根据药品的包装、质量特性并针对车况、道路、天气等因素，选用适宜的运输工具，采取相应措施防止出现破损、污染等问题。运输药品过程中，运载工具应当保持密闭。企业应当严格按照外包装标示的要求搬运、装卸药品，并根据药品的温度控制要求，在运输过程中采取必要的保温或者冷藏、冷冻措施。企业委托其他单位运输药品的，应当对承运方运输药品的质量保障能力进行审计，索取运输车辆的相关资料，符合GSP运输设施设备条件和要求的方可委托。

企业委托运输药品应当有记录，实现运输过程的质量追溯。记录至少包括发货时间、发货地址、收货单位、收货地址、货单号、药品件数、运输方式、委托经办人、承运单位，采用车辆运输的还应当载明车牌号，并留存驾驶人员的驾驶证复印件。

5. 销售与售后管理

（1）销售　药品批发企业应当将药品销售给合法的购货单位，并对购货单位的证明文件、采购人员及提货人员的身份证明进行核实，保证药品销售流向真实、合法；销售药品，应当如实开具发票，做到票、账、货、款一致。企业应当做好药品销售记录。销售记录应当包括药品的通用名称、规格、剂型、批号、有效期、生产厂商、购货单位、销售数量、单价、金额、销售日期等内容。

药品零售企业应当在营业场所的显著位置悬挂《药品经营许可证》、营业执照、执业药师注册证等。营业人员应当佩戴有照片、姓名、岗位等内容的工作牌，是执业药师和药学技术人员的，工作牌还应当标明执业资格或者药学专业技术职称。药品拆零销售应当符合：①负责拆零销售的人员经过专门培训；②拆零的工作台及工具保持清洁、卫生，防止交叉污染；③做好拆零销售记录，内容包括拆零起始日期、药品的通用名称、规格、批号、生产厂商、有效期、销售数量、销售日期、分拆及复核人员等；④拆零销售应当使用洁净、卫生的包装，包装上注明药品名称、规格、数量、用法、用量、批号、有效期以及药店名称等内容；⑤提供药品说明书原件或者复印件；⑥拆零销售期间，保留原包装和说明书。销售药品应当开具销售凭证，内容包括药品名称、生产厂商、数量、价格、批号、规格等，并做好销售记录。对实施电子监管的药品，在售出时，应当进行扫码和数据上传。

（2）售后管理　药品批发企业应当加强对退货的管理，保证退货环节药品的质量和安全，防止混入假冒药品。除药品质量原因外，药品零售企业药品一经售出，不得退换。药品批发企业应当按照质量管理制度的要求，制定投诉管理操作规程，配备专职或者兼职人员负责售后投诉管理。药品零售企业应当在营业场所公布药品监督管理部门的监督电话，设置顾客意见簿，及时处理顾客对药品质量的投诉。企业应当按照国家有关规定承担药品不良反应监测和报告工作并协助药品生产企业履行召回义务。

三、GSP 认证管理

《GSP 认证管理办法（试行）》（以下简称《办法（试行）》）自 2000 年 11 月 16 日发布实施后，在 GSP 认证工作中起到了十分重要的作用。但随着 GSP 认证工作的深入开展，尤其是为适应《药品管理法实施条例》的发布实施，《办法（试行）》亟待加以修订。原国家食品药品监督管理局在进行了认真调查，反复研究，并在多次征求各省（区、市）药品监督管理局的意见后，将《办法（试行）》进行修订，并于 2003 年 4 月 24 日发布施行新的《GSP 认证管理办法》。

新的《GSP 认证管理办法》共 9 章 52 条。明确表明 GSP 认证是药品监督管理部门依法对药品经营企业药品经营质量管理进行监督检查的一种手段，是对药品经营企业实施 GSP 情况的检查、评价并决定是否发给认证证书的监督管理过程。

（一）组织与实施

1. 国家食品药品监督管理部门

负责全国 GSP 认证工作的统一领导和监督管理；负责与国家认证认可监督管理部门在 GSP 认证方面的工作协调；负责国际间药品经营质量管理认证领域的互认工作。

根据认证工作的要求，依照 GSP 及其实施细则和新的《GSP 认证管理办法》的规定，制定《GSP 认证现场检查评定标准》、《GSP 认证现场检查项目》和《GSP 认证现场检查工作程序》。

国家食品药品监督管理部门药品认证管理中心负责实施国家食品药品监督管理部门组织的有关 GSP 认证的监督检查；负责对省级 GSP 认证机构进行技术指导。

2. 省级食品食品药品监督管理部门

省级食品食品药品监督管理部门负责组织实施本地区药品经营企业的 GSP 认证；按规定建立 GSP 认证检查员库，并制定适应本地区认证管理需要的规章制度和工作程序；在本地区设置 GSP 认证机构，承担 GSP 认证的实施工作。

（二）认证机构

GSP 认证机构应具备的条件

① 机构主要负责人有大专以上学历或中级以上专业技术职称；

② 至少有 3 名具有药品质量管理工作 2 年以上经历，并具有药学或医学、化学、生物等相关专业技术职称的人员从事认证审查工作；

③ 建立了适应机构管理需要的制度和工作程序；

④ 具有相应的办公场所和设施。

GSP 认证机构，须经本地区省级药品监督管理部门授权后方可从事 GSP 认证工作，一般指省级药品监督管理部门的药品审评认证中心。GSP 认证机构不得从事与 GSP 相关的咨询活动。

（三）认证检查员

GSP 认证检查员是在 GSP 认证工作中专职或兼职从事认证现场检查的人员。具体要求如下。

① 具有大专以上学历或中级以上专业技术职称，并从事 5 年以上药品监督管理工作或者药品经营质量管理工作。

② 参加由国家食品药品监督管理部门组织的培训和考试。考试合格的方可列入认证检查员库。

③ 对 GSP 认证检查员进行继续教育，省级监督管理部门对列入本地区认证检查员库的

检查员进行管理，建立检查员个人档案和定期进行考评。

④ 认证检查时严格遵守国家法律和 GSP 认证工作的规章制度，公正、廉洁地从事认证检查的各项活动。

（四）GSP 认证申报资格与资料

1. GSP 认证申报资格

1）属于以下情形之一的药品经营单位可认证申报：①具有企业法人资格的药品经营企业；②非专营药品的企业法人下属的药品经营企业；③不具有企业法人资格且无上级主管单位承担质量管理责任的药品经营实体。

2）具有依法领取的《药品经营许可证》和《企业法人营业执照》或《营业执照》。

3）企业经过内部评审，基本符合 GSP 及其实施细则规定的条件和要求。

4）在申请认证前 12 个月内，企业没有因违规经营造成的经销假、劣药品问题。

2. GSP 认证申报资料

申请 GSP 认证的药品经营企业，应填报《GSP 认证申请书》，同时报送以下资料：

①《药品经营许可证》和营业执照复印件；

② 企业实施 GSP 情况的自查报告；

③ 企业非违规经销假劣药品问题的说明及有效的证明文件；

④ 企业负责人员和质量管理人员情况表；企业药品验收、养护人员情况表；

⑤ 企业经营场所、仓储、验收养护等设施、设备情况表；

⑥ 企业所属非法人分支机构情况表；

⑦ 企业药品经营质量管理制度目录；

⑧ 企业质量管理组织、机构的设置与职能框图；

⑨ 企业经营场所和仓库的平面布局图。

企业填报的《GSP 认证申请书》及上述相关资料，应按规定做到翔实和准确。企业不得隐瞒、谎报、漏报，否则将驳回认证申请、中止认证现场检查或判定其认证不合格。

（五）认证程序

1. 初审

药品经营企业将认证申请书及资料报所在地设区的市级药品监督管理机构或者省级药品监督管理部门直接设置的县级药品监督管理机构进行初审。

对认证申请的初审，一般仅限于对申请书及申报资料的审查。但有下列情况的，应对申请认证企业进行现场核查，并根据核查结果对认证申请予以处理：①对申报资料有疑问而需要现场核实的；②企业在提出申请前 12 个月内发生过经销假劣药品的问题，而需要现场核查的。

初审部门应在收到认证申请书及资料起 10 个工作日内完成初审，初审合格的将其认证申请书和资料移送省级药品监督管理部门审查。省级药品监督管理部门在收到认证申请书及资料之日起 25 个工作日内完成审查，并将是否受理的意见填入认证申请书，在 3 个工作日内以书面形式通知初审部门和申请认证企业。

对同意受理的认证申请，省级药品监督管理部门应在通知初审部门和企业的同时，将认证申请书及资料转送本地区设置的认证机构。不同意受理的，应说明原因。

2. 现场检查

认证机构收到省级药品监督管理部门转送的企业认证申请书和资料之日起 15 个工作日内，应组织对企业的现场检查。检查前，应将现场检查通知书提前 3 日发至被检查企业，同时抄送省级药品监督管理部门和初审部门。

认证机构应按照预先规定的方法，从认证检查员库随机抽取 3 名 GSP 认证检查员组成现场检查组。检查组依照《GSP 认证现场检查工作程序》、《GSP 认证现场检查评定标准》和《GSP 认证现场检查项目》实施现场检查，检查结果将作为评定和审核的主要依据。

现场检查结束后，检查组应依据检查结果对照《GSP 认证现场检查评定标准》作出检查结论并提交检查报告。如企业对检查结论产生异议，可向检查组作出说明或解释，直至提出复议。检查组应对异议内容和复议过程予以记录。如最终双方仍未达成一致，应将上述记录和检查报告等有关资料一并送交认证机构。

通过现场检查的企业，应针对检查结论中提出的缺陷项目提交整改报告，并于现场检查结束后 7 个工作日内报送认证机构。

3. 审批与发证

根据检查组现场检查报告并结合有关情况，认证机构在收到报告的 10 个工作日内提出审核意见，送交省级药品监督管理部门审批。省级药品监督管理部门在收到审核意见之日起 15 个工作日内进行审查，作出认证是否合格或者限期整改的结论。

被要求限期整改的企业，应在接到通知的 3 个月内向省级药品监督管理部门和认证机构报送整改报告，提出复查申请。认证机构应在收到复查申请的 15 个工作日内组织复查。对超过规定期限未提出复查申请或经过复查仍未通过现场检查的不再给予复查，应确定为认证不合格。

对通过认证现场检查的企业，省级药品监督管理部门在进行审查前应通过媒体（药品批发企业还应通过国家食品药品监督管理部门政府网站）向社会公示。在审查的规定期间内，如果没有出现针对这一企业的投诉、举报等问题，省级药品监督管理部门即可根据审查结果作出认证结论；如果出现问题，省级药品监督管理部门必须在组织核查后，根据核查结果再作结论。

对认证合格的企业，省级药品监督管理部门应向企业颁发《GSP 认证证书》，并在本地区公布；对认证合格的药品批发企业，除在本地区公布外，还应通过国家食品药品监督管理部门政府网站向全国公布。《GSP 认证证书》有效期 5 年，有效期满前 3 个月内，由企业提出重新认证的申请。

对认证不合格的企业，省级药品监督管理部门应书面通知企业。企业可在通知下发之日 6 个月后，重新申请 GSP 认证。

GSP 认证申请与审批程序见图 6-2。

（六）监督检查

各级药品监督管理部门应对认证合格的药品经营企业进行监督检查，以确认认证合格企业是否仍然符合认证标准。监督检查包括跟踪检查、日常抽查

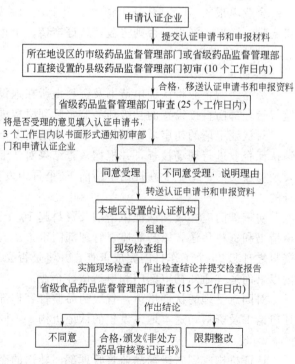

图 6-2　GSP 认证申请与审批程序

和专项检查三种形式。跟踪检查按照认证现场检查的方法和程序进行；日常抽查和专项检查应将结果记录在案。国家食品药品监督管理部门对各地的 GSP 认证工作进行监督检查，必要时可对企业进行实地检查。

1. 跟踪检查

省级药品监督管理部门应在企业认证合格后 24 个月内，组织对其认证的药品经营企业进行一次跟踪检查，检查企业质量管理的运行状况和认证检查中出现问题的整改情况。

2. 日常抽查

设区的市级药品监督管理机构或者省级药品监督管理部门直接设置的县级药品监督管理机构应结合日常监督管理工作，定期对辖区内认证合格企业进行一定比例的抽查，检查企业是否能按照 GSP 的规定从事药品经营活动。

3. 专项检查

认证合格的药品经营企业在认证证书有效期内，如果改变了经营规模和经营范围，或在经营场所、经营条件等方面以及零售连锁门店数量上发生了以下变化，省级药品监督管理部门应组织对其进行专项检查。

① 药品批发企业和药品零售连锁企业（总部）的办公、营业场所和仓库迁址。

② 企业经营规模的扩大，导致企业类型改变。

③ 零售连锁企业增加了门店数量。

第四节　互联网药品交易服务管理

随着现代信息网络技术的不断发展和网络用户群体的飞速增长，给互联网服务企业带来机遇和挑战。互联网药品信息与交易服务的快捷、及时、方便，也给药品生产经营管理模式带来了巨大冲击。互联网药品信息与交易服务正日益受到广大药品生产企业、经营企业及互联网服务企业的广泛关注。

为了全面贯彻国务院办公厅《关于加快电子商务发展的若干意见》的精神，规范互联网药品购销行为，根据《药品管理法》、《药品管理法实施条例》以及其他法律法规，原国家食品药品监督管理局于 2005 年 9 月 29 日发布了《互联网药品交易服务审批暂行规定》（以下简称《规定》），切实加强对互联网药品购销行为的监督管理。《规定》共 37 条，自 2005 年 12 月 1 日起施行。为保证互联网药品交易服务的安全，进一步明确互联网药品交易服务审查工作中有关技术审查与现场验收的要求，规范工作程序，原国家药品监督管理局于 2006 年 3 月 3 日又公布了《互联网药品交易服务现场验收标准（实施细则）》和《互联网药品交易服务系统软件测评大纲》。

一、互联网药品交易服务管理概况

1. 互联网药品交易服务的定义

互联网药品交易服务是指通过互联网提供药品（包括医疗器械、直接接触药品的包装材料和容器）交易服务的电子商务活动。

2. 互联网药品交易服务的类别

药品生产企业、药品经营企业和医疗机构之间的互联网药品交易提供的服务；药品生产企业、药品批发企业通过自身网站与本企业成员之外的其他企业进行的互联网药品交易以及向个人消费者提供的互联网药品交易服务三种。"本企业成员"是指企业集团成员或者提供互联网药品交易服务的药品生产企业、药品批发企业对其拥有全部股权或者控股权的企业法人。截至 2013 年 8 月 26 日，全国有 159 家企业取得《互联网药品交易服务资格证书》其中能够向消费者直接销售药品的网上药店有 101 家。

二、互联网药品交易服务审批暂行规定

（一）互联网药品交易服务企业应具备的条件

1. 互联网药品交易服务企业的共同条件

不论从事何种类型互联网药品交易服务的企业都应当具备以下条件：

① 互联网药品交易服务的网站已获得从事互联网药品信息服务的资格；

② 拥有与开展业务相适应的场所、设施、设备，并具备自我管理和维护的能力；

③ 具有健全的网络与交易安全保障措施以及完整的管理制度；

④ 具有完整保存交易记录的能力、设施和设备；

⑤ 具备网上查询、生成订单、电子合同、网上支付等交易服务功能；

⑥ 具有保证上网交易资料和信息的合法性、真实性的完善的管理制度、设备与技术措施。

2. 不同类型互联网药品交易服务企业的特殊条件

1）为药品生产企业、药品经营企业和医疗机构之间的互联网药品交易提供服务的企业，还应是依法设立的企业法人；具有健全的网络与交易安全保障措施以及完整的管理制度；具有保证网络正常运营和日常维护的计算机专业技术人员，具有健全的企业内部管理机构和技术保障机构；具有药学或者相关专业本科学历，熟悉药品、医疗器械相关法规的专职专业人员组成的审核部门负责网上交易的审查工作。

2）向个人消费者提供互联网药品交易服务的企业，还应是依法设立的药品连锁零售企业；对上网交易的品种有完整的管理制度与措施；具有与上网交易的品种相适应的药品配送系统；具有执业药师负责网上实时咨询，并有保存完整咨询内容的设施、设备及相关管理制度；从事医疗器械交易服务，应当配备拥有医疗器械相关专业学历、熟悉医疗器械相关法规的专职专业人员。

（二）申报与审批

1. 申报材料

申请从事互联网药品交易服务的企业，应当填写国家食品药品监督管理部门统一制发的《从事互联网药品交易服务申请表》，向所在地省级药品监督管理部门提出申请，并提交以下材料。

1）拟提供互联网药品交易服务的网站获准从事互联网药品信息服务的许可证复印件；

2）业务发展计划及相关技术方案；

3）保证交易用户与交易药品合法、真实、安全的管理措施；

4）营业执照复印件；

5）保障网络和交易安全的管理制度及措施；

6）规定的专业技术人员的身份证明、学历证明复印件及简历；

7）仪器设备汇总表；

8）拟开展的基本业务流程说明及相关材料；

9）企业法定代表人证明文件和企业各部门组织机构职能表。

2. 审批部门

在中华人民共和国境内从事互联网药品交易服务活动的企业必须经过审查验收并取得互联网药品交易服务机构资格证书。

国家食品药品监督管理部门对为药品生产企业、药品经营企业和医疗机构之间的互联网药品交易提供服务的企业进行审批。

省级药品监督管理部门对本行政区域内通过自身网站与本企业成员之外的其他企业进行互联网药品交易的药品生产企业、药品批发企业和向个人消费者提供互联网药品交易服务的企业进行审批。

3. 审批程序

（1）受理 省级药品监督管理部门收到申请材料后，在5日内对申请材料进行形式审查。决定予以受理的，发给受理通知书；决定不予受理的，应当书面通知申请人并说明理由，同时告知申请人享有依法申请行政复议或者提起行政诉讼的权利。对于申请材料不规范、不完整的，省级药品监督管理部门应当在收到申请材料之日起5日内一次告知申请人需要补正的全部内容；逾期不告知的，自收到申请材料之日起即为受理。

省级药品监督管理部门受理为药品生产企业、药品经营企业和医疗机构之间提供互联网药品交易服务的申请后，应当在10个工作日内向国家食品药品监督管理部门报送相关申请材料。

（2）审核、现场验收与发证 国家食品药品监督管理部门按照有关规定对申请材料进行审核，并在20个工作日内作出同意或者不同意进行现场验收的决定，并书面通知申请人，同时抄送受理申请的省级药品监督管理部门。同意进行现场验收的，应当在20个工作日内对申请人按验收标准组织进行现场验收。验收不合格的，书面通知申请人并说明理由，同时告知申请人享有依法申请行政复议或者提起行政诉讼的权利；验收合格的，国家食品药品监督管理部门应当在10个工作日内向申请人核发并送达同意其从事互联网药品交易服务的互联网药品交易服务机构资格证书。

省级药品监督管理部门按照有关规定对通过自身网站与本企业成员之外的其他企业进行互联网药品交易服务的药品生产企业、药品批发企业和向个人消费者提供互联网药品交易服务的申请人提交的材料进行审批，并在20个工作日内作出同意或者不同意进行现场验收的决定，并书面通知申请人。同意进行现场验收的，应当在20个工作日内组织对申请人进行现场验收。验收不合格的，书面通知申请人并说明理由，同时告知申请人享有依法申请行政复议或者提起行政诉讼的权利；经验收合格的，省级药品监督管理部门应当在10个工作日内向申请人核发并送达同意其从事互联网药品交易服务的互联网药品交易服务机构资格证书。

互联网药品交易服务机构资格证书由国家食品药品监督管理部门统一印制，有效期5年。互联网药品交易服务机构资格证书有效期届满，需要继续提供互联网药品交易服务的，提供互联网药品交易服务的企业应当在有效期届满前6个月内，向原发证机关申请换发互联网药品交易服务机构资格证书。

（三）行为规范

1）为药品生产企业、药品经营企业和医疗机构之间的互联网药品交易提供服务的企业不得参与药品生产、经营；不得与行政机关、医疗机构和药品生产经营企业存在隶属关系、产权关系和其他经济利益关系。

2）通过自身网站与本企业成员之外的其他企业进行互联网药品交易的药品生产企业和药品批发企业只能交易本企业生产或者本企业经营的药品，不得利用自身网站提供其他互联网药品交易服务。

3）向个人消费者提供互联网药品交易服务的企业只能在网上销售本企业经营的非处方药，不得向其他企业或者医疗机构销售药品。

4）提供互联网药品交易服务的企业必须在其网站首页显著位置标明互联网药品交易服务机构资格证书号码。

5）提供互联网药品交易服务的企业必须严格审核参与互联网药品交易的药品生产企业、药品经营企业、医疗机构从事药品交易的资格及其交易药品的合法性。对首次上网交易的，必须索取、审核交易各方的资格证明文件和药品批准证明文件并进行备案。

6）各级食品药品监督管理部门所管理的单位以及医疗单位开办的网站不得从事任何形式的互联网药品交易服务活动。

7）从事互联网药品交易服务的网站，其申请的网站中文名称可以出现"电子商务"、"药品招标"的内容；申请的网站中文名称不得以中国、中华、全国等冠名（申请的网站中文名称与申请单位名称相同的除外）。

8）参与互联网药品交易的医疗机构只能购买药品，不得上网销售药品。

9）互联网药品交易达成后，产品的配送应符合有关法律法规的规定。零售药店网上销售药品，应有完整的配送记录；记录应保存至产品有效期满后1年，但不得少于3年。

（四）法律责任

1）提供虚假材料申请互联网药品交易服务的，药品监督管理部门不予受理，给予警告，1年内不受理该企业提出的从事互联网药品交易服务的申请。

2）未取得互联网药品交易服务机构资格证书，擅自从事互联网药品交易服务或者互联网药品交易服务机构资格证书超出有效期的，药品监督管理部门责令限期改正，给予警告；情节严重的，移交信息产业主管部门等有关部门依照有关法律、法规规定予以处罚。

3）提供互联网药品交易服务的企业有下列情形之一的，药品监督管理部门责令限期改正，给予警告；情节严重的，撤销其互联网药品交易服务机构资格，并注销其互联网药品交易服务机构资格证书。

①未在其网站主页显著位置标明互联网药品交易服务机构资格证书号码的；②超出审核同意范围提供互联网药品交易服务的；③为药品生产企业、药品经营企业和医疗机构之间的互联网药品交易提供服务的企业与行政机关、医疗机构和药品生产经营企业存在隶属关系、产权关系或者其他经济利益关系的；④有关变更事项未经审批的。

4）提供互联网药品交易服务的企业为未经许可的企业或者机构交易未经审批的药品提供服务的，药品监督管理部门依照有关法律法规给予处罚，撤销其互联网药品交易服务机构资格，并注销其互联网药品交易服务机构资格证书，同时移交信息产业主管部门等有关部门依照有关法律、法规规定予以处罚。

5）为药品生产企业、药品经营企业和医疗机构之间的互联网药品交易提供服务的企业直接参与药品经营的，药品监督管理部门依照《药品管理法》第七十三条进行处罚，撤销其互联网药品交易服务机构资格，并注销其互联网药品交易服务机构资格证书，同时移交信息产业主管部门等有关部门依照有关法律、法规规定予以处罚。

6）向个人消费者提供互联网药品交易服务的药品连锁零售企业在网上销售处方药或者向其他企业或者医疗机构销售药品的，药品监督管理部门依照药品管理法律法规给予处罚，撤销其互联网药品交易服务机构资格，并注销其互联网药品交易服务机构资格证书，同时移交信息产业主管部门等有关部门依照有关法律、法规的规定予以处罚。

7）药品生产企业、药品经营企业和医疗机构通过未经审批同意或者超出审批同意范围的互联网药品交易服务企业进行互联网药品交易的，药品监督管理部门责令改正，给予警告。

[案例]

一案涉嫌三重违法行为，行政责任该如何认定？

2009 年 12 月 30 日，某县食品药品监督管理局执法人员在该县 B 药店进行执法检查发现：该药店的药架上摆卖有标示为××制药生产的奥亭复方磷酸可待因口服液药品一批（处方药），货值金额 125 元。该药店《药品经营许可证》的经营范围为"非处方药"。该药店不能提供该批药品的购货凭证和供货方的相关资质证明材料。经调查，该药店已销售奥亭复方磷酸可待因口服液 50 小包，但不能提供销售该药的合法处方，违法所得为 75 元。

虽然本案违法金额不大，但该药店涉及三重违法行为，需要承担相应的行政法律责任：一是该药店擅自扩大经营范围；二是该药店不能提供购货凭证和供货方相关资质证明材料；三是该药店不凭处方而销售处方药，分析如下。

一、该药店擅自扩大经营范围的法律责任问题

经营范围属于《药品经营许可证》的许可事项，需要经过依法申请并获得批准才能变更。本案中，该药店《药品经营许可证》载明的经营范围为非处方药，该药店未经许可，擅自销售处方药，构成未经许可擅自扩大经营范围。《药品流通监督管理办法》（以下简称《办法》）第十七条第二款规定，药品经营企业应当按照《药品经营许可证》许可的经营范围经营药品，该《办法》第三十二条规定，药品经营企业违反该《办法》第十七条规定的，依照《药品管理法》第七十三条进行处罚，即按照"无证经营药品"进行处罚。然而，《实施条例》第十六条规定，药品经营企业变更《药品经营许可证》许可事项的，应当在许可事项发生变更 30 日前，向原发证机关申请变更登记；未经批准，不得变更许可事项。同时，《实施条例》第七十四条规定，药品经营企业变更经营许可事项，应当办理变更登记手续而未办理的，由原发证部门给予警告，责令限期补办变更登记手续；逾期不补办的，宣布其《药品经营许可证》无效；仍从事药品经营活动的，依照《药品管理法》第七十三条的规定给予处罚。

由于《实施条例》是行政法规，《办法》是部门规章，行政法规的效力高于部门规章。根据上位法优于下位法的法律冲突解决原则，应当优先适用《实施条例》。所以，本案应当按照《实施条例》进行处理，即先由原发证部门给予警告，责令限期补办变更登记手续；逾期不补办的，宣布其《药品经营许可证》无效；仍从事药品生产经营活动的，依照《药品管理法》第七十三条的规定给予处罚。

二、该药店不能提供购货凭证和供货方相关资质证明材料的法律责任

《药品管理法》对于从非法渠道购进药品规定了最为严厉的处罚措施，同时也规定了严格的适用条件：必须有证据证明药品企业"从无《药品生产许可证》或《药品经营许可证》的企业购进药品"，才能按照《药品管理法》第八十条进行处罚，而不能仅仅根据企业没有真实完整的药品购销记录来推定企业"从非法渠道购进药品"。所以，本案中该药店不能提供购货凭证和供货方相关资质证明材料，属于药品购销记录不完整，应当按照《药品管理法》第十八条和第八十五条进行处理，不能按照从非法渠道购进药品进行处理。

三、该药店不凭处方销售处方药的法律责任

未按处方销售处方药法律规定比较明确，《办法》第十八条规定，药品零售企业应当按照药品分类管理规定的要求，凭处方销售处方药。第三十八条对于药品零售企业违反这一规定的行为规定了处罚措施，即责令限期改正，给予警告；逾期不改正或者情节严重的，处以 1000 元以下的罚款。

（李轩）

第七章　医疗机构药事管理

医疗机构药事管理是药事管理的重要组成部分。医疗机构药事管理是指发生在医疗机构中的药事管理活动。医疗机构的药事管理的目的是保障用药人用药的合理、安全、有效，以维护人民身体健康，维护用药人的合法权益。

第一节　概　　述

一、医疗机构及类别

（一）医疗机构的定义

医疗机构（institutions）是以救死扶伤、防病治病、保护人民健康为宗旨，从事疾病的诊断、治疗等活动的社会组织。

（二）医疗机构的类别

根据医疗救治范围不同、所有制不同、规模及技术水平不同将医疗机构分为以下几种类型。

1. 按医疗救治范围划分的医疗机构类别

综合性医院、专科医院、社区卫生服务中心(站)、卫生院、疗养院、门诊部、诊所、急救中心(站)、采供血机构、妇幼保健院(所、站)、专科疾病防治院(所、站)、疾病预防控制中心(防疫站)、健康教育所(站)、其他诊疗机构。

2. 按所有制划分的医疗机构类别

公有制医疗机构、股份制医疗机构、私营医疗机构、民营医疗机构。

3. 根据营利性质划分的医疗机构类别

2000 年，国务院办公厅转发国家体改办、卫生部等 8 个部门《关于城镇医药卫生体制改革的指导意见》，提出建立新的医疗机构分类管理制度，将医疗机构分为非营利性和营利性两类进行管理。

4. 根据功能、任务、规模、技术水平划分的医疗机构类别

根据任务和功能不同，医院分为三级；根据技术、管理、质量、设施水平高低，分为三等，三级增设特等。目前，我国医院共分为三级十等。

二、医疗机构药事管理

（一）医疗机构药事

医疗机构药事（institutional pharmacy affairs）是指在以医院为代表的医疗机构中，一切与药品和药学服务相关的事务。包括医疗机构中药品的监督管理、采购供应、储存保管、调剂制剂、质量管理、临床应用、经济核算、临床药学、药学情报服务和科研开发；药剂科（药学部）内部的组织机构、人员设置、设施配置、规章制度、与外部的沟通联系、信息交流等。

（二）医疗机构药事管理

医疗机构药事管理（institutional pharmacy administration）是指医疗机构内以服务病人为中心，以临床药学为基础，对临床用药全过程进行有效的组织实施与管理，促进临床科

学、合理用药的药学技术服务和相关的药品管理工作。

医疗机构药事管理不同于一般行政管理工作，它具有明显的药学专业特征，具有专业性、实践性、服务性。主要内容包括医疗机构药事组织机构管理，药物临床应用管理，药剂管理，药学专业技术人员配置与管理、监督管理等。

三、医疗机构药事组织及职责

2002 年，原卫生部会同国家中医药管理局共同制定了《医疗机构药事管理暂行规定》（以下简称《暂行规定》）。《暂行规定》实施以来，在各级卫生、中医药行政部门和医疗机构的共同努力下，我国医疗机构药事管理和合理用药水平有了很大提高。在总结各地《暂行规定》实施情况的基础上，结合当前国家药物政策以及医疗机构药事管理工作的新形势和新任务，原卫生部、国家中医药管理局和总后勤部卫生部共同对《暂行规定》进行了修订，制定了《医疗机构药事管理规定》（卫医政发［2011］11 号）于 2011 年 1 月发布，2011 年 3 月1 日起施行。

《医疗机构药事管理规定》明确指出：医疗机构药事管理和药学工作是医疗工作的重要组成部分。医疗机构根据临床工作实际需要，应设立药事管理组织和药学部门。医疗机构药事管理与药物治疗学委员会（组）应当建立健全相应的工作制度，日常工作由药学部门负责。

（一）医疗机构药事管理与药物治疗学委员会（组）

二级以上医院应设立药事管理与药物治疗学委员会，其他医疗机构应当成立药事管理与药物治疗学组。

1. 药事管理与药物治疗学委员会（组）的组成

二级以上医院药事管理与药物治疗学委员会委员由具有高级技术职务任职资格的药学、临床医学、护理和医院感染管理、医疗行政管理等人员组成。

成立医疗机构药事管理与药物治疗学组的医疗机构由药学、医务、护理、医院感染、临床科室等部门负责人和具有药师、医师以上专业技术职务任职资格人员组成。

医疗机构负责人任药事管理与药物治疗学委员会（组）主任委员，药学和医务部门负责人任药事管理与药物治疗学委员会（组）副主任委员。

2. 药事管理与药物治疗学委员会（组）的职责

1）贯彻执行医疗卫生及药事管理等有关法律、法规、规章。审核制定本机构药事管理和药学工作规章制度，并监督实施；

2）制定本机构药品处方集和基本用药供应目录；

3）推动药物治疗相关临床诊疗指南和药物临床应用指导原则的制定与实施，监测、评估本机构药物使用情况，提出干预和改进措施，指导临床合理用药；

4）分析、评估用药风险和药品不良反应、药品损害事件，并提供咨询与指导；

5）建立药品遴选制度，审核本机构临床科室申请的新购入药品、调整药品品种或者供应企业和申报医院制剂等事宜；

6）监督、指导麻醉药品、精神药品、医疗用毒性药品及放射性药品的临床使用与规范化管理；

7）对医务人员进行有关药事管理法律法规、规章制度和合理用药知识教育培训；向公众宣传安全用药知识。

医疗机构医务部门应当指定专人，负责与医疗机构药物治疗相关的行政事务管理工作。

（二）药学部门

　　医疗机构应当根据本机构功能、任务、规模设置相应的药学部门，配备和提供与药学部门工作任务相适应的专业技术人员、设备和设施。

　　三级医院设置药学部，并可根据实际情况设置二级科室；二级医院设置药剂科；其他医疗机构设置药房。

　　药学部门负责人要求：二级以上医院药学部门负责人应当具有高等学校药学专业或者临床药学专业本科以上学历，及本专业高级技术职务任职资格；除诊所、卫生所、医务室、卫生保健所、卫生站以外的其他医疗机构药学部门负责人应当具有高等学校药学专业专科以上或者中等学校药学专业毕业学历，及药师以上专业技术职务任职资格。

　　1. 药学部门的组织结构

　　参照《医院分级管理标准》，药学部可以按照甲、乙、丙三个级别设置科室。

　　丙级医院应设置有：调剂室、普通制剂室、灭菌制剂室（不具备条件者可不设）、药库、药检室。**乙级医院**应在丙级医院的基础上增设中药调剂室、中药制剂室、中心摆药室、药学情报资料室等。**甲级医院**应在乙级医院的基础上增设临床药学室、临床药理研究室、静脉药物配置中心、办公室等。图 7-1 为我国综合性医院药学部的组织结构示意图。

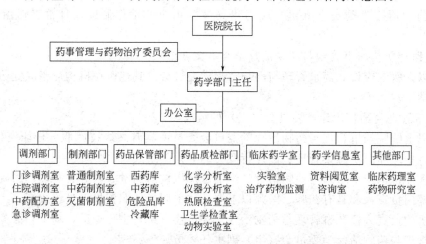

图 7-1　我国综合性医院药学部组织机构

　　2. 药学部门的职能

　　具体负责药品管理、药学专业技术服务和药事管理工作，开展以病人为中心，以合理用药为核心的临床药学工作，组织药师参与临床药物治疗，提供药学专业技术服务。药学部门应当建立健全相应的工作制度、操作规程和工作记录，并组织实施。

　　3. 药学专业技术人员配置与管理

　　《医疗机构药事管理规定》中要求：依法取得相应资格的药学专业技术人员方可从事药学专业技术工作。

　　（1）药学专业技术人员配置　医疗机构药学专业技术人员按照有关规定取得相应的药学专业技术职务任职资格。

　　1）健康要求：医疗机构直接接触药品的药学人员，应当每年进行健康检查。患有传染病或者其他可能污染药品的疾病的，不得从事直接接触药品的工作。

　　2）人员编制：医疗机构药学专业技术人员不得少于本机构卫生专业技术人员的 8％。建立静脉用药调配中心（室）的，医疗机构应当根据实际需要另行增加药学专业技术人员数量。

3）临床药师：指以系统药学专业知识为基础，并具有一定医学和相关专业基础知识与技能，直接参与临床用药，促进药物合理应用和保护患者用药安全的药学专业技术人员。

医疗机构应当根据本机构性质、任务、规模配备适当数量临床药师，三级医院临床药师不少于5名，二级医院临床药师不少于3名。临床药师应当具有高等学校临床药学专业或者药学专业本科毕业以上学历，并应当经过规范化培训。

4）人员培训：医疗机构应当加强对药学专业技术人员的培养、考核和管理，制订培训计划，组织药学专业技术人员参加毕业后规范化培训和继续医学教育，将完成培训及取得继续医学教育学分情况，作为药学专业技术人员考核、晋升专业技术职务任职资格和专业岗位聘任的条件之一。

（2）医疗机构药师工作职责

1）负责药品采购供应、处方或者用药医嘱审核、药品调剂、静脉用药集中调配和医院制剂配制，指导病房（区）护士请领、使用与管理药品；

2）参与临床药物治疗，进行个体化药物治疗方案的设计与实施，开展药学查房，为患者提供药学专业技术服务；

3）参加查房、会诊、病例讨论和疑难、危重患者的医疗救治，协同医师做好药物使用遴选，对临床药物治疗提出意见或调整建议，与医师共同对药物治疗负责；

4）开展抗菌药物临床应用监测，实施处方点评与超常预警，促进药物合理使用；

5）开展药品质量监测，药品严重不良反应和药品损害的收集、整理、报告等工作；

6）掌握与临床用药相关的药物信息，提供用药信息与药学咨询服务，向公众宣传合理用药知识；

7）结合临床药物治疗实践，进行药学临床应用研究；开展药物利用评价和药物临床应用研究；参与新药临床试验和新药上市后安全性与有效性监测；

8）其他与医院药学相关的专业技术工作。

第二节　医疗机构药品调剂管理和处方管理

药品调剂是医疗机构药学技术服务的重要组成部分，是患者药物治疗工作中的重要环节。药品调剂（dispensing）意指配药、配方、发药，又称为调配处方。调剂包括：①收方（包括从病人处接受医生的处方，从病房医护人员处接受处方或请领单）；②检查处方；③调配处方；④复查处方；⑤发药。

调剂是专业性、技术性、管理性、法律性、事务性、经济性综合一体的活动过程，也是药师、医生、护士、病人（或病人家属）、一般药剂人员、会计协同活动的过程。调剂的流程见图7-2。

《医疗机构药事管理规定》要求：药学专业技术人员应当严格按照《药品管理法》、《处方管理办法》、药品调剂质量管理规范等法律、法规、规章制度和技术操作规程，认真审核处方或者用药医嘱，经适宜性审核后调剂配发药品。发出药品时应当告知患者用法用量和注意事项，指导患者合理用药。为保障患者用药安全，除药品质量原因外，药品一经发出，不得退换。

药学专业技术人员在调剂处方时应做到"四查十对"：查处方，对科别、姓名、年龄；查药品，对药名、规格、数量、标签；查配伍禁忌，对药品性状、用法用量；查用药合理性，对临床诊断。发出的药品应注明患者姓名和药品名称、用法、用量，并注意保护患者的

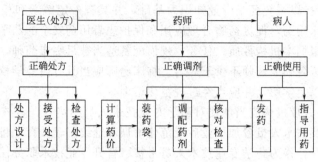

图 7-2 调剂的流程图

隐私权。

实际工作中，药师还需对以下内容仔细审查。

1. 药品名称与用法用量

审方一定看清楚药品名称，并注意用药方法，包括给药途径、给药间隔/次数，注射剂的给药速度等。用药剂量要依据药典和药品说明书的用量，不得超量使用。特别需要注意的是老年人、儿童以及孕妇、哺乳期妇女的用药剂量问题。

2. 药物相互作用和不良反应

审查时要尽可能的预见到药物的相互作用，因为药效的增强或减弱，协同或拮抗会影响病人的用药安全和治疗疗效。

3. 药物配伍变化

药物体外配伍变化是药物在使用前，药品混合配置而发生的物理性和化学性的变化，多半在外观上可以观察出来。

一、门诊调剂工作

门诊调剂工作是指门诊药品的请领、调配、发放、保管及药物咨询服务。因此，门诊调剂工作不仅要保证配发给患者的药品准确无误、质量优良、使用合理，另外还要提高工作效率，减少患者等候时间，提高服务质量，让患者满意。《医疗机构药事管理规定》要求，医疗机构门急诊药品调剂室应实行大窗口或者柜台式发药。

（一）门诊调剂的特点

（1）随机性 指患者到门诊药房的时间、所要调配的药品、配方发药时间是不固定的。要求配置合理的人员，安排好工作。

（2）紧急性 医疗工作力求尽快解除患者的病痛，对患者的药物治疗也就具有紧急性，尤其对急诊、危重患者。这要求门诊药房必须常备急救药品、中度急救药品等，调剂时应迅速、及时、忙而不乱。

（3）终端性 门诊调剂是门诊医疗服务过程的最后一个环节，具有终端性。由于调剂的终端性，门诊调剂工作人员应责无旁贷地把好最后一关，严格按照操作规程行事，严防差错事故的发生。

（4）咨询性 药品的合理应用要求专业技术的指导，随着新药不断上市，用药的复杂性与日俱增，药学咨询服务在门诊调剂中占有越来越重要的地位。医院药房逐渐从以药品为中心向以病人为中心转变，指导病人合理用药已成为临床药师的一项重要职责。

（二）门诊调剂配方的方法

1. 流水作业配方法

按配方流程作具体分工，由多人协同完成整个调剂工作。1人收方和审查处方，1~2人调配处方、取药，另设1人专门核对和发药。这种方法的优点是责任明确，工作有序，效率高，且具有专人核对，可减少差错。缺点是需要较多员工，比较适合于大医院门诊调剂室以及候药病人比较多的情况。流水作业必须规范配方制度，以确保配方准确和高效率。

2. 独立配方法

收方、审方、配方、贴签、核对、发药均由一人完成。优点是节省人力，责任明确。缺点是对调剂人员的要求比较高，如果校对不严，工作不细，容易出差错。因此，独立配方法只适合小药房和急诊药房的调剂工作。

3. 结合法

独立配方法和流水作业配方法相结合的方法。两人一组，1人负责收方、审查处方和核对发药，另1人负责配方、贴签。这种方法的优点是有效地利用人力资源，在总人数一定的情况下，可以多开设窗口，加强配方发药的服务力度。

二、住院部调剂工作

住院部调剂工作通常由住院药房来完成，综合性医院一般都设有住院药房。住院药房的调剂工作与门诊药房有所不同，因为它的服务对象是住院患者，发药是通过护士来完成的，所以形成了不同于门诊调剂的工作方式。

（一）住院部调剂的特点

（1）复杂性　住院患者大多病情重、病程长、病种复杂，所需药品往往是品种新、种类多、贵重药多、血制品多、输液多，即"一新四多"。这就要求住院药房有宽敞的场所和合理的储药设施和设备，备足各种药品，保证及时调整药品供应品种。

（2）要求高　由于住院患者的用药复杂，势必发生更多的药物不良反应和药物相互作用，带来的直接结果是对调剂要求高。要求住院药房药师具备全面的业务知识、高超的专业技术水平，能够提出准确、合理的用药选择意见。

（3）发药方式不同　住院药房和门诊药房不同，一般情况下，是通过病房护士或护理人员再用到患者身上。

（二）住院部调剂的供应方式

住院部与门诊调剂有所不同，既要准确无误，而且要考虑有利于提高调剂工作者的工作效率和病人的依从性。《医疗机构药事管理规定》要求，住院（病房）药品调剂室对注射剂日剂量配发，对口服制剂药品实行单剂量调剂配发。目前我国医院大多采用以下几种住院调剂方式。

1. 凭方发药

医生给住院病人分别开处处方，治疗护士凭处方到住院调剂室取药，调剂室依据处方逐条配方。凭方发药的优点是，能够使药师直接了解病人的用药情况，并可及时纠正临床用药不当的现象，促进合理用药。缺点是增加药剂人员和医生的工作量。这种发药方式现在多用于麻醉药品、精神药品、医疗用毒性药品等少数的临床用药。

2. 病区小药柜制

在病区设立小药柜，存放一定品种和数量的常用药品，储备药品的品种和数量系根据各病区的专业特点及床位数而定。病区使用药品请领单向住院调剂室请领协商规定数量的常用药品，存放在病区专设的小药柜内，病区小药柜由护士长或值班护士负责管理。病区小药柜的优点是方便了临床用药，减轻护士的工作负担，药房也能主动地有计划地安排好工作。但是，病区小药柜很难达到药品储藏管理要求，而且，由于忽视对药品性状、药物理化性质的了解，对药品管理缺少专业性，难免有所疏漏，造成积压、过期失效、甚至遗失和浪费。

3. 中心摆药制

在病区设置中心摆药室，根据病区治疗单或医嘱，由药学人员或护士将药品摆入病人的服药杯（盒）中，经病区治疗护士核对后发给病人服用。通常在病区的适中位置设立病区药房（摆药室），亦可在药剂科内设立中心摆药室。摆药室的人员多由护士和药士组成。摆药方式大致有三种：

（1）摆药、查对均由药剂人员负责；

（2）护士摆药，药剂人员核对；

（3）还有一种是护士摆药并相互核对。

摆药制的优点：①有利于药品管理，避免了药品变质、过期、丢失的常见问题；②能保证药剂质量和合理用药，减少差错，提高医疗水平；③护士参与摆药，不仅能增长护士的知识水平，还能密切医、患、护的关系。

摆药制的缺点：①药品污染机会多；②特殊药品储藏条件无保证，质量会受影响；③核对困难；④易忽视药品的用法；⑤易发生串味。

三、单位剂量发药制

药品单剂量发药制（the unit dose system of medication distribution）是一种医疗机构药房协调调配和控制药品的方法，又被称为单位剂量系统（unit dose system）是指以单剂量包装的形式配发药品的制度。

1. 单剂量发药制的程序

医生开写医嘱，通过计算机联网传到药房，药师对处方进行审查，然后由药师按方调配，进行单剂量包装，并将药品摆进病区的投药小推车里。当患者需要服药时，由病房护士按医嘱检查后，给患者服用。

2. 单剂量发药制所需的基础工作

实行单剂量发药制，需要做好开展单剂量发药制的基础工作。第一，先将医院处方集中的各种药品按标准数量进行包装并贴签，标准数量是由医院药事管理委员会决定的。如果药品原包装本身就是单位剂量包装则无需重新包装。第二，应配置必需的单位剂量包装机，标签打印机和计算机控制软件和一些辅助设施和设备，接收提取医嘱，形成标签打印出来。第三，应配备一定数量的包装技术工人（或药工）。

3. 单剂量发药制的实施方法

根据医院具体实施单位剂量制方法，大体上可以分为两种方式，集中式和分散式。集中式适于中小型医院所用，分散式大型医院常用。

所谓集中式是指，按照处方在药房准备每位病人每种药品一天（24 小时）的剂量，放在每个病人的小抽屉里，这些抽屉被组合在一个小推车上，可以方便地在病区和药房之间推动。

所谓分散式是指，大医院按科或几个小科设立病区药房，各小药房按照处方准备每位病人一天（24 小时）内所需药品的各个剂量，然后放置在病人专用抽屉或盒子里。另外，有的医院采用在总药房进行单位剂量包装，经自动传送装置送到小药房，小药房按病人 24 小时剂量再次包装，放在药车的小抽屉里，由护士将药车推至各病床发给病人。

4. 单剂量发药制的优点

（1）避免污染　单剂量包装是在一定洁净度的环境下操作的，可以保证药品在配发过程中不受环境的污染。

（2）避免差错　单剂量包装便于核对清点，有利于杜绝发药差错。

（3）提高工作效率　药房可以有计划地按照规定的单剂量进行包装，配方时可以直接配发已包装好的药品，加快了速度。

（4）利于贮存保管，减少浪费　中心摆药方式发出的药品无法回收，采用单剂量发药制发出的药品，只要包装不受损坏，就可以回收使用，可以减少不必要的浪费。

（5）实现自动化　单剂量发药制为药房发药的自动化创造了条件，通过单剂量包装上的条形码可以实现自动分拣、计数、贮存和发送工作。

四、静脉药物调剂工作

静脉药物配置中心（pharmacy intravenous admixture services，PIVAS）是在符合GMP标准、依据药物特性设计的操作环境下，由受过培训的药学技术人员，严格按照操作程序，进行包括全静脉营养液、细胞毒药物和抗生素等静脉用药物的配置，为临床提供药物治疗与合理用药服务。《医疗机构药事管理规定》要求，医疗机构根据临床需要建立静脉用药调配中心（室），实行集中调配供应。静脉用药调配中心（室）应当符合静脉用药集中调配质量管理规范，由所在地设区的市级以上卫生行政部门组织技术审核、验收，合格后方可集中调配静脉用药。在静脉用药调配中心（室）以外调配静脉用药，参照静脉用药集中调配质量管理规范执行。医疗机构建立的静脉用药调配中心（室）应当报省级卫生行政部门备案。

（一）开展静脉药物配置的基本条件

开展静脉药物配置工作应具备相当于医疗机构注射剂配置的净化条件。因此应当按照《医疗机构制剂质量管理规范》进行建设。

1. 人员设施

静脉药物配置中心由药剂人员、护理人员、工勤人员组成。

（1）药剂人员从事工作内容　医嘱接收、审方、定批次、排药、校对、成品核查、包装、药品管理、药学服务。

（2）护理人员从事工作内容　可在药师的指导下进行排药、核对、配置、拆包、加药、工作间及用具的清洁消毒等。

（3）工勤人员　执行清洁、包装、运送等非技术工作。

2. 设备设施

静脉药物配置中心的设备设施包括洁净房或洁净区、超净工作台、冷藏柜或冷藏室等。洁净房应达到10000级，温度应控制在18~22℃。洁净房停止使用超过24小时，在使用前必须重新进行清洗。在洁净房进行操作的工作人员必须严格遵从更衣程序出入洁净区，并对环境的维护负有责任。配制工作必须在超净工作台上进行。超净工作台吹出来的空气须经过高效过滤器过滤，可驱除99.99%直径0.3μm以上的微粒，并确保空气的流向及流速（水平：0.45米/秒，垂直：0.5米/秒）。配置中心的冰箱仅限用于存放需冷藏（2~8℃）或冰冻（低于−10℃）的药物和预充好的输液。每日需把冰箱温度记录在工作日志中以确保无异常情况出现。若冰箱温度不在2~8℃范围内，需立即调节以达到正常温度。冰箱温度高于8℃达4小时以上，冰箱内所有药物都需重新评估或扔掉。

3. 配置程序

配置程序如图7-3所示。

4. 质量保证

静脉药物配置中心必须建立标准操作规程，包括对配置处方的审查、配置、加药的标准操作规程，以及洁净区的清洁、无菌加药、全营养配置、化疗药配置的标准操作规程等。输

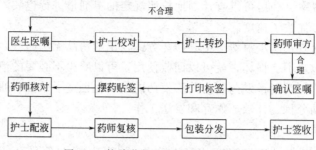

图 7-3　静脉药物配置中心工作流程图

液配置中心应建立质量管理组，开展监督和抽查活动，及时发现配置过程中存在的质量缺陷，及时解决，不留后患。

（二）静脉药物配置中心的管理

1. 品种范围的确定

新建的静脉药物配置中心必须考虑静脉药物配置服务的品种范围，因为它涉及静脉药物配置中心的设备和设施条件，相关人员的配置；其次，涉及静脉药物配置中心的工作负荷。

2. 工作量的控制

不仅考虑设备设施的最大配置量，而且要考虑人员的配置和任务分工，工作班次和工作时间。工作量的控制应达到忙而不乱、均衡进行。

3. 配套工作的完善

① 加强设备更新和设施改造，从配置工艺和流程上确保静脉药物配置的质量。

② 特殊情况的处理程序，如退药问题的处理。

③ 辅助技术保障的完善。静脉药物配置中心的工作需要全院各科室和相关部门的协助和支持，如电脑、网络系统的维护；成品配送的通道和车辆；注射药物库存（二级库存）的控制、应急电力的供应等。

五、处方管理

处方管理是药品使用管理的重要环节。旨在管理药品发挥正确的作用，防止药疗事故和药品浪费，确保患者用药安全、有效。原卫生部于 2007 年 5 月 1 日实施《处方管理办法》，对处方开具、调剂、使用、保存的规范化作出了明确的规定，目的是提高处方质量，促进合理用药，保障患者用药安全。

（一）处方的概念和作用

处方（prescription）是由注册的执业医师和职业助理医师在诊疗活动中为患者开具的、由取得药学专业技术职务任职资格的药学专业技术人员审核、调配、核对，并作为患者用药凭证的医疗文书。处方包括医疗机构病区用药医嘱单。

处方具有法律上、技术上和经济上的意义。在医疗工作中，处方反映了医、药、护各方在治疗活动中的法律权利与义务，既是药房为患者调配和发放药品的依据，又是追查医疗事故责任的证据，具有法律意义。从技术上看，处方记录了医生对患者药物治疗方案的设计和对患者如何用药的指导，具有技术上的意义。从经济上看，处方是医疗机构向病人划价收费的依据，也是医疗机构药品消耗支出的凭证，具有经济意义。

（二）处方管理规定

1. 处方权限规定

1）经注册的执业医师在执业地点取得相应的处方权。经注册的执业助理医师在医疗机构开具的处方，应当经所在执业地点的执业医师签名和加盖专用签章后方有效。

2）经注册的执业助理医师在乡、民族乡、镇、村的医疗机构独立从事一般的执业活动，可以在注册的执业地点取得相应的处方权。

3）无处方权的执业助理医师、试用期的医师等开具的处方需经执业的有处方权的执业医师审核，并签名或加盖签章后方有效。

4）医师需在注册的医疗机构签名留样及专用签章备案后方可开具处方。

5）医疗机构应当按照有关规定对本机构执业医师和药师进行麻醉药品和精神药品使用知识和规范化管理的培训。执业医师经过考核合格后获得麻醉药品和精神药品的处方权。医师取得麻醉药品和第一类精神药品处方权后，方可在本医疗机构开具麻醉药品和第一类精神药品，但不得为自己开具该类药品处方。

6）医师应根据医疗、预防、保健需要，按照诊疗规范或药品说明书的规定开具处方。

7）医师被责令暂停执业、被责令离岗培训期间或被注销、吊销执业证书后，其处方权即被取消。

2. 处方的组成

根据《处方管理办法》的规定，处方由前记、正文和后记组成。

（1）前记　包括医疗机构名称、费别、患者姓名、性别、年龄、门诊或住院病历号、科别或病区和床号、临床诊断、开具日期等。可添列特殊要求的项目。

麻醉药品和第一类精神药品处方还应当包括病人身份证明编号，代办人姓名及身份证明编号。

（2）正文　以 Rp 或 R（拉丁文 Recipe "请取" 的缩写）标示，分列药品名称、剂型、规格、数量、用法用量等。

（3）后记　医师签名或者加盖专用签章，药品金额以及审核、调配，核对发药药师签名或者加盖专用签章。

另外，《处方管理办法》规定，处方由各医疗机构按规定的格式统一印制。普通处方的印刷用纸为白色；儿科处方的印刷用纸为淡绿色，右上角注 "儿科"；急诊处方的印刷用纸为淡黄色，处方右上角标注 "急诊"；麻醉药品和第一类精神药品的处方印刷用纸为淡红色，处方右上角标注 "麻"、"精一"；第二类精神药品处方用纸为白色，处方右上角标注 "精二"字样。

3. 处方的书写规定

1）患者一般情况、临床诊断填写清晰、完整，并与病历记载相一致。

2）每张处方限于一名患者的用药。

3）字迹清楚，不得涂改；如需修改，应当在修改处签名并注明修改日期。

4）药品名称应当使用规范的中文名称书写，没有中文名称的可以使用规范的英文名称书写；医疗机构或者医师、药师不得自行编制药品缩写名称或者使用代号；书写药品名称、剂量、规格、用法、用量要准确规范，药品用法可用规范的中文、英文、拉丁文或者缩写体书写，但不得使用 "遵医嘱"、"自用" 等含糊不清的字句。

5）患者年龄应当填写实足年龄，新生儿、婴幼儿写日、月龄，必要时要注明体重。

6）西药和中成药可以分别开具处方，也可以开具一张处方，中药饮片应当单独开具处方。

7）开具西药、中成药处方，每一种药品应当另起一行，每张处方不得超过 5 种药品。

8）中药饮片处方的书写，一般应当按照 "君、臣、佐、使" 的顺序排列；调剂、煎煮的特殊要求注明在药品右上方，并加括号如布包、先煎、后下等；对饮片的产地、炮制有特殊要求的，应当在药品名称之前写明。

9）药品用法用量应当按照药品说明书规定的常规用法用量使用，特殊情况需要超剂量使用时，应当注明原因并再次签名。

10）除特殊情况外，应当注明临床诊断。

11）开具处方后的空白处画一斜线以示处方完毕。

12）处方医师的签名式样和专用签章应当与院内药学部门留样备查的式样相一致，不得任意改动，否则应当重新登记留样备案。

4. 处方限量规定

1）处方一般不得超过 7 日用量；急诊处方一般不得超过 3 日用量；对于某些慢性病、老年病或特殊情况，处方用量可适当延长，但医师应当注明理由。医疗用毒性药品、放射性药品的处方用量应当严格按照国家有关规定执行。

2）为门（急）诊病人开具的麻醉药品注射剂，每张处方为一次常用量；缓控释制剂，每张处方不得超过 7 日常用量；其他剂型，每张处方不得超过 3 日常用量。

第一类精神药品注射剂，每张处方为一次常用量；缓控释制剂，每张处方不得超过 7 日常用量；其他剂型，每张处方不得超过 3 日常用量。

第二类精神药品一般每张处方不得超过 7 日常用量；对于慢性病或某些特殊情况的病人，处方用量可以适当延长，医师应当注明理由。

3）为门（急）诊癌症疼痛病人和中、重度慢性疼痛病人开具的麻醉药品、第一类精神药品注射剂，每张处方不得超过 3 日常用量；缓控释制剂，每张处方不得超过 15 日常用量；其他剂型，每张处方不得超过 7 日常用量。

4）为住院病人开具的麻醉药品和第一类精神药品处方应当逐日开具，每张处方为 1 日常用量。

5. 处方保管规定

1）每日处方应按普通药及控制药品分类装订成册，妥善保存，便于查阅。

2）处方由调剂药品的医疗机构妥善保存。

普通处方、急诊处方、儿科处方保存期限为 1 年，医疗用毒性药品、第二类精神药品处方保存期限为 2 年，麻醉药品和第一类精神药品处方保存期限为 3 年。

3）处方保存期满后，经医疗机构主要负责人批准、登记备案，方可销毁。

（三）处方审查与分析

根据处方管理办法规定，药师应当认真逐项检查处方前记、正文和后记书写是否清晰、完整，并确认处方的合法性，应当对处方用药适宜性进行审核，审核内容包括：

1）规定必须做皮试的药品，处方医师是否注明过敏试验及结果的判定；

2）处方用药与临床诊断的相符性；

3）剂量、用法的正确性；

4）选用剂型与给药途径的合理性；

5）是否有潜在的药物相互作用和配伍禁忌；

6）是否有重复用药的现象。

药师经处方审核后，认为存在用药不适宜时，应当告知处方医师，请其确认或者重新开具处方。药师发现严重不合理用药或者用药错误情况，应该拒绝调剂，及时告知处方医师，并应当记录，按照有关规定报告。

第三节　药品采购与库存管理

管理好药品的采购与库存，不仅是药房的重要任务，而且涉及医院领导和部分职能科室，涉及医护人员，涉及药品生产、经营企业，涉及国家的医药卫生的法律、法规和制度。必须具有系统观点，采取综合治理。并注意处理好质量效益和经济效益之间的矛盾；病人要求与医院和药房要求之间的矛盾。

一、药品采购

（一）药品采购的定义

药品采购工作是医疗机构药品供应的首要环节，是为满足医疗服务的需要而获得所必需药品的过程，其工作质量的优劣直接影响到医院医疗质量和经济效益。药品采购的主体是医疗机构，也可以是由数家医疗机构联合组成的采购组织。

医疗机构药品的采购形式有集中招标采购、邀请招标采购、询价采购等。为获得质高价廉的药品，降低医疗费用，减轻患者负担，我国现推行集中招标采购制度。依据原卫生部、国务院纠风办、国家发改委、国家经贸委、原国家食品药品监督管理局、国家中医药管理局、工商总局联合发文的规定（卫规财发〔2004〕320号），县及县以上人民政府、国有企业（含国有控股企业）等所属的非营利性医疗机构，必须全部参加医疗机构药品集中招标采购活动。

（二）药品采购的程序

不同的采购形式其运作程序不尽相同，但总的来说由以下几个环节组成。

（1）制订药品采购计划　《医疗机构药事管理规定》要求，医疗机构应当根据《国家基本药物目录》、《处方管理办法》、《国家处方集》、《药品采购供应质量管理规范》等制订本机构《药品处方集》和《基本用药供应目录》，编制药品采购计划，按规定购入药品。

（2）确定采购方式　参加招标采购的，根据需要委托招标代理机构，编制和发送采购工作文件。竞争性谈判采购或询价采购的，应依照质量价格比优化的原则进行采购。

（3）选择供应企业　首要条件是企业必须具备药品生产或经营的合法资格，即药品生产企业需持有效的《药品生产许可证》和与采购药品相对应的《药品GMP证书》，药品经营企业需持有效的《药品经营许可证》和《药品经营质量管理规范认证证书》。

（4）进行评审和谈判　评审企业提交的资料；综合考虑企业资质、企业信誉、企业供货能力、药品质量、药品价格等因素，依据一定的程序与企业进行谈判，确定供货企业。

（5）签订购销合同　购销合同应符合《中华人民共和国合同法》的规定，明确企业和药品品种品牌、规格、数量、价格、供应（配送）方式、质量条款以及违约责任等其他约定。此外，应约定提供药品与失效期之间的时限。

（6）配送与验收　企业按合同约定配送药品后，药剂科应按规定验明药品合格证明，建立购进记录，做到票、账、货相符。根据原始凭证，严格按照有关规定逐批验收并记录。必要时应抽样送检验机构检验。验收药品质量时，应按规定同时检查包装、标签、说明书等内容。

目前我国医疗机构药品集中招标采购的基本程序见图7-4。

（三）药品采购的控制

对药品采购程序和质量进行控制，对保障医疗质量、医疗机构运行成本具有重要意义。

1. 遵守国家法律、法规

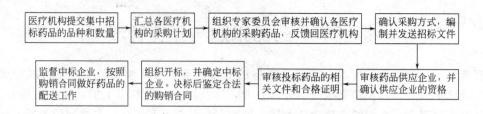

图 7-4　我国医疗机构药品集中招标采购的基本程序

依照《药品管理法》和国家食品药品监督管理部门、国家卫生行政部门的规章有关条款购进药品。

《药品管理法》规定：①医疗机构必须从具有药品生产、经营资格的企业购进药品。②医疗机构购进药品，必须建立并执行进货检查验收制度，验明药品合格证明和其他标识；不符合规定要求的，不得购进和使用。③医疗机构购进药品，必须有真实、完整的药品购进记录。④个人设置的门诊部、诊所等医疗机构不得配备常用药品和急救药品以外的其他药品。

《药品流通监督管理办法》（2007 年）规定：医疗机构购进进口药品，必须建立并执行进货检查验收制度，并建有真实完整的药品购进记录。药品购进记录必须注明药品的通用名称、生产厂商（中药材标明产地）、剂型、规格、批号、生产日期、有效期、批准文号、供货单位、数量、价格、购进日期。

药品购进记录必须保存至超过药品有效期 1 年，但不得少于 3 年。

2. 建立药品集中招标采购制度

医疗机构临床使用的药品应当由药学部门统一采购供应。经药事管理与药物治疗学委员会（组）审核同意，核医学科可以购用、调剂本专业所需的放射性药品。其他科室或者部门不得从事药品的采购、调剂活动，不得在临床使用非药学部门采购供应的药品。医疗机构应当制订本机构药品采购工作流程；建立健全药品成本核算和账务管理制度；严格执行药品购入检查、验收制度；不得购入和使用不符合规定的药品。

国务院办公厅转发国务院体改办等部门《关于城镇医药卫生体制改革的指导意见》第11 条指出："规范医疗机构购药行为。由卫生部牵头，国家经贸委、药品监管局参加，根据《中华人民共和国招投标法》进行药品集中招标采购工作试点，对招标、投标和开标、评标、中标以及相关的法律责任等进行探索，提出规范药品集中招标采购的具体办法。医疗机构是招标采购的行为主体，可委托招标代理机构开展招标采购，具有编制招标文件和组织评标能力的也可自行组织招标采购。招标代理机构经药品监管部门会同卫生部门认定，与行政机关不得存在隶属关系或其他利益关系。集中招标采购必须坚持公开、公平竞争的原则。卫生、药品监管部门要加强对集中招标采购中介组织的监督，招标采购药品的实际价格应报当地物价部门备案。在药品购销活动中，要积极利用现代电子信息网络技术，提高效率，降低药品流通费用。"

二、库存管理

《药品管理法》规定："医疗机构必须制定和执行药品保管制度，采取必要的冷藏、防冻、防潮、防虫、防鼠等措施，保证药品质量。"

《医疗机构药事管理规定》规定：医疗机构应当制订和执行药品保管制度，定期对库存药品进行养护与质量检查。药品库的仓储条件和管理应当符合药品采购供应质量管理规范的有关规定。化学药品、生物制品、中成药和中药饮片应当分别储存,分类定位存放。易燃、易爆、强腐蚀性等危险性药品应当另设仓库单独储存,并设置必要的安全设施,制订相关的工作制度和应急预案。麻醉药品、精神药品、医疗用毒性药品、放射性药品等特殊管理的药品,应当按照有关法律、法规、规章的相关规定进行管理和监督使用。

(一)药品保管的主要规则

1. 分类储存

(1)"六分开"处方药与非处方药分开;基本医疗保险药品目录的药品与其他药品分开;内用药与外用药分开;性能相互影响、容易串味的品种与其他的药品分开;新药、贵重药品与其他药品分开;配制的制剂与外购药品分开。

(2)麻醉药品、一类精神药品、毒性药品、放射性药品专库或专柜存放。

(3)危险性药品、易燃、易爆物专库存放。

(4)准备退货药品、过期、霉变等不合格药品单独存放。

2. 针对影响药品质量的因素储存

(1)对易受光线影响变质的药品,存放室门窗可悬挂黑色布、遮光纸,或者存放在柜、箱内。

(2)易受湿度影响变质的药品,应控制药库湿度。

(3)易受温度影响变质的药品,应分库控制药库温度,冷库 $2\sim8℃$,阴凉库不高于 $20℃$,常温库 $0\sim30℃$。

(4)采取防虫、防鼠措施。

3. 定期检查、养护,发现问题及时处理。

(二)建立并执行药品保管的制度

药剂科为保管好药品、制剂,应建立以下制度:①药库人员岗位责任制;②在库药品检查养护制度;③药品档案制度;④入库验收、出库验发制度;⑤有效期药品管理制度;⑥不合格药品处理制度;⑦病区药柜管理制度。

(三)有效期药品管理

药品有效期指在一定贮藏条件下,能够保证药品质量合格的期限。购进药品验收时应注意该药品入库要按批号堆放或上架,出库须贯彻"先产先出"、"近期先出"、按批号发货的原则。若库存药品或病区小药柜药品过期,必须按制度单独存放、销毁,决不能发给病人使用。

三、药品的经营管理

药品的经营管理是医疗机构经营管理的重要内容。药品收入和支出一般占医疗机构整个医疗收入和全部业务支出的很大比例。所以药品的经营管理的意义超出药剂科的范围,关系到医疗机构总体目标的顺利实现。

(一)医疗机构现行药品经营管理制度

1. 实行医药分开核算、分别管理

2000 年 2 月,国务院办公厅批转国务院体改办等部门的《关于城镇医药卫生体制改革指导意见》提出:实行医药分开核算、分别管理。实行医药分开核算、分别管理的目的是为解决当前存在的以药养医的问题,必须切断医疗机构和药品营销之间的直接经济利益联系。要在逐步规范财政补助方式和调整医疗服务价格的基础上,把医院的门诊药房改为药品零售企业,独立核算、照章纳税。可先对医院药品收入实行收支两条线管理,药品收支结余全部上缴卫生行政部门,纳入财政专户管理,合理返还,主要用于弥补医疗成本以及社区卫生服务、预防保健等其他卫生事业，各级财政、卫生行政部门不得扣留或挪作他用。各地区要选择若干所医院积极进行门诊药房改为药品零售企业的试点，取得经验后普遍推开。

2000年7月原卫生部、财政部下发《医院药品收支两条线管理暂行办法》，具体阐述了医药分开核算的方法。

2. 金额管理，重点统计，实耗实销

所谓"金额管理"是指用金额控制药品在医疗机构流通的全过程。药品入库、出库、消耗、销售、库存都要按购进价或零售价进行金额核算，库存的总金额应按周转金定额加以控制。"重点统计"是指药剂科对各种医疗用毒性药品、麻醉药品、精神药品、贵重药品的领退、销售、结存都必须按数量进行统计。"实耗实销"是指药剂科和临床各科室销售、消耗的药品，按金额列报支出，根据处方统计编报"药品销售日报表"，与收费室收款日报核对无误后结算。

3. 药品分级管理制度

目前我国医疗机构对药品普遍实行三级管理制度。

（1）一级管理

①范围：麻醉药品和毒性药品的原料药。如吗啡缓释片、吗啡注射液、硫酸阿托品粉等。②管理办法：处方要求单独存放，每日清点。

（2）二级管理

①范围：精神药品、贵重药品及自费药品。②管理办法：专柜存放，专账登记。贵重药品要每日清点，精神药品定期清点。

（3）三级管理

①范围：普通药品。②管理办法：金额管理，季度盘点，以存定销。

（二）价格管理

《药品管理法》和《药品管理条例》明确规定：国家对药品价格实行政府定价、政府指导价或市场调节价。列入国家基本医疗保险目录的药品以及国家基本医疗保险目录以外具有垄断生产、经营的药品，实行政府定价或政府指导价；对其他药品，实行市场调节价。

第四节　医疗机构制剂管理

一、医疗机构制剂概述

（一）医疗机构制剂的定义

《药品管理法实施条例》中规定"医疗机构制剂，是指医疗机构根据本单位临床需要经过批准而配制、自用的固定处方制剂。"

医疗机构配制的制剂，应当是市场上没有供应的品种，并按照GMP的要求，严格按照医疗机构制剂质量管理规范组织配制，并经检验合格，凭医师处方在本单位使用的医院内部制剂。

（二）医院制剂的现状和发展趋势

医疗机构配制制剂管理是药品安全监管的重要组成部分，作为医院临床用药的补充，至今已有半个多世纪的历史，尤其是中草药制剂和中西药复方制剂，弥补了药厂制剂的不足，满足临床需要。随着医药科技事业迅猛发展，企业生产药品的低成本、高质量、更新快等优势，医药企业生产药品正逐渐取代医疗机构制剂。但由于当前我国制药业的现代化程度不高，对病人治疗的少量需要药品，利润较低的药品，药厂不愿生产；医疗机构制剂配制量小，使用周期短等原因，药厂制剂不能完全满足病人防病治病，治疗用药和科研用药的需要，使得医疗机构制剂具有存在的需求。

目前医院制剂的现状主要包括：①品种繁多，用途广，定价低；②生产成本高，产量低，经济效益差；③人员文化层次较高，但科研力量薄弱；④基础设备不先进，检测手段落后，检验项目不全，标准不统一。

新形势下医院制剂工作的发展面临挑战和机遇，应根据医院自身特点重新认识医院制剂，解决医院制剂定位问题，逐步调整制剂品种结构，充分发挥医院临床优势，发展具有医院特色的制剂，更好地为医疗临床、科研、教学服务。

1）建立区域制剂中心，实行制剂的相对集中配制。

2）加快人才培养，提高人员素质。

3）发挥优势，开发特色制剂。特色制剂将是今后医院制剂发展的主导方向。医院制剂与市售药品相比其优势在于：①能密切配合临床用药和科研需要，能适应需求临时调配一些有特殊功效的制剂，这是市售药品难以替代的。②由于部分药品因其自身特点，制药企业不愿生产或不宜生产，医院制剂可作为临床用药的必要补充。③医院制剂在发展特色制剂品种，特别是一些专科医院和专科用药方面有其独到优势。

4）实现从供应保障型向技术服务型的功能转变。在新形势下，现代医院药学的格局是以"患者为中心"的药学服务，给药方案的个体化应该是医院制剂的发展方向，实现功能的转变，充分体现了医院制剂配合临床的优势，才能使医院药学真正发挥作用。

二、医疗机构制剂相关法律法规的颁布和实施

《药品管理法》（2001年修订）及其《实施条例》中，对医疗机构配制制剂明确规定：医疗机构配制制剂实行许可证制度，必须经省级食品药品监督管理部门验收合格，予以批准，方可设立制剂室；医疗机构制剂实行注册管理制度，必须报送有关资料和样品，经省级食品药品监督管理部门批准，方可配制。2001年3月13日，原国家食品药品监督管理局根据《药品管理法》规定，发布了《医疗机构制剂配制质量管理规范》，使得医疗机构制剂许可验收有了明确依据。2002年，原国家卫生部、国家中医药管理局发布的《医疗机构药事管理暂行规定》中，根据《药品管理法》，对"临床制剂管理"作了进一步规定。2005年，原国家食品药品监督管理局颁布了《医疗机构制剂配制监督管理办法（试行）》和《医疗机构制剂注册管理办法（试行）》。随后国家食品药品监督管理部门发布《医疗机构制剂许可证》验收标准，进行换发《医疗机构制剂许可证》工作，促进了医疗机构制剂配制规范化发展。

三、医疗机构制剂注册管理办法

（一）医疗机构制剂注册管理部门及职责

医疗机构制剂的监督管理工作由国家食品药品监督管理部门负责。省、自治区、直辖市食品药品监督管理部门负责本辖区医疗机构制剂的审批和监督管理工作。

（二）医疗机构制剂品种的申报与审批制度

根据2005年8月1日起施行的《医疗机构制剂注册管理办法（试行）》（国家食品药品管理局令第20号）规定，医疗机构制剂的申报和审批必须符合以下规定。

1. 申报

医疗机构制剂只限于临床需要而市场上没有供应的药物制剂。有下列情形之一的，不得作为医疗机构制剂申请注册：①市场上已有供应的品种；②含有未经国家食品药品监督管理部门批准的活性成分的品种；③除变态反应原外的生物制品；④中药注射剂；⑤中药、化学药组成的复方制剂；⑥麻醉药品、精神药品、医疗用毒性药品、放射性药品；⑦其他不符合国家有关规定的制剂。

申请医疗机构制剂注册所报送的资料应当真实、完整、规范。申请医疗机构制剂，应当进行相应的临床前研究，包括处方筛选、配制工艺、质量指标、药理和毒理学研究等。申请制剂所用的原料药及中药材、中药饮片必须具有药品批准文号，并符合法定的药品标准；还需提供在中国的专利及其权属状态说明。制剂的名称应当按照国家食品药品监督管理部门颁布的药品命名原则命名，不能使用商品名称。医疗机构制剂的说明书和包装标签按照国家食品药品监督管理部门有关药品说明书和包装标签的管理规定印制，其文字、图案不得超出核准的内容，并需标注"本制剂仅限本医疗机构使用"字样。

申请医疗机构制剂注册的申请人应当是持有《医疗机构执业许可证》，并取得《医疗机构制剂许可证》的医疗机构。同时允许无制剂许可证的医疗机构申请委托配制中药制剂的注册。申请时应当填写《医疗机构制剂注册申请表》，向所在地省级食品药品监督管理部门或者其委托的设区的市级食品药品监督管理机构提出申请，报送有关资料和制剂实样。

2. 审批

收到申请的省级食品药品监督管理部门对申报资料进行形式审查，申请受理后并通知指定的药品检验所进行样品检验和质量标准技术复核。临床研究用的制剂，应当按照《医疗机构制剂配制质量管理规范》或者《药品生产质量管理规范》的要求配制，并按照《药物临床试验质量管理规范》的要求进行临床研究。申请配制的化学制剂已有同品种获得制剂批准文号的，可以免于进行临床研究。

准予配制的医疗机构制剂应持有《医疗机构制剂注册批件》及制剂批准文号。医疗机构制剂批准文号的格式为：X 药制字 H（Z）＋4 位年号＋4 位流水号。其中 X 表示省、自治区、直辖市的简称；H 表示化学制剂，Z 表示中药制剂。

（三）医疗机构制剂品种的补充申请与再注册

1. 批准文号的有效期及补充申请

《医疗机构制剂注册管理办法（试行）》规定：医疗机构配制制剂，应当严格执行经批准的质量标准，并不得擅自变更工艺、处方、配制地点和委托配制单位。需要变更的，申请人应当提出补充申请，报送相关资料，经批准后方可执行。医疗机构制剂批准文号的有效期为3 年。有效期届满需要继续配制的，申请人应当在有效期届满前 3 个月按照原申请配制程序提出再注册申请，报送有关资料。

2. 再注册及撤销批注文号的情形

省、自治区、直辖市（食品）药品监督管理部门应当在受理再注册申请后 30 日内，作出是否批准再注册的决定。准予再注册的，应当自决定做出之日起 10 日内通知申请人，予以换发《医疗机构制剂注册批件》，并报国家食品药品监督管理部门备案。决定不予再注册的，应当书面通知申请人并说明理由，同时告知申请人享有依法申请行政复议或者提起行政诉讼的权利。

有下列情形之一的，省、自治区、直辖市（食品）药品监督管理部门不予批准再注册，并注销制剂批准文号：①市场上已有供应的品种；②按照本办法应予撤销批准文号的；③未在规定时间内提出再注册申请的；④其他不符合规定的。

已被注销批准文号的医疗机构制剂，不得配制和使用；已经配制的，由当地（食品）药品监督管理部门监督销毁或者处理。

（四）医疗机构制剂的监督管理

医疗机构制剂的抽查检验，按照国家食品药品监督管理部门药品抽查检验的有关规定执行。医疗机构不再具有配制制剂的资格或者条件时，其取得的相应制剂批准文号自行废止，并由省、自治区、直辖市（食品）药品监督管理部门予以注销，但允许委托配制的中药制剂批准文号除外。允许委托配制的中药制剂如需继续配制，可参照《医疗机构制剂注册管理办法（试行）》第三十条变更委托配制单位的规定提出委托配制的补充申请。

提供虚假的证明文件、申报资料、样品或者采取其他欺骗手段申请批准证明文件的，省、自治区、直辖市（食品）药品监督管理部门对该申请不予受理，对申请人给予警告，1年内不受理其申请；已取得批准证明文件的，撤销其批准证明文件，5年内不受理其申请，并处1万元以上3万元以下罚款。

四、医疗机构制剂配制质量管理规范

根据《药品管理法》规定，参照《药品生产质量管理规范》的基本准则，国家食品药品监督管理部门发布《医疗机构制剂配制质量管理规范》（以下简称《规范》）。《规范》内容与《药品生产质量管理规范》基本一致，详见本书第五章。本节补充以下几点。

1. 机构与人员条件

1）医疗机构负责人对本规范的实施及制剂质量负责。

2）医疗机构制剂配制应在药剂部门设剂室、药检室和质量管理组织。

3）制剂室和药检室的负责人应具有大专以上药学或相关专业学历，具有相应管理的实践经验，有对工作中出现的问题做出正确判断和处理的能力。制剂室和药检室的负责人不得互相兼任。

2. 工作间与设施

1）各工作间应按制剂工序和空气洁净度级别要求合理布局。一般区和洁净区分开；配制、分装与贴签、包装分开；内服制剂与外用制剂分开；无菌制剂与其他制剂分开。

2）中药材的前处理、提取、浓缩等必须与其后续工序严格分开，并应有有效的除尘、排风设施。

3）纯化水、注射用水的制备、储存和分配应能防止微生物的滋生和污染。储罐和输送管道所用材料应无毒、耐腐蚀，管道的设计和安装应避免死角、盲管。

3. 文件

1）制剂室应具备文件：①《医疗机构制剂许可证》及申报文件、验收、整改记录；②制剂品种申报及批准文件；③制剂室年检、抽验及监督检查文件及记录。

2）医疗机构制剂室应有配制管理、质量管理的各项制度和记录以及标准操作规程。

3）配制制剂的质量管理文件：①物料、半成品、成品的质量标准和检验操作规程；②制剂质量稳定性考察记录；③检验记录。

4. 配制管理，以批记录管理为主

1）在同一配制周期中制备出来的一定数量常规配制的制剂为一批，一批制剂在规定限度内具有同一性质和质量。

2）每批制剂均应编制制剂批号。每批制剂均应有一份能反映配制各个环节的完整记录。操作人员应及时填写记录，填写字迹清晰、内容真实、数据完整，并由操作人、复核人及清场人签字。记录应保持整洁，不得撕毁和任意涂改。需要更改时，更改人应在更改处签字，并需使被更改部分可以辨认。

五、医疗机构制剂配制监督管理办法

（一）实行《医疗机构制剂许可证》制度

《药品管理法》规定"医疗机构配制制剂，须经所在省、自治区、直辖市人民政府卫生行政部门审核同意，由省、自治区、直辖市人民政府药品监督管理部门批准，发给《医疗机构制剂许可证》。无《医疗机构制剂许可证》的，不得配制制剂。"

1）许可事项变更　　是指制剂室负责人、配制地址、配制范围的变更。医疗机构变更《医疗机构制剂许可证》许可事项的，在许可事项发生变更前 30 日，向原审核、批准机关申请变更登记。原发证机关应当自收到变更申请之日起 15 个工作日内作出准予变更或者不予变更的决定。医疗机构增加配制范围或者改变配制地址的，经省、自治区、直辖市（食品）药品监督管理部门验收合格后，依照前款办理《医疗机构制剂许可证》变更登记。

2）登记事项变更　　是指医疗机构名称、医疗机构类别、法定代表人、注册地址等事项的变更。医疗机构变更登记事项的，应当在有关部门核准变更后 30 日内，向原发证机关申请《医疗机构制剂许可证》变更登记，原发证机关应当在收到变更申请之日起 15 个工作日内办理变更手续。

（二）"医院"类别医疗机构中药制剂委托配制的管理

经省、自治区、直辖市（食品）药品监督管理部门批准，具有《医疗机构制剂许可证》且取得制剂批准文号，并属于"医院"类别的医疗机构的中药制剂，可以委托本省、自治区、直辖市内取得《医疗机构制剂许可证》的医疗机构或者取得《药品生产质量管理规范》认证证书的药品生产企业配制制剂。委托配制的制剂剂型应当与受托方持有的《医疗机构制剂许可证》或者《药品生产质量管理规范》认证证书所载明的范围一致。委托方向所在地省、自治区、直辖市（食品）药品监督管理部门提交中药制剂委托配制的申请材料；省、自治区、直辖市（食品）药品监督管理部门参照相关规定进行受理。省、自治区、直辖市（食品）药品监督管理部门应当自申请受理之日起 20 个工作日内，按照规定的相关条件对申请进行审查，并作出决定。

《医疗机构中药制剂委托配制批件》有效期不得超过该制剂批准证明文件载明的有效期限。在《医疗机构中药制剂委托配制批件》有效期内，委托方不得再行委托其他单位配制该制剂。委托方对委托配制制剂的质量负责；受托方应当具备与配制该制剂相适应的配制与质量保证条件，按《药品生产质量管理规范》或者《医疗机构制剂配制质量管理规范》进行配制，向委托方出具批检验报告书，并按规定保存所有受托配制的文件和记录。

（三）法律责任

省、自治区、直辖市（食品）药品监督管理部门负责本辖区内医疗机构制剂配制的监督检查工作，应当建立实施监督检查的运行机制和管理制度，确定设区的市级（食品）药品监督管理机构和县级（食品）药品监督管理机构的监督检查职责。未经批准擅自委托或者接受委托配制制剂的，对委托方和受托方均依照《药品管理法》第七十四条生产假药的规定给予处罚。具体包括：①没收擅自委托或者接受委托配制制剂和违法所得；②并处擅自委托或者接受委托配制制剂货值金额二倍以上五倍以下的罚款；③有药品批准证明文件的予以撤销，并责令停产、停业整顿；④情节严重的，吊销《医疗机构制剂许可证》；⑤构成犯罪的，依法追究刑事责任。

六、医疗机构制剂使用管理

医疗机构制剂的使用同企业的药品使用有类似的地方，如必须有质量验证做前提，保证药品质量。但又有其特殊性。

（一）医疗机构制剂只能在本医疗机构使用

医疗机构配制的制剂一般情况下是医疗机构在长期医疗实践中总结出来的经验方或协定

处方，或处于保密或申请专利的制剂，存在稳定性差、工艺不成熟及有效期短等特点，因而只能减少流通周期，一般情况下只能在本医疗机构内凭执业医师或执业助理医师的处方使用，不能扩大使用范围。因此未经批准，医疗机构擅自使用其他医疗机构配制的制剂的，依照《药品管理法》第八十条的规定给予处罚。医疗机构配制制剂，违反《药品管理法》第四十八条、第四十九条规定的，分别依照《药品管理法》第七十四条、第七十五条的规定给予处罚。

（二）医疗机构制剂不得在市场销售

医疗机构配制的制剂不得在市场上销售或者变相销售，不得发布医疗机构制剂广告。医疗机构将其配制的制剂在市场上销售或者变相销售的，依照《药品管理法》第八十四条的规定给予处罚。省、自治区、直辖市（食品）药品监督管理部门违反《药品管理法》的行政行为，国家食品药品监督管理部门应当责令其限期改正；逾期不改正的，由国家食品药品监督管理部门予以改变或者撤销。

（三）医疗机构制剂不良反应监测

医疗机构应当注意观察制剂不良反应，并按照国家食品药品监督管理部门的有关规定报告和处理。

第五节　药物临床应用管理

一、药物临床应用管理概述

药物临床应用是使用药物进行预防、诊断和治疗疾病的医疗过程。医师和药学专业技术人员在药物临床应用时须遵循安全、有效、经济的原则。医师应尊重患者对应用药物进行预防、诊断和治疗的知情权。

在20世纪初，药师的工作重心主要集中在药品的采购、配制和供应等方面。药师的职责是确保药品的质量，正确调剂及为那些处方药物的消费者提供好的建议。1965年，Brodie提出"药学服务的最终目的是提供安全用药，药物使用控制是药学专业的中心工作"的观念，奠定了医院药房从单纯的调剂功能向药学服务转向，并未从根本上改变"以药品为中心"的固有服务模式。

20世纪90年代开始崭露头角的"临床药学服务"开创了医院药学的新时代，药师由幕后转到了幕前，与医师一起打造合理、安全用药的新局面，代表了医院药学工作模式由以"药品为中心"向"以病人为中心"的根本转变。临床药学服务的基本原则是以病人为中心和面向用药结果。其目标不只是治愈疾病，而是强调通过实现药物治疗的预期结果，改善病人的生存质量。药师不仅对所提供的药品质量负责，而且要对药品使用的结果负责。明确规定了用药管理是现代医院药学工作的中心。

二、合理用药

（一）药物临床应用管理的核心是合理用药

临床用药管理的基本出发点和归宿是合理用药（rational drug use），合理用药最基本的要求是：将适当的药物，以适当的剂量，在适当的时间，经适当的途径，给适当的病人使用适当的疗程，达到适当的治疗目标。世界卫生组织（WHO）关于合理用药的定义是："合理用药要求患者接受的药物适合他们的临床需求，药物剂量符合他们的个体需要，疗程足够，药价对患者及其社区最为低廉。"合理用药的基本原则不仅要保证患者用药安全、有效，而且要使其经济、方便，患者以较小风险，获得最大效益和最小经济负担。根据这一定义，形成临床合理用药如下判断标准：①按药物临床用药适应证选用药物；②所用药物对受治患者而言，具备有效、安全、适当和经济四要素；③受治患者应无所用药物的用药禁忌，力求所用药物对受治患者引发不良反应的可能性最低；④患者对临床所用药物有良好依从性；⑤个体化地确定临床用药剂量、用法及疗程；⑥药物的调配适当，并提供适合患者阅读的有关药品资料。

（二）临床不合理用药现状与分析

WHO曾宣布：全球有1/3的人不是死于疾病本身而是死于不合理用药。在我国，不合理用药现象时有发生，不仅造成药品资源浪费，加重了患者的经济负担，而且已成为影响国民健康的重要因素。

因此，推行合理用药必须针对临床不合理用药的现状，分析产生临床不合理用药的原因，找出影响合理用药的因素，然后有针对性地寻求解决的办法。

1. 临床不合理用药的主要表现

临床不合理用药主要包括药物选择不合理和药物使用不合理两方面。

（1）药物选择不合理

1）不对症用药　多为选用药物不当，如不按适应证选择药物、轻症用重药等。其极端情况则为有用药适应证而得不到药物治疗或者无用药适应证而保险或安慰性用药，如不必要的预防用药、长期使用以保健为目的的药品等。

2）不针对人群用药　儿童、孕妇、老年人等特殊人群因其代谢特点不同，用药较普通人更为复杂，出现问题更为常见。如对18岁以下患者使用氟喹诺酮类药物、孕妇使用含有致畸作用的药物等均属不针对人群用药。

3）使用无确切疗效的药物　受经济利益驱动，给病人使用不确切的药物。有些情况属于宣传报道的疗效与实际疗效不符。

4）合并用药不适当　患者合并多种疾病和症状时常合并用药，合并用药不适当包括无必要的合并多种药物；不适当地联合用药，导致不良的药物相互作用和/或配伍禁忌。

5）重复用药　多名医生给同一病人开具相同的药物，或者给病人开具同一类的多种药物。

（2）药物使用不合理

1）用药不足　常见于剂量不足和疗程不足。剂量不足使药物很难达到有效治疗浓度；疗程不足，则导致不能彻底治愈疾病，使病情反复发作，既易导致患者出现耐药，又耗费更多的医疗资源。

2）用药过度　主要指给药剂量过大、疗程过长，这往往会加重药物的不良反应，甚至出现药物耐药。

3）用法用量不正确　未在适当的时间、间隔，经适当的途径给予适当剂量的药物。

2. 导致不合理用药的因素

临床用药涉及诊断、开方、配方发药、给药及服药各个方面，影响不合理用药的因素包括医生、药师、护士、病人及其家属乃至社会各有关人员。

（1）医师因素　医师掌握是否用药和如何用药的决定权，是疾病诊断和治疗的主要责任者，只有法定资格的医师才有处方权。因此，临床用药不合理，医师有不可推卸的责任。医生个人的业务技术水平和职业道德素养，都直接影响其药物治疗决策和开处方行为，导致不合理用药。

（2）药师因素　药师是药品的提供者和监督者。药师既要保证提供药品的质量，还要严格审查处方及时提醒医师，指导特殊患者用药，加强特殊药品管理，及时给临床医护人员提供药物信息。按医师正确处方调配发药，在发药时向患者书面或口头说明用药的注意事项及发生意外时的处理方法。可见如果药师工作失误，未能很好履行职责，未能发挥应有的作用，即可能造成不合理用药。

（3）护士因素　护理人员是最后的把关者，负责查对后，实施所有给药操作和监护患者用药全过程，因此护士因素在合理用药中非常重要。给药环节发生的问题也会造成临床不合理用药。

（4）患者及家属因素　患者及家属积极配合治疗，遵照医嘱正确服药是保证合理用药的另一个关键因素。病人不遵守医生制定的药物治疗方案的行为称为病人不依从性（non-compliance）。患者或家属的不依从性均可造成不合理用药。

（5）药物因素　药物本身的作用是客观存在的，无合理与不合理的问题，关键是药物的一些特性容易造成不合理用药。因药物固有的性质导致的不合理用药往往是错综复杂的，归纳起来主要有以下两点。

1）药物的作用和使用因人而异。相同的药品用在不同的个体相同的疾病其疗效和不良反应存在差异性。为了保证药物治疗的安全性和有效性，应当为每一位病人制定优化的药物治疗方案，实现药物治疗的"个体化"。

2）联合用药增加药物不良相互作用发生概率。药物相互作用包括体外相互作用（又称药物配伍禁忌）和体内相互作用。前者主要指药物之间的理化反应及药物与赋形剂之间的相互作用。后者主要包括药动学和药效学两方面的相互作用。药动学方面的相互作用，可影响其他合并用药的吸收、分布、代谢和排泄，使受影响药物毒性增强，或者疗效减弱。药效学方面的相互作用一方面指生理活性的相互作用，疗效增强或拮抗；另一方面指药物作用部位的相互作用，如竞争受体或靶位，增敏受体，改变作用部位递质及酶的活力等。

（6）社会因素　主要是药品营销过程中的促销活动、广告宣传以及经济利益驱动等。

综上所述，造成不合理用药的原因错综复杂，涉及医学、心理学、行为科学、社会伦理学等诸多方面。

（三）合理用药的评价指标

合理用药的生物医学标准：是指安全、有效、经济地使用药品。

合理用药的评价标准为合理用药国际指标（INRUD）主要包括以下几个方面。

（1）处方指标

①每次就诊处方药物平均品种数；②处方药物使用非专利药名的比例；③每百例就诊使用抗生素的比例；④每百例就诊使用注射剂（不含预防注射和计划免疫）的比例；⑤每百种处方用药中，基本药物或处方集药物的比例。

（2）患者关怀指标

①每例患者接触处方者（医师）的平均时间（不含等候时间）；②每例患者接触发药者（药师）的平均时间（不含等候时间）；③每百种处方中，患者实得药物的数额（%）；④药袋标示（姓名、药名、用法）完整的百分率；⑤患者正确了解全部处方药用法的百分率。

（3）行政管理指标

①有无基本用药的目录或处方集；②抽查库房是否确有本地区所需主要药物，并可保障供应。

（4）补充指标

①就诊而不使用药物治疗的百分率；②每次就诊平均药费；③抗生素占全部药费的百分

率；④注射剂占全部药费的百分率；⑤用药符合病因、对症、预防并发症等治疗指导原则的病例数（％），可抽样调查当地5种最主要的常见病或传染病的现场治疗情况为代表；⑥患者离开就诊单位后，对全部医疗照顾总体上表示满意的百分率（全部是指医疗单位的诊断、治疗、人际关系等所有服务；总体是指患者需求和希望得到了满足）；⑦能获得非商业性药物简介、药讯、治疗指导原则、处方集等公正的药物信息医疗机构比例。

（5）住院用药附加指标

①并用两种及以上抗生素的病例数（％）；②使用麻醉性止痛药的病例数（％）；③用药医嘱完整的百分率；④用药记录完整的百分率；⑤用药医嘱兑现率；⑥采用标准治疗方案的百分率；⑦未经适当细菌培养而静脉注射抗生素的百分率。

采用国际指标评价用药合理性具有可操作性和有效性，我国合理用药水平较低，医师、药师对患者的交流关心不够，患者知晓率不高，抗生素应用率、针剂的应用率较高，而基本药物应用率相对较低，有待于提高和进行干预。

三、药物临床应用管理的实施

（一）药物临床应用管理的内容

《医疗机构药事管理规定》指出，药物临床应用管理是对医疗机构临床诊断、预防和治疗疾病用药全过程实施监督管理。医疗机构应当遵循安全、有效、经济的合理用药原则，尊重患者对药品使用的知情权和隐私权。

1）医疗机构应当依据国家基本药物制度，抗菌药物临床应用指导原则和中成药临床应用指导原则，制定本机构基本药物临床应用管理办法，建立并落实抗菌药物临床应用分级管理制度。

2）医疗机构应当建立由医师、临床药师和护士组成的临床治疗团队，开展临床合理用药工作。

3）医疗机构应当遵循有关药物临床应用指导原则、临床路径、临床诊疗指南和药品说明书等合理使用药物；对医师处方、用药医嘱的适宜性进行审核。

4）医疗机构应当配备临床药师。临床药师应当全职参与临床药物治疗工作，对患者进行用药教育，指导患者安全用药。

5）医疗机构应当建立临床用药监测、评价和超常预警制度，对药物临床使用安全性、有效性和经济性进行监测、分析、评估，实施处方和用药医嘱点评与干预。

6）医疗机构应当建立药品不良反应、用药错误和药品损害事件监测报告制度。医疗机构临床科室发现药品不良反应、用药错误和药品损害事件后，应当积极救治患者，立即向药学部门报告，并做好观察与记录。医疗机构应当按照国家有关规定向相关部门报告药品不良反应、用药错误和药品损害事件应当立即向所在地县级卫生行政部门报告。

7）医疗机构应当结合临床和药物治疗，开展临床药学和药学研究工作，并提供必要的工作条件，制订相应管理制度，加强领导与管理。

（二）临床用药管理的具体措施

（1）发挥药事管理委员会的作用。医院药事管理委员会是协调、指导医院合理用药和科学管理的常设机构，其主要任务是推荐医院用药，帮助制订药物的评价、遴选和治疗使用的专业政策和有关规定，传授药物知识，完善医务人员的有关药物使用的知识。因此，应充分发挥药事管理委员会的作用，促进临床合理用药的发展。

（2）实行国家基本药物政策。加快国家基本药物制度的建立和实施，是促进临床合理用药的基础。

（3）制定和完善医院协定处方集。《处方管理办法》第十五条规定"医疗机构应能根据本机构性质、功能、任务，制定处方集"。该制度是指导医师处方行为，规范药师调剂处方的一种有效管理办法，有利于促进合理用药，节约医药资源。处方集应包括医院基本用药目录和协定处方集，以及在本院范围内的执行政策和措施。协定处方集必须定期修改，更新陈旧的知识，补充新的内容。通过行政手段，增强医院协定处方集和基本药物目录的权威性，使之成为药物治疗过程中必须遵守的准则，指导医务人员合理用药，优化药物治疗成本-效果的作用。

（4）做好处方和病历用药调查统计。处方调查（又称处方分析）和病历用药调查的目的是及时总结临床用药的经验与教训，把握临床药品使用的规律和发展趋势，发现医生具有普遍性的不良处方和医嘱行为。通过分析，找出处方中存在的问题，并有针对性地采取相应的措施，是了解临床用药情况，规范医生处方行为，促进临床合理用药的重要手段。

处方调查的内容包括处方书写规范化和合理用药两个方面，采用普查或者随机抽样的方式进行。然而处方中提供的用药信息比较简单，不利于发现深层次的不合理用药问题。

病历用药调查可分为回顾性调查和同步性或前瞻性调查，其对象分别是出院病人和在院病人。病历用药调查的用途比较广泛，可用于评价新、老药物的疗效和毒副作用；揭示本院一定时期的用药现状和趋势；了解临床合并用药情况；统计药源性疾病的发生率；展示不合理用药现状等。

（5）建立 ADR、ADE 监测制度，并扩展建立药物警戒系统（pharmaco-vigilance，PV）。目前我国已经成立药品评价中心和药品不良反应监测中心，对上市药品质量及安全性进行测评，同时对不合理用药进行监测。该制度是指导合理用药的重要手段。

（6）制定临床诊疗指南和药物临床应用指导原则。随着循证医学的发展，疾病的诊治更加重视循证医学证据，疾病诊疗指南对临床治疗起着重要的指导作用。同时国家针对目前用药情况发布的药物临床应用指导原则如《抗菌药物临床应用指导原则》又进一步强化了用药的指导作用，促进临床合理用药的开展。

（7）实施临床药师制，建立药物保健模式。2006 年起，原卫生部正式启动临床药师培训工作，加强临床药师培养，逐步推行临床药师制，进一步强化合理用药的重要性。《医疗机构药事管理规定》中，进一步明确医疗机构应当逐步建立临床药师制。

四、临床药学与临床药学服务

临床药学、临床药师及临床药学服务是 20 世纪五六十年代起在美国先后建立和发展的一项新兴学科。临床药学、临床药师及临床药学服务是 20 世纪五、六十年代起在美国先后建立和发展的一项新兴学科。《医疗机构药事管理暂行规定》，提出要逐步建立临床药师制。这是我国第一次在法规中明确提出要建立这一制度，现行的《医疗机构药事管理规定》再次明确了临床药学和临床药师的定义，同时突出了临床药学服务在临床用药工作中的作用。

（一）临床药学与临床药学服务概述

临床药学（clinical-pharmacy）是指药学与临床相结合，直接面对患者，以病人为中心，研究与实践临床药物治疗，提高药物治疗水平的综合性应用学科。其核心问题是最大限度地发挥药物的临床疗效，确保病人的用药安全与合理。其后在原有的基础上扩展为临床药学服务（pharmaceutical care），又称为药学保健或药学监护，简称 PC。PC 是提供负责的药物治疗，目的在于实现改善病人生存质量的既定结果。PC 的核心要求是：①直接面向病人；②对病人药物治疗负责；③强化以病人为本的理念。PC 是一种工作模式，要求药师在药物治疗全过程中为病人争取最好的结果，使病人不受因药物而造成的伤害。

从临床药学服务的概念中可以看到，临床药学服务与传统药师工作有着不同的内涵，它更加强调以病人为中心、全程化药学服务及药师对药物治疗结果的责任等。以往药师以保障药品安全为己任，临床药学服务的新概念则要求药师不仅要保障药品安全，还要积极参与给药方案设计，做到根据不同的患者制定个性化的给药方案，从药学、社会、经济、心理等角度给予病人多方面的关怀。还要求药师担当起监护病人药物治疗的责任，明确病人药物治疗的安全与利益是由药师负责的。

（二）临床药师的工作职能

1996 年，美国卫生系统药师协会（American society of heath system pharmacists, ASHP）发布了题为"Standardized method for pharmaceutical care"的指导性文件，对药师开展药学服务的工作内容做了明确的规定。这一指导性文件也成为我国临床药师制工作内容的主要参考标准。《医疗机构药事管理规定》中定义：临床药师是指以系统药学专业知识为基础，并具有一定医学和相关专业基础知识与技能，直接参与临床用药，促进药物合理应用和保护患者用药安全的药学专业技术人员。临床药师的工作职能包括：①收集整理病人信息，制定、设计、修正治疗计划；②利用治疗药物监测结果指导临床个体化药物治疗；③开展药品不良反应监测；④进行处方分析与评价，了解临床药物使用的合理性，发现和查找存在问题；⑤开展药物利用研究；从经济学的角度出发，结合药物的临床疗效探讨其使用的合理性；⑥开展药学信息服务。

（三）临床药师参与临床用药主要工作内容

1) 审核处方或用药医嘱。依据《药品管理法》及《处方管理办法》的规定：药师必须认真负责地审核医师处方或医嘱用药的适宜性和"四查十对"，防止用药失误。

2) 参与所在临床科对患者的日常性查房、会诊、病例讨论，提出对药物治疗的意见或建议，特别是病人在药物治疗过程中可能出现与药物相关的、已经存在的或潜在的药物治疗问题。

3) 对重点病人应实施用药监护，并写用药病历以总结药物治疗经验。

4) 根据病人药物治疗实际需要，做治疗药物监测，设计个体化给药方案。

5) 提供与药物相关的信息。

6) 帮助并指导护士做好病房（区）药品的管理，特别是特殊管理药品、危害药品和高危药品的正确请领、适宜的保管和正确、适当的给病人使用药品。

7) 指导病人安全用药。按照医师用药医嘱，对病人的药物治疗进行用药教育和安全用药指导，宣传合理用药知识，提升其用药依从性。

8) 在临床工作实践中，与医师、护理人员共同做好严重药品不良反应和药害事件监测，及时做好收集、整理和反馈工作。

9) 参与医疗质量管理。其重点应是药品质量、药物合理应用、药品不良反应与药源性疾病及其预防、参与处方或用药医嘱点评等。

10) 结合临床用药实践，开展药物利用研究，如药物评价和临床用药调研；临床药物治疗经验总结和用药病例分析；与医师共同观察新药上市后临床安全性和有效性等。

[案例]

广东医疗机构药品网上集中招标采购的思考

2007 年，广东省医疗机构药品网上集中招标采购（统称"招标采购"，下同）引起全国广泛关注。总结广东的做法，理性思考，完善办法，必将有利于医疗机构药品集中招标采购稳步推进，有利于进一步完善政府定价药品价格形成机制。

一、主要做法

1. 全省统一集中招标采购平台

广东省药品"招标采购"源于2000年开始的药品集中招标采购。药品生产商参与网上限价竞价后，按低价产生入围药品和中标入围药品价格，医疗机构通过网上系统采购所需药品并由经销商配送。与以往相比，其特点是参与药品招标采购的主体由分散到集中，范围由分散各市到全省统一，规模由小到大，政府主管部门由少到多，动用的专家和医疗机构达到5000人次和900余家，参与的医药生产企业和经营企业分别达到3600家和2000多家，涉及药品43209个品种规格。企业报价、限价竞价和医疗机构选购采购药品全部通过广东省统一的医药采购服务平台实现。

2. 原则、目标和周期

按照《广东省医疗机构药品网上限价竞价阳光采购实施方案（试行）》的通知要求，广东省药品"招标采购"遵循的原则是：公开、公平、公正；质量保证、价格合理；统一、规范、简洁、高效。

实现目标：推进药品购销监管的科学化和信息化建设进程，对药品购销全程实行有效监督，降低药品流通成本；在保证质量的前提下，通过公开限价竞价和价格谈判逐步降低药品采购价格；规范药品购销行为，推行阳光采购，实现药品采购全过程的公开、公平、公正，遏制药品流通领域违规、违纪行为，纠正药品购销环节不正之风。采购周期：原则上每年进行一次。

3. 中标入围药品经过三条途径确定

（1）绿色通道　设不限价不竞价目录，进入这一目录的主要是质优价廉的老药、低价药和政府定价指定不进行招标的药品，共5395个品规，由生产企业按政策规定报价后直接挂网供医疗机构采购。

（2）网上竞价　无论是政府定价还是市场调节价药品，参与竞价的同组竞价对象，3个及3个以上生产企业的品种，要先后进行三轮竞价，低价者入围，高价者淘汰，涉及22495个品规，最终13406个品规中标入围，入围率59.33%。

（3）议价　参与竞价的同组竞价对象只有1～2个生产企业的品种，主要是通过人机对话、面对面的专家谈判，低价者入围，高价者淘汰；没有入围的可纳入重点监控限额采购范围，即医疗机构采购这类药品要事先报备案，而且要求采购总金额控制在该医疗机构采购总量的3%以内。

4. 限价

广东省药品"招标采购"活动在三个环节当中对药品价格分别进行限价。

（1）生产企业报价限价　政府定价药品按价格主管部门公布最高零售价扣除政策规定的医疗机构顺加差率后确定，市场调节价药品按采购平台计算的限价与该厂家品种最低中标价的低值确定。

（2）医疗机构销售中标入围药品政府定价最高临时零售价的限价　以药品中标入围价为基价，采购平台按价格主管部门规定的顺加作价办法确定医疗机构最高零售价。医疗机构采购药品的限价。政府定价药品不得高于所在市最近一次招标的中标价格，市场调节价不得高于采购平台公布的价格。

5. 采购与配送

　　(1) 采购　要求医疗机构以"质量保证、价格合理"为原则，对经药品遴选专家采用实名制投票确定的药品，在确认可采购品种成交价格后，通过药品网上采购系统进行网上采购。

　　(2) 配送　实行二级经销商制（即二票制），所有药品原则上由一级经销商直接配送，若一级经销商选择由生产商委托的二级经销商进行转配送，二级经销商必须直接从一级经销商购货及结算，采购发票必须由一级经销商开具。

　　二、初步成效

　　从 2007 年广东药品"招标采购"的实际运行情况看，效果是明显的：①将分散在全省各地的药品招标采购整合到一个平台，节省了各级医疗机构、生产经营企业的运营成本，广大生产经营企业、医疗机构是赞成和支持的。②在建立公开、公平、公正的医疗机构药品采购模式上进行了有益探索，如规范医疗机构药品采购行为，通过网上统一采购平台监控生产经营企业药品供应和医疗机构药品采购情况，强化政府各主管部门的综合监管，杜绝药品采购过程当中的不正当行为，实现有效监管。③加强了对市场调节药品价格的监管，填补了政府药品价格监管的空白。④进一步发现价格，通过生产经营企业之间的合理竞价，能够挤出一部分药品中间流通环节的"水分"，为政府价格主管部门确定科学合理、相对稳定的政府定价药品价格提供依据。⑤减少了药品流通环节。药品配送由过去的分散型向集中型转变，有利于减少流通费用，降低药品价格。

（董梅）

第八章 特殊管理的药品

麻醉药品、精神药品、医疗用毒性药品、放射性药品这四类药品在疾病的预防、诊断和治疗过程中必不可少，具有重要的医疗价值。但同时由于它们具有的特殊物理、化学性质，特殊的生理、药理作用，如果管理或使用不当，则会对人的健康、安全造成伤害，甚至引发严重的社会问题。因此，我国根据《药品管理法》第三十五条的规定："国家对麻醉药品、精神药品、医疗用毒性药品、放射性药品实行特殊管理。"

第一节 麻醉药品和精神药品的管理

一、麻醉药品和精神药品的定义

（一）麻醉药品的定义

麻醉药品（narcotics）是指具有依赖性潜力的药物，滥用或不合理使用易产生身体依赖性。与临床使用的全身或局部麻醉药（剂）有所不同。反复地（周期性或连续地）使用麻醉药品后，一旦停药会引起身体的病态（戒断症状）。而临床使用的麻醉药（剂）是指能够暂时引起不同程度的意识和感觉消失，或在低浓度时能阻断神经传导，使机体特定部位暂时性、可逆性的痛觉丧失，以便于医疗处理或在手术时不会遗留神经损伤的药物。这一类药物（可卡因除外）一般不会使人产生依赖性，所以不在麻醉药品管理之列。

（二）精神药品的定义

精神药品（psychotropic substances），一般是指直接作用于中枢神经系统，使之兴奋或抑制，连续使用能产生精神依赖性的药品。

二、麻醉药品和精神药品的品种及分类

"国家对麻醉药品目录和精神药品目录进行动态管理，对上市销售但尚未列入目录的药品和其他物质或者第二类精神药品发生滥用，已经造成或者可能造成严重社会危害的，国务院药品监督管理部门会同国务院公安部门、国务院卫生主管部门及时将该药品和该物质列入目录或者将该第二类精神药品调整为第一类精神药品"。2007年10月30日，原国家食品药品监督管理局、公安部、原卫生部联合公布2007年版《麻醉药品品种目录》和《精神药品品种目录》，自2008年1月1日起施行。

（一）麻醉药品的品种及分类

我国规定麻醉药品的品种主要包括阿片类、阿片生物碱类、可卡因类、大麻类、人工合成麻醉药品类及国家食品药品监督管理部门规定的其他易成瘾的药品、药用原植物及其制剂。其中罂粟壳只能用于中药饮片、中成药生产及医疗配方使用。

2007年版《麻醉药品品种目录》（表8-1）中麻醉药品共123种，其中我国生产和使用的麻醉药品共有芬太尼、可卡因、美沙酮、福尔可定等25种。

（二）精神药品的品种及分类

根据精神药品对人体产生依赖性及危害健康的程度，我国原卫生部依据联合国发布的《1971年精神药物公约》于1989年作出决定，将精神药品分为第一类精神药品和第二类精

表 8-1　麻醉药品品种目录

序号	中 文 名	英 文 名	序号	中 文 名	英 文 名
1	醋托啡	Acetorphine	50	氢可酮*	Hydrocodone
2	乙酰阿法甲基芬太尼	Acetylalphamethylfentanyl	51	氢吗啡醇	Hydromorphinol
3	醋美沙朵	Acetylmethadol	52	氢吗啡酮	Hydromorphone
4	阿芬太尼	Alfentanil	53	羟哌替啶	Hydroxypethidine
5	烯丙罗定	Allylprodine	54	异美沙酮	Isomethadone
6	阿醋美沙朵	Alphacetylmethadol	55	凯托米酮	Ketobemidone
7	阿法美罗定	Alpha meprodine	56	左美沙芬	Levomethorphan
8	阿法美沙朵	Alpha methadol	57	左吗拉胺	Levomoramide
9	阿法甲基芬太尼	Alpha methylfentanyl	58	左芬啡烷	Levophenacylmorphan
10	阿法甲基硫代芬太尼	Alpha methylthiofentanyl	59	左啡诺	Levorphanol
11	阿法罗定*	Alpha prodine	60	美他佐辛	Metazocine
12	阿尼利定	Anileridine	61	美沙酮*	Methadone
13	苄替啶	Benzethidine	62	美沙酮中间体	Methadone intermediate
14	苄吗啡	Benzylmorphine	63	甲地索啡	Methyldesorphine
15	倍醋美沙朵	Betacetylmethadol	64	甲二氢吗啡	Methyldihydromorphine
16	倍他羟基芬太尼	Betahydroxyfentanyl	65	3-甲基芬太尼	3-methylfentanyl
17	倍他羟基-3-甲基芬太尼	Betahydroxy-3-methylfent-anyl	66	3-甲基硫代芬太尼	3-methylthiofentanyl
			67	美托酮	Metopon
18	倍他美罗定	Betameprodine	68	吗拉胺中间体	Moramide intermediate
19	倍他美沙朵	Betamethadol	69	吗哌利定	Morpheridine
20	倍他罗定	Betaprodine	70	吗啡*	Morphine
21	贝齐米特	Bezitramide	71	吗啡甲溴化物及其他五价氮吗啡衍生物	Morphine Methobromide and other pentavalent nitro-gen morphine derivatives
22	大麻与大麻树脂	Cannabis and Cannabis resin			
23	氯尼他秦	Clonitazene	72	吗啡-N-氧化物	Morphine-N-oxide
24	古柯叶	Coca Leaf	73	1-甲基-4-苯基-4-哌啶丙酸酯	MPPP
25	可卡因*	Cocaine			
26	可多克辛	Codoxime	74	麦罗啡	Myrophine
27	罂粟秆浓缩物*	Concentrate of poppy straw	75	尼可吗啡	Nicomorphine
28	地索吗啡	Desomorphine	76	诺美沙朵	Noracymethadol
29	右吗拉胺	Dextromoramide	77	去甲左啡诺	Norlevorphanol
30	地恩丙胺	Diampromide	78	去甲美沙酮	Normethadone
31	二乙噻丁	Diethylthiambutene	79	去甲吗啡	Normorphine
32	地芬诺辛	Difenoxin	80	诺匹哌酮	Norpipanone
33	二氢埃托啡*	Dihydroetorphine	81	阿片*	Opium
34	双氢吗啡	Dihydromorphine	82	羟考酮*	Oxycodone
35	地美沙朵	Dimenoxadol	83	羟吗啡酮	Oxymorphone
36	地美庚醇	Dimepheptanol	84	对氟芬太尼	Parafluorofentanyl
37	二甲噻丁	Dimethylthiambutene	85	1-苯乙基-4-苯基-4-哌啶乙酸酯	PEPAP
38	吗苯丁酯	Dioxaphetyl butyrate			
39	地芬诺酯*	Diphenoxylate	86	哌替啶*	Pethidine
40	地匹哌酮	Dipipanone	87	哌替啶中间体A	Pethidine intermediate A
41	羟蒂巴酚	Drotebanol	88	哌替啶中间体B	Pethidine intermediate B
42	芽子碱	Ecgonine	89	哌替啶中间体C	Pethidine intermediate C
43	乙甲噻丁	Ethylmethylthiambutene	90	苯吗庚酮	Phenadoxone
44	依托尼秦	Etonitazene	91	非那丙胺	Phenampromide
45	埃托啡	Etorphine	92	非那佐辛	Phenazocine
46	依托利定	Etoxeridine	93	非诺啡烷	Phenomorphan
47	芬太尼*	Fentanyl	94	苯哌利定	Phenoperidine
48	呋替啶	Furethidine	95	匹米诺定	Piminodine
49	海洛因	Heroin	96	哌腈米特	Piritramide

序号	中 文 名	英 文 名	序号	中 文 名	英 文 名
97	罂粟壳*	Poppy Shell	112	可待因*	Codeine
98	普罗庚嗪	Proheptazine	113	复方樟脑酊*	Compound Camphor Tincture
99	丙哌利定	Properidine			
100	消旋甲啡烷	Racemethorphan	114	右丙氧芬*	Dextropropoxyphene
101	消旋吗拉胺	Racemoramide	115	双氢可待因*	Dihydrocodeine
102	消旋啡烷	Racemorphan	116	乙基吗啡*	Ethylmorphine
103	瑞芬太尼*	Remifentanil	117	尼可待因	Nicocodine
104	舒芬太尼*	Sufentanil	118	尼二氢可待因	Nicodicodine
105	醋氢可酮	Thebacon	119	去甲可待因	Norcodeine
106	蒂巴因*	Thebaine	120	福尔可定*	Pholcodine
107	硫代芬太尼	Thiofentanyl	121	丙吡兰	Propiram
108	替利定	Tilidine	122	阿桔片*	Compound Platycodon Tablets
109	三甲利定	Trimeperidine			
110	醋氢可待因	Acetyldihydrocodeine	123	吗啡阿托品注射液*	Morphine and Atropine Sulfate Injection
111	布桂嗪*	Bucinnazine			

注：1. 上述品种包括其可能存在的盐和单方制剂。

　　2. 上述品种包括其可能存在的化学异构体及酯、醚。

　　3. 品种目录有*的麻醉药品为我国生产及使用的品种。

神药品。其中第一类精神药品比第二类精神药品更易产生依赖性，其毒性和成瘾性更强，因此对其管理更加严格。

　　2007 年版《精神药品品种目录》（表 8-2）中精神药品共 132 种。其中，一类精神药品有 53 种，我国生产和使用的共有氯胺酮、三唑仑等 7 种；二类精神药品有 79 种，我国生产和使用的有咖啡因、阿普唑仑、曲马多等 33 种。

表 8-2　精神药品品种目录

序号	中文名	英文名	序号	中文名	英文名
		第一类			第一类
1	布苯丙胺	Brolamfetamine（DOB）	23	二甲氧基甲苯异丙胺	STP,DOM
2	卡西酮	Cathinone			
3	二乙基色胺	DET	24	替苯丙胺	Tenamfetamine(MDA)
4	二甲氧基安非他明	2,5-dimethoxyamfetamine(DMA)	25	替诺环定	Tenocyclidine
5	（1,2-二甲基庚基）羟基四氢甲基二苯吡喃	DMHP	26	四氢大麻酚（包括其同分异构物及其立体化学变体）	Tetrahydrocannabinol
6	二甲基色胺	DMT	27	三甲氧基安非他明	TMA
7	二甲氧基乙基安非他明	DOET	28	4-甲基硫基安非他明	4-methylthioamfetamine
8	乙环利定	Eticyclidine	29	苯丙胺	Amfetamine
9	乙色胺	Etryptamine	30	安非拉酮	Amfepramone
10	麦角二乙胺	（＋）-Lysergide	31	安咪奈丁	Aamineptine
11	二亚甲基双氧安非他明	MDMA	32	2,5-二甲氧基-4-溴苯乙胺	4-bromo-2,5-dimethoxyphenethylamine(2-CB)
12	麦司卡林	Mescaline	33	丁丙诺啡*	Buprenorphine
13	甲卡西酮	Methcathinone	34	右苯丙胺	Dexamfetamine
14	甲米雷司	4-methylaminorex	35	二甲基安非他明	Dimethylamfetamine
15	甲羟芬胺	MMDA	36	芬乙茶碱	Fenetylline
16	乙芬胺	N-ethyl,MDA	37	γ-羟丁酸*	γ-hydroxybutyrate(GHB)
17	羟芬胺	N-hydroxy,MDA	38	氯胺酮*	Ketamine
18	六氢大麻酚	Parahexyl	39	左苯丙胺	Levamfetamine
19	副甲氧基安非他明	Parametoxyamfetamine(PMA)	40	左甲苯丙胺	Levomethamfetamine
20	赛洛新	Psilocine	41	马吲哚*	Mazindol
21	赛洛西宾	Psilocybine	42	甲氯喹酮	Mecloqualone
22	咯环利定	Rolicyclidine			

续表

序号	中文名	英文名	序号	中文名	英文名
	第一类			第二类	
43	去氧麻黄碱	Metamfetamine	86	地西泮*	Diazepam
44	去氧麻黄碱外消旋体	Metamfetamine Racemate	87	艾司唑仑*	Estazolam
			88	乙氯维诺	Ethchlorvynol
45	甲喹酮	Methaqualone	89	炔己蚁胺	Ethinamate
46	哌醋甲酯*	Methylphenidate	90	氯氟卓乙酯*	Ethyl Loflazepate
47	莫达非尼	Modafinil	91	乙非他明	Etilamfetamine
48	苯环利定	Phencyclidine	92	芬坎法明	Fencamfamin
49	芬美曲秦	Phenmetrazine	93	芬普雷司	Fenproporex
50	司可巴比妥*	Secobarbital	94	氟地西泮	Fludiazepam
51	δ-9-四氢大麻酚及其立体化学变体	Delta-9-tetrahydrocannabinol and its stereochemical variants	95	氟西泮*	Flurazepam
			96	哈拉西泮	Halazepam
52	三唑仑*	Triazolam	97	卤沙唑仑	Haloxazolam
53	齐培丙醇	Zipeprol	98	凯他唑仑	Ketazolam
	第二类		99	利非他明	Lefetamine
54	异戊巴比妥*	Amobarbital	100	氯普唑仑	Loprazolam
55	布他比妥	Butalbital	101	劳拉西泮*	Lorazepam
56	布托啡诺及其注射剂*	Butorphanol and its injection	102	氯甲西泮	Lormetazepam
			103	美达西泮	Medazepam
57	咖啡因*	Caffeine	104	美芬雷司	Mefenorex
58	安钠咖*	Caffeine Sodium Benzoate(CNB)	105	甲丙氨酯*	Meprobamate
59	去甲伪麻黄碱*	Cathine	106	美索卡	Mesocarb
60	环己巴比妥	Cyclobarbital	107	甲苯巴比妥	Methylphenobarbital
61	地佐辛及其注射剂*	Dezocine and its injection	108	甲乙哌酮	Methyprylon
			109	咪达唑仑*	Midazolam
62	右旋芬氟拉明	Dexfenfluramine	110	纳布啡及其注射剂*	Nalbuphine and its injection
63	芬氟拉明*	Fenfluramine			
64	氟硝西泮	Flunitrazepam	111	尼美西泮	Nimetazepam
65	格鲁米特*	Glutethimide	112	硝西泮*	Nitrazepam
66	呋芬雷司	Furfennorex	113	去甲西泮	Nordazepam
67	喷他佐辛*	Pentazocine	114	奥沙西泮*	Oxazepam
68	戊巴比妥*	Pentobarbital	115	奥沙唑仑	Oxazolam
69	丙己君	Propylhexedrine	116	氨酚氢可酮片*	Paracetamol and Hydrocodone Bitartrate Tablets
70	阿洛巴比妥	Allobarbital			
71	阿普唑仑*	Alprazolam	117	匹莫林*	Pemoline
72	阿米雷司	Aminorex	118	苯甲曲秦	Phendimetrazine
73	巴比妥*	Barbital	119	苯巴比妥*	Phenobarbital
74	苄非他明	Benzfetamine	120	芬特明	Phentermine
75	溴西泮*	Bromazepam	121	匹那西泮	Pinazepam
76	溴替唑仑	Brotizolam	122	哌苯甲醇	Pipradrol
77	丁巴比妥	Butobarbital	123	普拉西泮	Prazepam
78	卡马西泮	Camazepam	124	吡咯戊酮	Pyrovalerone
79	氯氮卓*	Chlordiazepoxide	125	仲丁比妥	Secbutabarbital
80	氯巴占	Clobazam	126	替马西泮*	Temazepam
81	氯硝西泮*	Clonazepam	127	四氢西泮	Tetrazepam
82	氯拉䓬酸	Clorazepate	128	曲马多*	Tramadol
83	氯噻西泮	Clotiazepam	129	乙烯比妥	Vinylbital
84	氯瘦唑仑	Cloxazolam	130	唑吡坦*	Zolpiden
85	地洛西泮	Delorazepam	131	扎来普隆*	Zaleplone
			132	麦角胺咖啡因片*	Ergotamine and Caffeine Tablets

注：1. 上述品种包括其可能存在的盐和单方制剂（除非另有规定）。

2. 上述品种包括其可能存在的化学异构体及酯、醚（除非另有规定）。

3. 品种目录有*的精神药品为我国生产及使用的品种。

三、麻醉药品和精神药品的管理

为加强麻醉药品和精神药品的管理，保证麻醉药品和精神药品的合法、安全、合理使用，防止流入非法渠道，根据《药品管理法》和其他有关法律的规定，2005年7月26日国务院通过了《麻醉药品和精神药品管理条例》（以下简称《条例》），自2005年11月1日起施行。《条例》对麻醉药品药用原植物的种植，麻醉药品和精神药品的实验研究、生产、经营、使用、储存、运输等活动以及监督管理作出了相应规定。国家对麻醉药品药用原植物以及麻醉药品和精神药品实行管制。除《条例》另有规定的外，任何单位、个人不得进行麻醉药品药用原植物的种植以及麻醉药品和精神药品的实验研究、生产、经营、使用、储存、运输等活动。同时为了更加明确进行特殊管理的麻醉药品和精神药品的含义，《条例》规定麻醉药品和精神药品，"是指列入麻醉药品目录、精神药品目录（以下称目录）的药品和其他物质。精神药品分为第一类精神药品和第二类精神药品"。

（一）麻醉药品和精神药品的管理机构及职责

《条例》规定，国家食品药品监督管理部门负责全国麻醉药品和精神药品的监督管理工作，并会同国务院农业主管部门对麻醉药品药用原植物实施监督管理。国务院公安部门负责对造成麻醉药品药用原植物、麻醉药品和精神药品流入非法渠道的行为进行查处。国务院其他有关主管部门在各自的职责范围内负责与麻醉药品和精神药品有关的管理工作。

省、自治区、直辖市人民政府药品监督管理部门负责本行政区域内麻醉药品和精神药品的监督管理工作。县级以上地方公安机关负责对本行政区域内造成麻醉药品和精神药品流入非法渠道的行为进行查处。县级以上地方人民政府其他有关主管部门在各自的职责范围内负责与麻醉药品和精神药品有关的管理工作。

在各级管理机构严格履行监督管理的同时，麻醉药品和精神药品生产、经营企业和使用单位可以依法参加行业协会。行业协会应当加强行业自律管理。

（二）麻醉药品和精神药品的种植、实验研究和生产管理

国家根据麻醉药品和精神药品的医疗、国家储备和企业生产所需原料的需要确定需求总量，对麻醉药品药用原植物的种植，麻醉药品和精神药品的生产实行总量控制。

1. 麻醉药品药用原植物的种植管理

国家食品药品监督管理部门和国务院农业主管部门根据麻醉药品年度生产计划（国家食品药品监督管理部门根据麻醉药品和精神药品的需求总量制定），制定麻醉药品药用原植物年度种植计划。麻醉药品药用原植物种植企业应当根据年度种植计划，种植麻醉药品药用原植物。而且麻醉药品药用原植物种植企业应当向国家食品药品监督管理部门和国务院农业主管部门定期报告种植情况。除了国家食品药品监督管理部门和国务院农业主管部门共同确定的麻醉药品药用原植物种植企业外，其他单位和个人不得种植麻醉药品药用原植物。

2. 麻醉药品和精神药品的实验研究管理

欲开展麻醉药品和精神药品实验研究活动的单位，必须经国家食品药品监督管理部门批准才可进行。并应当具备下列条件：

1）以医疗、科学研究或者教学为目的；

2）有保证实验所需麻醉药品和精神药品安全的措施和管理制度；

3）单位及其工作人员2年内没有违反有关禁毒的法律、行政法规规定的行为。

麻醉药品和精神药品的实验研究单位申请相关药品批准证明文件，应当依照药品管理法的规定办理；未经国家食品药品监督管理部门批准研究成果不得转让。

药品研究单位在普通药品的实验研究过程中，产生《条例》规定的管制品种的，应当立

即停止实验研究活动，并向国家食品药品监督管理部门报告。国家食品药品监督管理部门应当根据情况，及时作出是否同意其继续实验研究的决定。

麻醉药品和第一类精神药品的临床试验，不得以健康人为受试对象。

3. 麻醉药品和精神药品的生产管理

（1）生产制度及企业审批　国家对麻醉药品和精神药品实行定点生产制度。国家食品药品监督管理部门应当根据麻醉药品和精神药品的需求总量，确定麻醉药品和精神药品定点生产企业的数量和布局，并根据年度需求总量对数量和布局进行调整、公布。

定点生产企业应当具备下列条件：

1）有药品生产许可证；

2）有麻醉药品和精神药品实验研究批准文件；

3）有符合规定的麻醉药品和精神药品生产设施、储存条件和相应的安全管理设施；

4）有通过网络实施企业安全生产管理和向药品监督管理部门报告生产信息的能力；

5）有保证麻醉药品和精神药品安全生产的管理制度；

6）有与麻醉药品和精神药品安全生产要求相适应的管理水平和经营规模；

7）麻醉药品和精神药品生产管理、质量管理部门的人员应当熟悉麻醉药品和精神药品管理以及有关禁毒的法律、行政法规；

8）没有生产、销售假药、劣药或者违反有关禁毒的法律、行政法规规定的行为；

9）符合国家食品药品监督管理部门公布的麻醉药品和精神药品定点生产企业数量和布局的要求。

从事麻醉药品、第一类精神药品生产以及第二类精神药品原料药生产的企业，应当经所在地省、自治区、直辖市人民政府药品监督管理部门初步审查，由国家食品药品监督管理部门批准；从事第二类精神药品制剂生产的企业，应当经所在地省、自治区、直辖市人民政府药品监督管理部门批准。

（2）生产及销售管理　定点生产企业生产麻醉药品和精神药品，应当依照药品管理法的规定取得药品批准文号。未取得药品批准文号的，不得生产麻醉药品和精神药品。

如果发生重大突发事件，定点生产企业无法正常生产或者不能保证供应麻醉药品和精神药品时，国家食品药品监督管理部门可以决定其他药品生产企业生产麻醉药品和精神药品。重大突发事件结束后，国家食品药品监督管理部门应当及时决定前款规定的企业停止麻醉药品和精神药品的生产。

定点生产企业应当严格按照麻醉药品和精神药品年度生产计划安排生产，并依照规定向所在地省、自治区、直辖市人民政府药品监督管理部门报告生产情况。并且只能将麻醉药品和精神药品销售给具有麻醉药品和精神药品经营资格的企业或者依照《条例》规定批准的其他单位。

麻醉药品和精神药品的标签应当印有国家食品药品监督管理部门规定的标志。

（三）麻醉药品和精神药品的经营管理

1. 经营制度和企业审批

国家对麻醉药品和精神药品实行定点经营制度。国家食品药品监督管理部门应当根据麻醉药品和第一类精神药品的需求总量，确定麻醉药品和第一类精神药品的定点批发企业布局，并应当根据年度需求总量对布局进行调整、公布。

药品经营企业不得经营麻醉药品原料药和第一类精神药品原料药。但是，供医疗、科学研究、教学使用的小包装的上述药品可以由国家食品药品监督管理部门规定的药品批发企业经营。

麻醉药品和精神药品定点批发企业除应当具备药品管理法第十五条规定的药品经营企业的开办条件外，还应当具备下列条件：

1）有符合《条例》规定的麻醉药品和精神药品储存条件；

2）有通过网络实施企业安全管理和向药品监督管理部门报告经营信息的能力；

3）单位及其工作人员2年内没有违反有关禁毒的法律、行政法规规定的行为；

4）符合国家食品药品监督管理部门公布的定点批发企业布局。

麻醉药品和第一类精神药品的定点批发企业，还应当具有保证供应责任区域内医疗机构所需麻醉药品和第一类精神药品的能力，并具有保证麻醉药品和第一类精神药品安全经营的管理制度。

2. 销售管理

（1）销售范围　经国家食品药品监督管理部门批准的跨省、自治区、直辖市从事麻醉药品和第一类精神药品批发业务的企业（以下称全国性批发企业），可以向区域性批发企业，或者经批准可以向取得麻醉药品和第一类精神药品使用资格的医疗机构（应当经医疗机构所在地省、自治区、直辖市人民政府药品监督管理部门批准）以及依照《条例》规定批准的其他单位销售麻醉药品和第一类精神药品。国家食品药品监督管理部门在批准全国性批发企业时，应当明确其所承担供药责任的区域。

经所在地省、自治区、直辖市人民政府药品监督管理部门批准的在本省、自治区、直辖市行政区域内从事麻醉药品和第一类精神药品批发业务的企业（以下称区域性批发企业），可以向本省、自治区、直辖市行政区域内取得麻醉药品和第一类精神药品使用资格的医疗机构销售麻醉药品和第一类精神药品；由于特殊地理位置的原因，需要就近向其他省、自治区、直辖市行政区域内取得麻醉药品和第一类精神药品使用资格的医疗机构销售的，应当经国家食品药品监督管理部门批准。省、自治区、直辖市人民政府药品监督管理部门在批准区域性批发企业时，应当明确其所承担供药责任的区域。

区域性批发企业之间因医疗急需、运输困难等特殊情况需要调剂麻醉药品和第一类精神药品的，应当在调剂后2日内将调剂情况分别报所在地省、自治区、直辖市人民政府药品监督管理部门备案。

经所在地省、自治区、直辖市人民政府药品监督管理部门批准的专门从事第二类精神药品批发业务的企业，以及全国性批发企业和区域性批发企业均可以从事第二类精神药品批发业务。

（2）购进管理　全国性批发企业应当从定点生产企业购进麻醉药品和第一类精神药品。区域性批发企业可以从全国性批发企业购进麻醉药品和第一类精神药品；经所在地省、自治区、直辖市人民政府药品监督管理部门批准，也可以从定点生产企业购进麻醉药品和第一类精神药品。

（3）销售规定　①全国性批发企业和区域性批发企业向医疗机构销售麻醉药品和第一类精神药品，应当将药品送至医疗机构。医疗机构不得自行提货。②第二类精神药品定点批发企业可以向医疗机构、定点批发企业和经所在地设区的市级药品监督管理部门批准，实行统一进货、统一配送、统一管理的药品零售连锁企业以及依照《条例》规定批准的其他单位销售第二类精神药品。③麻醉药品和第一类精神药品不得零售。除个人合法购买麻醉药品和精神药品外禁止使用现金进行麻醉药品和精神药品交易。④第二类精神药品零售企业应当凭执业医师出具的处方，按规定剂量销售第二类精神药品，并将处方保存2年备查；禁止超剂量或者无处方销售第二类精神药品；不得向未成年人销售第二类精神药品。⑤麻醉药品和精神药品实行政府定价，在制定出厂和批发价格的基础上，逐步实行全国统一零售价格。具体办法由国务院价格主管部门制定。

（四）麻醉药品和精神药品的使用管理

1. 麻醉药品和精神药品的购进管理

1) 药品生产企业需要以麻醉药品和第一类精神药品为原料生产普通药品的，应当向所在地省、自治区、直辖市人民政府药品监督管理部门报送年度需求计划，由省、自治区、直辖市人民政府药品监督管理部门汇总报国家食品药品监督管理部门批准后，向定点生产企业购买。药品生产企业需要以第二类精神药品为原料生产普通药品的，应当将年度需求计划报所在地省、自治区、直辖市人民政府药品监督管理部门，并向定点批发企业或者定点生产企业购买。

2) 食品、食品添加剂、化妆品、油漆等非药品生产企业需要使用咖啡因作为原料的，应当经所在地省、自治区、直辖市人民政府药品监督管理部门批准，向定点批发企业或者定点生产企业购买。

3) 科学研究、教学单位需要使用麻醉药品和精神药品开展实验、教学活动的，应当经所在地省、自治区、直辖市人民政府药品监督管理部门批准，向定点批发企业或者定点生产企业购买。需要使用麻醉药品和精神药品的标准品、对照品的，应当经所在地省、自治区、直辖市人民政府药品监督管理部门批准，向国家食品药品监督管理部门批准的单位购买。

4) 医疗机构需要使用麻醉药品和第一类精神药品的，应当经所在地设区的市级人民政府卫生主管部门批准，取得麻醉药品、第一类精神药品购用印鉴卡（以下称印鉴卡）。医疗机构应当凭印鉴卡向本省、自治区、直辖市行政区域内的定点批发企业购买麻醉药品和第一类精神药品。

医疗机构取得印鉴卡应当具备的条件：①有专职的麻醉药品和第一类精神药品管理人员；②有获得麻醉药品和第一类精神药品处方资格的执业医师；③有保证麻醉药品和第一类精神药品安全储存的设施和管理制度。

设区的市级人民政府卫生主管部门发给医疗机构印鉴卡时，应当将取得印鉴卡的医疗机构情况抄送所在地设区的市级药品监督管理部门，并报省、自治区、直辖市人民政府卫生主管部门备案。省、自治区、直辖市人民政府卫生主管部门应当将取得印鉴卡的医疗机构名单向本行政区域内的定点批发企业通报。

2. 麻醉药品和精神药品的使用管理

（1）医疗机构使用麻醉药品和精神药品时应遵守的规定　医疗机构应当按照国务院卫生主管部门的规定，对本单位执业医师进行有关麻醉药品和精神药品使用知识的培训、考核，经考核合格的，授予麻醉药品和第一类精神药品处方资格。并将具有资格的执业医师名单及其变更情况，定期报送所在地设区的市级人民政府卫生主管部门，并抄送同级药品监督管理部门。

由本单位执业医师开具的麻醉药品和精神药品处方必须由医疗机构进行专册登记并保存。其中麻醉药品处方至少保存 3 年，精神药品处方至少保存 2 年。

医疗机构抢救病人急需麻醉药品和第一类精神药品而本医疗机构无法提供时，可以从其他医疗机构或者定点批发企业紧急借用；抢救工作结束后，应当及时将借用情况报所在地设区的市级药品监督管理部门和卫生主管部门备案。

在遇到临床需要而市场无供应的麻醉药品和精神药品的情况时，持有"医疗机构制剂许可证"和"印鉴卡"的医疗机构经所在地省、自治区、直辖市人民政府药品监督管理部门批准后方可自行配制，并且只能在本医疗机构使用，不得对外销售。

（2）执业医师使用麻醉药品和精神药品时应遵守的规定　只有取得麻醉药品和第一类精神药品处方资格的执业医师，可以在本医疗机构用专用处方为他人开具麻醉药品和第一类精神药品。在临床应用指导原则下，执业医师应当尽量满足确需麻醉药品或者第一类精神药品的患者的合理用药需求，但是单张处方的最大用量应当符合国务院卫生主管部门的规定。如麻醉药品、第一类精神药品注射剂处方为一次用量；其他剂型处方不得超过 3 日用量；控缓释剂处方不得超过 7 日用量。第二类精神药品处方一般不超过 7 日用量。

对麻醉药品和第一类精神药品处方，处方的调配人、核对人应当仔细核对，签署姓名，并予以登记；对不符合《条例》规定的，处方的调配人、核对人应当拒绝发药。

（3）其他相关规定　因治疗疾病需要，个人凭医疗机构出具的医疗诊断书、本人身份证明，可以携带单张处方最大用量以内的麻醉药品和第一类精神药品；携带麻醉药品和第一类精神药品出入境的，由海关根据自用、合理的原则放行。

医务人员为了医疗需要携带少量麻醉药品和精神药品出入境的，海关可凭省级以上人民政府药品监督管理部门发放的携带麻醉药品和精神药品证明放行。

医疗机构、戒毒机构以开展戒毒治疗为目的，可以使用美沙酮或者国家确定的其他用于戒毒治疗的麻醉药品和精神药品。具体管理办法由国务院药品监督管理部门、国务院公安部门和国家食品卫生主管部门制定。

（五）麻醉药品和精神药品的储存管理

麻醉药品药用原植物种植企业、定点生产企业、全国性批发企业和区域性批发企业以及国家设立的麻醉药品储存单位，应当设置储存麻醉药品和第一类精神药品的专库。该专库应当符合要求：①安装专用防盗门，实行双人双锁管理；②具有相应的防火设施；③具有监控设施和报警装置，报警装置应当与公安机关报警系统联网。

麻醉药品定点生产企业应当将麻醉药品原料药和制剂分别存放。

麻醉药品和第一类精神药品的使用单位应当设立专库或者专柜储存麻醉药品和第一类精神药品。专库应当设有防盗设施并安装报警装置；专柜应当使用保险柜。专库和专柜应当实行双人双锁管理。

麻醉药品药用原植物种植企业、定点生产企业、全国性批发企业和区域性批发企业、国家设立的麻醉药品储存单位以及麻醉药品和第一类精神药品的使用单位，应当配备专人负责管理工作，并建立储存麻醉药品和第一类精神药品的专用账册。药品入库双人验收，出库双人复核，做到账物相符。专用账册的保存期限应当自药品有效期期满之日起不少于 5 年。

第二类精神药品经营企业应当在药品库房中设立独立的专库或者专柜储存第二类精神药品，并建立专用账册，实行专人管理。专用账册的保存期限应当自药品有效期期满之日起不少于 5 年。

（六）麻醉药品和精神药品的运输管理

托运、承运和自行运输麻醉药品和精神药品的，应当采取安全保障措施，防止麻醉药品和精神药品在运输过程中被盗、被抢、丢失。

通过铁路运输麻醉药品和第一类精神药品的，应当使用集装箱或者铁路行李车运输，具体办法由国家食品药品监督管理部门会同国务院铁路主管部门制定。需要通过公路或者水路运输麻醉药品和第一类精神药品的，应当由专人负责押运。

托运或者自行运输麻醉药品和第一类精神药品的单位，应当向所在地省、自治区、直辖市人民政府药品监督管理部门申请领取运输证明，并由专人保管，不得涂改、转让、转借。

运输证明有效期为1年。

托运人办理麻醉药品和第一类精神药品运输手续，应当将运输证明副本交付承运人。承运人应当查验、收存运输证明副本，并检查货物包装。承运人在运输过程中应当携带运输证明副本，以备查验。

需要邮寄的麻醉药品和精神药品，寄件人应当向省、自治区、直辖市邮政主管部门指定符合安全保障条件的邮政营业机构提交所在地省、自治区、直辖市人民政府药品监督管理部门出具的准予邮寄证明。邮政营业机构应当查验、收存准予邮寄证明，并有权对收寄的麻醉药品和精神药品予以查验。

定点生产企业、全国性批发企业和区域性批发企业之间运输麻醉药品、第一类精神药品，发货人在发货前应当向所在地省、自治区、直辖市人民政府药品监督管理部门报送本次运输的相关信息。属于跨省、自治区、直辖市运输的，收到信息的药品监督管理部门应当向收货人所在地的同级药品监督管理部门通报；属于在本省、自治区、直辖市行政区域内运输的，收到信息的药品监督管理部门应当向收货人所在地设区的市级药品监督管理部门通报。

（七）麻醉药品和精神药品的监督管理

1）在确定定点生产企业和定点批发企业时，审批部门应当在经审查符合条件的企业中，根据布局的要求，通过公平竞争的方式初步确定定点生产企业和定点批发企业，并予公布。其他符合条件的企业可以自公布之日起10日内向审批部门提出异议。审批部门应当自收到异议之日起20日内对异议进行审查，并作出是否调整的决定。

2）药品监督管理部门应当根据规定的职责权限，对麻醉药品药用原植物的种植以及麻醉药品和精神药品的实验研究、生产、经营、使用、储存、运输活动进行监督检查。

省级以上人民政府药品监督管理部门根据实际情况建立监控信息网络，对定点生产企业、定点批发企业和使用单位的麻醉药品和精神药品生产、进货、销售、库存、使用的数量以及流向实行实时监控，并与同级公安机关做到信息共享。

尚未连接监控信息网络的麻醉药品和精神药品定点生产企业、定点批发企业和使用单位，应当每月通过电子信息、传真、书面等方式，将本单位麻醉药品和精神药品生产、进货、销售、库存、使用的数量以及流向，报所在地设区的市级药品监督管理部门和公安机关；市级药品监督管理部门应当每3个月向上一级药品监督管理部门报告本地区麻醉药品和精神药品的相关情况。医疗机构还应当报所在地设区的市级人民政府卫生主管部门。

3）对已经发生滥用，造成严重社会危害的麻醉药品和精神药品品种，国家食品药品监督管理部门应当采取在一定期限内中止生产、经营、使用或者限定其使用范围和用途等措施。对不再作为药品使用的麻醉药品和精神药品，国家食品药品监督管理部门应当撤销其药品批准文号和药品标准，并予以公布。

药品监督管理部门、卫生主管部门发现生产、经营企业和使用单位的麻醉药品和精神药品管理存在安全隐患时，应当责令其立即排除或者限期排除；对有证据证明可能流入非法渠道的，应当及时采取查封、扣押的行政强制措施，在7日内作出行政处理决定，并通报同级公安机关。

药品监督管理部门发现取得印鉴卡的医疗机构未依照规定购买麻醉药品和第一类精神药品时，应当及时通报同级卫生主管部门。接到通报的卫生主管部门应当立即调查处理。必要时，药品监督管理部门可以责令定点批发企业中止向该医疗机构销售麻醉药品和第一类精神药品。

4）麻醉药品和精神药品的生产、经营企业和使用单位对过期、损坏的麻醉药品和精神药品应当登记造册，并向所在地县级药品监督管理部门申请销毁。药品监督管理部门应当自接到申请之日起 5 日内到场监督销毁。医疗机构对存放在本单位的过期、损坏麻醉药品和精神药品，应当按照规定的程序向卫生主管部门提出申请，由卫生主管部门负责监督销毁。

对依法收缴的麻醉药品和精神药品，除经国家食品药品监督管理部门或者国务院公安部门批准用于科学研究外，应当依照国家有关规定予以销毁。

县级以上人民政府卫生主管部门应当对执业医师开具麻醉药品和精神药品处方的情况进行监督检查。

5）药品监督管理部门、卫生主管部门和公安机关应当互相通报麻醉药品和精神药品生产、经营企业和使用单位的名单以及其他管理信息。

6）各级药品监督管理部门应当将在麻醉药品药用原植物的种植以及麻醉药品和精神药品的实验研究、生产、经营、使用、储存、运输等各环节的管理中的审批、撤销等事项通报同级公安机关。

麻醉药品和精神药品的经营企业、使用单位报送各级药品监督管理部门的备案事项，应当同时报送同级公安机关。

7）发生麻醉药品和精神药品被盗、被抢、丢失或者其他流入非法渠道的情形，案发单位应当立即采取必要的控制措施，同时报告所在地县级公安机关和药品监督管理部门。医疗机构发生上述情形的，还应当报告其主管部门。

公安机关接到报告、举报，或者有证据证明麻醉药品和精神药品可能流入非法渠道时，应当及时开展调查，并可以对相关单位采取必要的控制措施。

药品监督管理部门、卫生主管部门以及其他有关部门应当配合公安机关开展工作。

（八）违反《麻醉药品和精神药品管理条例》的法律责任

1）药品监督管理部门、卫生主管部门违反《条例》的规定，有下列情形之一的，由其上级行政机关或者监察机关责令改正；情节严重的，对直接负责的主管人员和其他直接责任人员依法给予行政处分；构成犯罪的，依法追究刑事责任：

① 对不符合条件的申请人准予行政许可或者超越法定职权作出准予行政许可决定的；

② 未到场监督销毁过期、损坏的麻醉药品和精神药品的；

③ 未依法履行监督检查职责，应当发现而未发现违法行为、发现违法行为不及时查处，或者未依照《条例》规定的程序实施监督检查的；

④ 违反《条例》规定的其他失职、渎职行为。

2）麻醉药品药用原植物种植企业违反《条例》的规定，有下列情形之一的，由药品监督管理部门责令限期改正，给予警告；逾期不改正的，处 5 万元以上 10 万元以下的罚款；情节严重的，取消其种植资格：

① 未依照麻醉药品药用原植物年度种植计划进行种植的；

② 未依照规定报告种植情况的；

③ 未依照规定储存麻醉药品的。

3）定点生产企业违反《条例》的规定，有下列情形之一的，由药品监督管理部门责令限期改正，给予警告，并没收违法所得和违法销售的药品；逾期不改正的，责令停产，并处 5 万元以上 10 万元以下的罚款；情节严重的，取消其定点生产资格：

① 未按照麻醉药品和精神药品年度生产计划安排生产的；

② 未依照规定向药品监督管理部门报告生产情况的；

③ 未依照规定储存麻醉药品和精神药品，或者未依照规定建立、保存专用账册的；

④ 未依照规定销售麻醉药品和精神药品的；

⑤ 未依照规定销毁麻醉药品和精神药品的。

4）定点批发企业违反《条例》的规定销售麻醉药品和精神药品，或者违反《条例》的规定经营麻醉药品原料药和第一类精神药品原料药的，由药品监督管理部门责令限期改正，给予警告，并没收违法所得和违法销售的药品；逾期不改正的，责令停业，并处违法销售药品货值金额 2 倍以上 5 倍以下的罚款；情节严重的，取消其定点批发资格。

定点批发企业违反《条例》的规定，有下列情形之一的，由药品监督管理部门责令限期改正，给予警告；逾期不改正的，责令停业，并处 2 万元以上 5 万元以下的罚款；情节严重的，取消其定点批发资格：

① 未依照规定购进麻醉药品和第一类精神药品的；

② 未保证供药责任区域内的麻醉药品和第一类精神药品的供应的；

③ 未对医疗机构履行送货义务的；

④ 未依照规定报告麻醉药品和精神药品的进货、销售、库存数量以及流向的；

⑤ 未依照规定储存麻醉药品和精神药品，或者未依照规定建立、保存专用账册的；

⑥ 未依照规定销毁麻醉药品和精神药品的；

⑦ 区域性批发企业之间违反《条例》的规定调剂麻醉药品和第一类精神药品，或者因特殊情况调剂麻醉药品和第一类精神药品后未依照规定备案的。

5）第二类精神药品零售企业违反《条例》的规定储存、销售或者销毁第二类精神药品的，由药品监督管理部门责令限期改正，给予警告，并没收违法所得和违法销售的药品；逾期不改正的，责令停业，并处 5000 元以上 2 万元以下的罚款；情节严重的，取消其第二类精神药品零售资格。

6）药品生产企业，食品、食品添加剂、化妆品、油漆等非药品生产企业，科学研究、教学单位违反《条例》的规定，购买麻醉药品和精神药品的，由药品监督管理部门没收违法购买的麻醉药品和精神药品，责令限期改正，给予警告；逾期不改正的，责令停产或者停止相关活动，并处 2 万元以上 5 万元以下的罚款。

7）取得印鉴卡的医疗机构违反《条例》的规定，有下列情形之一的，由设区的市级人民政府卫生主管部门责令限期改正，给予警告；逾期不改正的，处 5000 元以上 1 万元以下的罚款；情节严重的，吊销其印鉴卡；对直接负责的主管人员和其他直接责任人员，依法给予降级、撤职、开除的处分：

① 未依照规定购买、储存麻醉药品和第一类精神药品的；

② 未依照规定保存麻醉药品和精神药品专用处方，或者未依照规定进行处方专册登记的；

③ 未依照规定报告麻醉药品和精神药品的进货、库存、使用数量的；

④ 紧急借用麻醉药品和第一类精神药品后未备案的；

⑤ 未依照规定销毁麻醉药品和精神药品的。

8）具有麻醉药品和第一类精神药品处方资格的执业医师，违反《条例》的规定开具麻醉药品和第一类精神药品处方，或者未按照临床应用指导原则的要求使用麻醉药品和第一类精神药品的，由其所在医疗机构取消其麻醉药品和第一类精神药品处方资格；造成严重后果的，由原发证部门吊销其执业证书。执业医师未按照临床应用指导原则的要求使用第二类精神药品或者未使用专用处方开具第二类精神药品，造成严重后果的，由原发证部门吊销其执业证书。

未取得麻醉药品和第一类精神药品处方资格的执业医师擅自开具麻醉药品和第一类精神药品处方，由县级以上人民政府卫生主管部门给予警告，暂停其执业活动；造成严重后果的，吊销其执业证书；构成犯罪的，依法追究刑事责任。

处方的调配人、核对人违反《条例》的规定未对麻醉药品和第一类精神药品处方进行核对，造成严重后果的，由原发证部门吊销其执业证书。

9）违反《条例》的规定运输麻醉药品和精神药品的，由药品监督管理部门和运输管理部门依照各自职责，责令改正，给予警告，处 2 万元以上 5 万元以下的罚款。

收寄麻醉药品、精神药品的邮政营业机构未依照《条例》的规定办理邮寄手续的，由邮政主管部门责令改正，给予警告；造成麻醉药品、精神药品邮件丢失的，依照邮政法律、行政法规的规定处理。

10）提供虚假材料、隐瞒有关情况，或者采取其他欺骗手段取得麻醉药品和精神药品的实验研究、生产、经营、使用资格的，由原审批部门撤销其已取得的资格，5 年内不得提出有关麻醉药品和精神药品的申请；情节严重的，处 1 万元以上 3 万元以下的罚款，有药品生产许可证、药品经营许可证、医疗机构执业许可证的，依法吊销其许可证明文件。

11）药品研究单位在普通药品的实验研究和研制过程中，产生《条例》规定管制的麻醉药品和精神药品，未依照《条例》的规定报告的，由药品监督管理部门责令改正，给予警告，没收违法药品；拒不改正的，责令停止实验研究和研制活动。

12）药物临床试验机构以健康人为麻醉药品和第一类精神药品临床试验的受试对象的，由药品监督管理部门责令停止违法行为，给予警告；情节严重的，取消其药物临床试验机构的资格；构成犯罪的，依法追究刑事责任。对受试对象造成损害的，药物临床试验机构依法承担治疗和赔偿责任。

13）定点生产企业、定点批发企业和第二类精神药品零售企业生产、销售假劣麻醉药品和精神药品的，由药品监督管理部门取消其定点生产资格、定点批发资格或者第二类精神药品零售资格，并依照药品管理法的有关规定予以处罚。

14）定点生产企业、定点批发企业和其他单位使用现金进行麻醉药品和精神药品交易的，由药品监督管理部门责令改正，给予警告，没收违法交易的药品，并处 5 万元以上 10 万元以下的罚款。

15）发生麻醉药品和精神药品被盗、被抢、丢失案件的单位，违反《条例》的规定未采取必要的控制措施或者未依照《条例》的规定报告的，由药品监督管理部门和卫生主管部门依照各自职责，责令改正，给予警告；情节严重的，处 5000 元以上 1 万元以下的罚款；有上级主管部门的，由其上级主管部门对直接负责的主管人员和其他直接责任人员，依法给予降级、撤职的处分。

16）依法取得麻醉药品药用原植物种植或者麻醉药品和精神药品实验研究、生产、经营、使用、运输等资格的单位，倒卖、转让、出租、出借、涂改其麻醉药品和精神药品许可证明文件的，由原审批部门吊销相应许可证明文件，没收违法所得；情节严重的，处违法所得 2 倍以上 5 倍以下的罚款；没有违法所得的，处 2 万元以上 5 万元以下的罚款；构成犯罪的，依法追究刑事责任。

17）违反《条例》的规定，致使麻醉药品和精神药品流入非法渠道造成危害，构成犯罪的，依法追究刑事责任；尚不构成犯罪的，由县级以上公安机关处 5 万元以上 10 万元以下的罚款；有违法所得的，没收违法所得；情节严重的，处违法所得 2 倍以上 5 倍以下的罚款；由原发证部门吊销其药品生产、经营和使用许可证明文件。

四、麻醉药品和精神药品的管制和禁毒

麻醉药品和精神药品如果使用得当，可以造福人类，但是如果使用不当，便成为毒品，从而损害公共健康、引发社会问题。因此，国际社会为有效地管制麻醉药品和精神药品付出了不懈的努力。

（一）国际公约

一百多年来，通过合作国际社会已经签订了一系列国际公约来管制麻醉药品和精神药品，见表8-3。

表8-3　麻醉药品和精神药品管制国际公约

时间	公约名称	意义
1909年2月	万国禁毒会	第一次国际性的禁毒会议
1912年1月	《海牙禁止鸦片公约》	第一个国际禁毒公约
1924年12月	《关于熟鸦片的制造、国内贸易及使用的协定》	解决禁止贩运毒品问题
1925年2月	《国际鸦片公约》	
1931年7月	《限制制造及调节分配麻醉品公约》	
1931年11月	《远东管制吸食鸦片协定》	
1936年6月	《禁止非法买卖麻醉品公约》	第一次把非法制造、变造、提制、调制、持有、供给、兜售、分配、购买麻醉品等行为规定为国际犯罪，这是国际禁毒立法上的一项重大突破
1961年6月	《1961年麻醉品单一公约》	该公约不仅对过去的公约和协定进行了合并和修订，还把管制范围扩大到了天然麻醉品原料的种植等方面，并对有关刑事管辖权的问题做了规定
1971年2月	《1971年精神药物公约》	建议各国对精神药物实行管制
1972年3月	《修正1961年麻醉品单一公约的议定书》	
1988年	《联合国禁止非法贩运麻醉药品和精神药品公约》	对《1961年麻醉品单一公约》和《1971年精神药物公约》做了重要补充和发展
1990年	禁毒特别联大会议《政治宣言》、《全球行动纲领》	

（二）我国政府对麻醉药品和精神药品的管制

100多年前，鸦片被帝国主义列强强行输入到我国时，我国历史上第一次反对毒品的行动开始了，林则徐的"虎门销烟"开创了国际禁毒的先河。但是鸦片战争的最终失败，使中国经历了一段漫长的屈辱历程。新中国成立以后，中国历史上第二次大规模的禁毒运动取得了令世界瞩目的成就，中国一度被公认为"无毒国"。可是，近年来随着中国改革开放不断地深入，国际交流的增加，经济的快速增长，贩毒的暴利和吸毒时所谓的"快感"，使得毒品在我国境内快速蔓延开来，我国的禁毒形势相当严峻。近二十多年来，针对不断蔓延的毒品问题，中国加快了禁毒立法的步伐，制定颁布了一系列法律、法规，禁毒法制建设取得重大进展，见表8-4。

表8-4　近年我国对麻醉药品和精神药品的管制规定

时间	名称	时间	名称
1978年9月	《麻醉药品管理条例》	1987年11月	《麻醉药品管理办法》
1979年6月	《医疗用毒药、限制性剧药管理办法》	1988年11月	《医疗用毒性药品管理办法》
1979年7月	《中华人民共和国刑法》，专门规定了制造、贩卖、运输毒品罪及其刑罚	1988年12月	《精神药品管理办法》
		1990年12月	《关于禁毒的决定》
1981年8月	《关于重申严禁鸦片烟禁毒的通知》	1995年1月	《强制戒毒办法》
1982年7月	《关于禁绝鸦片烟毒问题的紧急指示》	1995年6月	《戒毒药品管理办法》
1984年9月	《中华人民共和国药品管理法》，其中第三十九条规定：国家对麻醉药品、精神药品实行特殊的管理办法	2008年6月	《中华人民共和国禁毒法》
		2010年2月	《药品类易制毒化学品管理条例》
		2011年5月	《中华人民共和国刑法》
1985年4月	《精神药品管理条例》（草案）		

第二节 医疗用毒性药品管理

为加强医疗用毒性药品的管理，防止中毒或死亡事故的发生，我国政府根据《中华人民共和国药品管理法》的规定制定了《医疗用毒性药品管理办法》（以下简称《办法》），此《办法》于 1988 年 11 月 15 日国务院第二十五次常务会议通过并发布实施。

一、医疗用毒性药品的定义

医疗用毒性药品（medicinal toxic drug）（以下简称"毒性药品"），系指毒性剧烈、治疗剂量与中毒剂量相近，使用不当会致人中毒或死亡的药品。

二、医疗用毒性药品的品种及分类

毒性药品的管理品种，由原卫生部会同国家医药管理局、国家中医药管理局规定分为中药和西药两大类。

（一）毒性中药品种（原药材和饮片）共 27 种

砒石（红砒、白砒）、砒霜、水银、生马钱子、生川乌、生草乌、生白附子、生附子、生半夏、生南星、生巴豆、斑蝥、青娘虫、红娘虫、生甘遂、生狼毒、生藤黄、生千金子、生天仙子、闹羊花、雪上一枝蒿、白降丹、蟾酥、洋金花、红粉、轻粉、雄黄。

（二）毒性西药品种（原料药）共 11 种

去乙酰毛花苷丙、阿托品、洋地黄毒苷、氢溴酸后马托品、三氧化二砷、毛果芸香碱、升汞、水杨酸毒扁豆碱、亚砷酸钾、氢溴酸东莨菪碱、士的宁。

注：士的宁、阿托品、毛果芸香碱等包括其盐类化合物。

三、医疗用毒性药品的管理

（一）医疗用毒性药品的生产管理

毒性药品年度生产、收购、供应和配制计划，由省、自治区、直辖市医药管理部门根据医疗需要制订，经省、自治区、直辖市卫生行政部门审核后，由医药管理部门下达给指定的毒性药品生产、收购、供应单位，并抄报卫生主管部门、国家医药管理局和国家中医药管理局。生产单位不得擅自改变生产计划，自行销售。

药厂必须由医药专业人员负责生产、配制和质量检验，并建立严格的管理制度，严防与其他药品混杂。每次配料，必须经二人以上复核无误，并详细记录每次生产所用原料和成品数，经手人要签字备查。所有工具、容器要处理干净，以防污染其他药品。标示量要准确无误，包装容器要有毒药标志。

凡加工炮制毒性中药，必须按照《中华人民共和国药典》或者省、自治区、直辖市卫生行政部门制定的《炮制规范》的规定进行。药材符合药用要求的，方可供应、配方和用于中成药生产。

生产毒性药品及其制剂，必须严格执行生产工艺操作规程，在本单位药品检验人员的监督下准确投料，并建立完整的生产记录，保存五年备查。

在生产毒性药品过程中产生的废弃物，必须妥善处理，不得污染环境。

（二）医疗用毒性药品的经营及运输管理

毒性药品的收购、经营，由各级医药管理部门指定的药品经营单位负责；配方用药由国营药店、医疗单位负责。其他任何单位或者个人均不得从事毒性药品的收购、经营和配方业务。

收购、经营、加工、使用毒性药品的单位必须建立健全的保管、验收、领发、核对等制度；严防收假、发错，严禁与其他药品混杂，做到划定仓间或仓位，专柜加锁并由专人保管。

毒性药品的包装容器上必须印有毒药标志，在运输毒性药品的过程中，应当采取有效措施，防止发生事故。

（三）医疗用毒性药品的使用管理

医疗单位供应和调配毒性药品须凭医生签名的正式处方。国营药店供应和调配毒性药品须凭盖有医生所在的医疗单位公章的正式处方。每次处方剂量不得超过 2 日极量。

调配处方时，必须认真负责，计量准确，按医嘱注明要求，并由配方人员及具有药师以上技术职称的复核人员签名盖章后方可发出。对处方未注明"生用"的毒性中药，应当付炮制品。如发现处方有疑问时，须经原处方医生重新审定后再行调配。处方一次有效，取药后处方保存二年备查。

科研和教学单位所需的毒性药品，必须持本单位的证明信，经单位所在地县以上卫生行政部门批准后，供应部门方能发售。

群众自配民间单、秘、验方需用毒性中药，购买时要持有本单位或者城市街道办事处、乡（镇）人民政府的证明信，供应部门方可发售。每次购用量不得超过 2 日极量。

（四）违反《医疗用毒性药品管理办法》应承担的责任

对违反《办法》的规定，擅自生产、收购、经营毒性药品的单位或者个人，由县以上卫生行政部门没收其全部毒性药品，并处以警告或按非法所得的 5 至 10 倍罚款。情节严重、致人伤残或死亡，构成犯罪的，由司法机关依法追究其刑事责任。

第三节　放射性药品管理

为了加强放射性药品的管理，根据《中华人民共和国药品管理法》的规定，1989 年 1 月 13 日国务院颁布《放射性药品管理办法》（以下简称《办法》），该《办法》共七章三十一条，自颁布之日起施行。

一、放射性药品的定义

放射性药品（radioactive pharmaceuticals）是指用于临床诊断或者治疗的放射性核素制剂或者其标记药物。包括裂变制品、加速器制品、放射性同位素发生器及其配套药盒、放射免疫分析药盒等。

二、放射性药品的品种

《中华人民共和国药典》2010 年版共收载 17 种放射性药品：氙 $[^{133}Xe]$ 注射液、枸橼酸镓 $[^{67}Ga]$ 注射液、高锝 $[^{99m}Tc]$ 酸钠注射液、氯化亚铊 $[^{201}T1]$ 注射液、碘 $[^{131}I]$ 化钠胶囊、锝 $[^{99m}Tc]$ 依替菲宁注射液、锝 $[^{99m}Tc]$ 喷替酸盐注射液、锝 $[^{99m}Tc]$ 聚合白蛋白注射液、磷 $[^{32}P]$ 酸钠注射液、邻碘 $[^{131}I]$ 马尿酸钠注射液、胶体磷 $[^{32}P]$ 酸铬注射液、铬 $[^{51}Cr]$ 酸钠注射液、碘 $[^{131}I]$ 化钠口服溶液、锝 $[^{99m}Tc]$ 亚甲基二磷酸盐注射液、锝 $[^{99m}Tc]$ 植酸盐注射液、锝 $[^{99m}Tc]$ 焦磷酸盐注射液、磷 $[^{32}P]$ 酸钠口服溶液。

三、放射性药品的管理

凡在中华人民共和国领域内进行放射性药品的研究、生产、经营、运输、使用、检验、监督管理的单位和个人都必须遵守该《办法》。

国家卫生行政部门主管全国放射性药品监督管理工作。能源部主管放射性药品生产、经营管理工作。

（一）放射性新药的研制、临床研究和审批

放射性新药是指我国首次生产的放射性药品。药品研制单位的放射性新药年度研制计划，应当报送能源部备案，并报所在地的省、自治区、直辖市卫生行政部门，经卫生行政部门汇总后，报国家卫生行政部门备案。

放射性新药的研制内容，包括工艺路线、质量标准、临床前药理及临床研究。研制单位在制订新药工艺路线的同时，必须研究该药的理化性能、纯度（包括核素纯度）及检验方法、药理、毒理、动物药代动力学、放射性比活度、剂量、剂型、稳定性等。

研制单位对放射免疫分析药盒必须进行可测限度、范围、特异性、准确度、精密度、稳定性等方法学的研究。

放射性新药的分类，按新药审批办法的规定办理。

研制单位研制的放射性新药，在进行临床试验或者验证前，应当向卫生部门提出申请，按新药审批办法的规定报送资料及样品，经国家卫生行政部门审批同意后，在国家卫生行政部门指定的医院进行临床研究。

研制单位在放射性新药临床研究结束后，向国家卫生行政部门提出申请，经国家卫生行政部门审核批准，发给新药证书。国家卫生行政部门在审核批准时，应当征求能源部的意见。

放射性新药投入生产，需由生产单位或者取得放射性药品生产许可证的研制单位，凭新药证书（副本）向国家卫生行政部门提出生产该药的申请，并提供样品，由国家卫生行政部门审核发给批准文号。

（二）放射性药品的生产、经营和进出口

放射性药品生产、经营企业，必须向能源部报送年度生产、经营计划，并抄报国家卫生行政部门。

国家根据需要，对放射性药品实行合理布局，定点生产。开办放射性药品生产、经营企业，必须具备《药品管理法》第五条规定的条件，符合国家的放射卫生防护基本标准，并履行环境影响报告的审批手续，经能源部审查同意，国家卫生行政部门审核批准后，由所在省、自治区、直辖市卫生行政部门发给《放射性药品生产企业许可证》、《放射性药品经营企业许可证》。《放射性药品生产企业许可证》、《放射性药品经营企业许可证》的有效期为5年，期满前6个月，放射性药品生产、经营企业应当分别向原发证的卫生行政部门重新提出申请，换发新证。

放射性药品生产、经营企业，必须配备与生产、经营放射性药品相适应的专业技术人员，具有安全、防护和废气、废物、废水处理等设施，并建立严格的质量管理制度。

进出口放射性药品，应当报国家卫生行政部门审批同意后，方可办理进出口手续。进口放射性药品，必须经中国食品药品检定研究院或者国家卫生行政部门授权的药品检验所抽样检验；检验合格的，由对外经济贸易部指定的单位，按照国家有关对外贸易的规定办理进口业务。

（三）放射性药品的包装和运输

放射性药品的包装必须安全实用，符合放射性药品质量要求，具有与放射性剂量相适应的防护装置，包装必须分内包装和外包装两部分，外包装必须贴有商标、标签、说明书和放射性药品标志，内包装必须贴有标签。

放射性药品的运输必须按国家运输、邮政等部门制订的有关规定执行。任何单位和个人不得随身携带放射性药品乘坐公共交通运输工具。

（四）放射性药品的使用

医疗单位使用放射性药品，必须符合国家放射性同位素卫生防护管理的有关规定。由所在地的省、自治区、直辖市的公安、环保和卫生行政部门，根据医疗单位核医疗技术人员的水平、设备条件，核发相应等级的《放射性药品使用许可证》。持有《放射性药品使用许可证》的医疗单位，必须负责对使用的放射性药品进行临床质量检验，收集药品不良反应等项工作，并定期向所在地卫生行政部门报告。放射性药品使用后的废物（包括患者排出物），必须按国家有关规定妥善处置。

（五）放射性药品标准和检验

由药典委员会负责制定和修订，报国家卫生行政部门审批颁发放射性药品的国家标准。中国食品药品检定研究院或者国家卫生行政部门授权的药品检验所承担放射性药品的检验工作。

（六）罚则

对违反《放射性药品管理办法》规定的单位或者个人，由县以上卫生行政部门，按照《药品管理法》和有关法规的规定视情节轻重给予相应处罚。情节严重，构成犯罪的由司法机关依法追究其刑事责任。

第四节　药品类易制毒化学品管理

为加强药品类易制毒化学品管理，防止流入非法渠道，根据国务院令，2005年11月1日开始实施《易制毒化学品管理条例》（以下简称《条例》），2010年2月23日原卫生部发布了《药品类易制毒化学品管理办法》，自2010年5月1日起施行。

国家食品药品监督管理部门主管全国药品类易制毒化学品生产、经营、购买等方面的监督管理工作。县级以上地方食品药品监督管理部门负责本行政区域内的药品类易制毒化学品生产、经营、购买等方面的监督管理工作。

药品类易制毒化学品品种目录包括：①麦角酸；②麦角胺；③麦角新碱；④麻黄素、伪麻黄素、消旋麻黄素、去甲麻黄素、甲基麻黄素、麻黄浸膏、麻黄浸膏粉等麻黄素类物质。（所列物质包括可能存在的盐类。包括原料药及其单方制剂。）

一、生产、经营许可

生产、经营药品类易制毒化学品，应当依照规定取得药品类易制毒化学品生产、经营许可。生产药品类易制毒化学品中属于药品的品种，还应当依照《药品管理法》和相关规定取得药品批准文号。

省、自治区、直辖市食品药品监督管理部门对申报资料进行形式审查，决定是否受理。受理的，进行现场检查，将检查结果连同企业申报资料报送国家食品药品监督管理部门。国家食品药品监督管理部门完成实质性审查，对符合规定的，发给《药品类易制毒化学品生产许可批件》。

药品类易制毒化学品生产企业申请换发《药品生产许可证》的，省、自治区、直辖市食品药品监督管理部门应当对企业的药品类易制毒化学品生产条件和安全管理情况进行审查。对符合规定的，在换发的《药品生产许可证》中继续标注药品类易制毒化学品生产范围和品种名称；对不符合规定的，报国家食品药品监督管理部门。国家食品药品监督管理部门对不符合规定的企业注销其《生产许可批件》，并通知企业所在地省、自治区、直辖市食品药品监督管理部门注销该企业《药品生产许可证》中的药品类易制毒化学品生产范围。

药品类易制毒化学品以及含有药品类易制毒化学品的制剂不得委托生产。药品生产企业不得接受境外厂商委托加工药品类易制毒化学品以及含有药品类易制毒化学品的产品；特殊情况需要委托加工的，须经国家食品药品监督管理部门批准。

药品类易制毒化学品的经营许可，国家食品药品监督管理部门委托省、自治区、直辖市食品药品监督管理部门办理，药品类易制毒化学品单方制剂和小包装麻黄素，纳入麻醉药品销售渠道经营，仅能由麻醉药品全国性批发企业和区域性批发企业经销，不得零售。未实行药品批准文号管理的品种，纳入药品类易制毒化学品原料药渠道经营。

药品经营企业申请经营药品类易制毒化学品原料药，应当符合《条例》规定的条件，向所在地省、自治区、直辖市食品药品监督管理部门提出申请。省、自治区、直辖市食品药品监督管理部门进行形式审查，决定是否受理。受理的，进行现场检查和实质性审查，对符合规定的，在《药品经营许可证》经营范围中标注"药品类易制毒化学品"，并报国家食品药品监督管理部门备案；不予许可的，应当书面说明理由。

二、购买许可

国家对药品类易制毒化学品实行购买许可制度。购买药品类易制毒化学品的，应当办理《药品类易制毒化学品购用证明》（以下简称《购用证明》），《购用证明》由国家食品药品监督管理部门统一印制，有效期为 3 个月。购买药品类易制毒化学品应当符合《条例》规定，即：经营企业提交企业营业执照和合法使用需要证明；其他组织提交登记证书（成立批准文件）和合法使用需要证明。向所在地省、自治区、直辖市食品药品监督管理部门或者省、自治区食品药品监督管理部门确定并公布的设区的市级食品药品监督管理部门提出申请，填报购买药品类易制毒化学品申请表，提交相应资料。设区的市级食品药品监督管理部门或省、自治区、直辖市食品药品监督管理部门直接受理的，对申报资料进行形式审查，决定是否受理。受理的，必要时组织现场检查。省、自治区、直辖市食品药品监督管理部门完成审查，对符合规定的，发给《购用证明》；不予许可的，应当书面说明理由。《购用证明》只能在有效期内一次使用。《购用证明》不得转借、转让。购买药品类易制毒化学品时必须使用《购用证明》原件，不得使用复印件、传真件。

三、购销管理

药品类易制毒化学品生产企业应当将药品类易制毒化学品原料药销售给取得《购用证明》的药品生产企业、药品经营企业和外贸出口企业。

药品类易制毒化学品经营企业应当将药品类易制毒化学品原料药销售给本省、自治区、直辖市行政区域内取得《购用证明》的单位。药品类易制毒化学品经营企业之间不得购销药品类易制毒化学品原料药。

教学科研单位只能凭《购用证明》从麻醉药品全国性批发企业、区域性批发企业和药品类易制毒化学品经营企业购买药品类易制毒化学品。

药品类易制毒化学品生产企业应当将药品类易制毒化学品单方制剂和小包装麻黄素销售给麻醉药品全国性批发企业。麻醉药品全国性批发企业、区域性批发企业应当按照规定的渠道销售药品类易制毒化学品单方制剂和小包装麻黄素。麻醉药品区域性批发企业之间不得购销药品类易制毒化学品单方制剂和小包装麻黄素。

药品类易制毒化学品禁止使用现金或者实物进行交易。生产企业、经营企业销售药品类易制毒化学品，应当逐一建立购买方档案。药品类易制毒化学品生产企业、经营企业销售药品类易制毒化学品时，应当核查采购人员身份证明和相关购买许可证明，无误后方可销售，并保存核查记录。

发货应当严格执行出库复核制度，认真核对实物与药品销售出库单是否相符，并确保将药品类易制毒化学品送达购买方《药品生产许可证》或者《药品经营许可证》所载明的地址，或者医疗机构的药库。在核查、发货、送货过程中发现可疑情况的，应当立即停止销售，并向所在地食品药品监督管理部门和公安机关报告。

除药品类易制毒化学品经营企业外，购用单位应当按照《购用证明》载明的用途使用药品类易制毒化学品，不得转售；外贸出口企业购买的药品类易制毒化学品不得内销。

四、安全管理

药品类易制毒化学品生产企业、经营企业、使用药品类易制毒化学品的药品生产企业和教学科研单位，应当配备保障药品类易制毒化学品安全管理的设施，建立层层落实责任制的药品类易制毒化学品管理制度。

药品类易制毒化学品生产企业、经营企业和使用药品类易制毒化学品的药品生产企业，应当设置专库或者在药品仓库中设立独立的专库（柜）储存药品类易制毒化学品。

麻醉药品全国性批发企业、区域性批发企业可在其麻醉药品和第一类精神药品专库中设专区存放药品类易制毒化学品。教学科研单位应当设立专柜储存药品类易制毒化学品。专库应当设有防盗设施，专柜应当使用保险柜；专库和专柜应当实行双人双锁管理。

药品类易制毒化学品生产企业、经营企业和使用药品类易制毒化学品的药品生产企业，其关键生产岗位、储存场所应当设置电视监控设施，安装报警装置并与公安机关联网。

药品类易制毒化学品生产企业、经营企业和使用药品类易制毒化学品的药品生产企业，应当建立药品类易制毒化学品专用账册。专用账册保存期限应当自药品类易制毒化学品有效期期满之日起不少于 2 年。

药品类易制毒化学品生产企业自营出口药品类易制毒化学品的，必须在专用账册中载明，并留存出口许可及相应证明材料备查。药品类易制毒化学品入库应当双人验收，出库应当双人复核，做到账物相符。

发生药品类易制毒化学品被盗、被抢、丢失或者其他流入非法渠道情形的，案发单位应当立即报告当地公安机关和县级以上地方食品药品监督管理部门。接到报案的食品药品监督管理部门应当逐级上报，并配合公安机关查处。

五、监督管理

县级以上地方食品药品监督管理部门负责本行政区域内药品类易制毒化学品生产企业、经营企业、使用药品类易制毒化学品的药品生产企业和教学科研单位的监督检查。

食品药品监督管理部门应当建立对本行政区域内相关企业的监督检查制度和监督检查档案。监督检查至少应当包括药品类易制毒化学品的安全管理状况、销售流向、使用情况等内容；对企业的监督检查档案应当全面详实，应当有现场检查等情况的记录。每次检查后应当将检查结果以书面形式告知被检查单位；需要整改的应当提出整改内容及整改期限，并实施跟踪检查。

食品药品监督管理部门对药品类易制毒化学品的生产、经营、购买活动进行监督检查时，可以依法查看现场、查阅和复制有关资料、记录有关情况、扣押相关的证据材料和违法物品；必要时，可以临时查封有关场所。

被检查单位及其工作人员应当配合食品药品监督管理部门的监督检查，如实提供有关情况和材料、物品，不得拒绝或者隐匿。食品药品监督管理部门应当将药品类易制毒化学品许可、依法吊销或者注销许可的情况及时通报有关公安机关和工商行政管理部门。

食品药品监督管理部门收到工商行政管理部门关于药品类易制毒化学品生产企业、经营企业吊销营业执照或者注销登记的情况通报后，应当及时注销相应的药品类易制毒化学品许可。

　　药品类易制毒化学品生产企业、经营企业应当于每月 10 日前，向所在地县级食品药品监督管理部门、公安机关及中国麻醉药品协会报送上月药品类易制毒化学品生产、经营和库存情况；每年 3 月 31 日前向所在地县级食品药品监督管理部门、公安机关及中国麻醉药品协会报送上年度药品类易制毒化学品生产、经营和库存情况。食品药品监督管理部门应当将汇总情况及时报告上一级食品药品监督管理部门。

　　药品类易制毒化学品生产企业、经营企业应当按照食品药品监督管理部门制定的药品电子监管实施要求，及时联入药品电子监管网，并通过网络报送药品类易制毒化学品生产、经营和库存情况。

　　药品类易制毒化学品生产企业、经营企业、使用药品类易制毒化学品的药品生产企业和教学科研单位，对过期、损坏的药品类易制毒化学品应当登记造册，并向所在地县级以上地方食品药品监督管理部门申请销毁。食品药品监督管理部门应当到现场监督销毁。

六、法律责任

　　药品类易制毒化学品生产企业、经营企业、使用药品类易制毒化学品的药品生产企业、教学科研单位，未按规定执行安全管理制度的；药品类易制毒化学品生产企业自营出口药品类易制毒化学品，未按规定在专用账册中载明或者未按规定留存出口许可、相应证明材料备查的，由县级以上食品药品监督管理部门按照《条例》规定给予处罚：警告，责令限期改正，处 1 万元以上 5 万元以下的罚款；对违反规定生产、经营、购买的易制毒化学品可以予以没收；逾期不改正的，责令限期停产停业整顿；逾期整顿不合格的，吊销相应的许可证。

　　药品类易制毒化学品生产企业连续停产 1 年以上未按规定报告的，或者未经所在地省、自治区、直辖市食品药品监督管理部门现场检查即恢复生产的；药品类易制毒化学品生产企业、经营企业未按规定渠道购销药品类易制毒化学品的；麻醉药品区域性批发企业因特殊情况调剂药品类易制毒化学品后未按规定备案的；药品类易制毒化学品发生退货，购用单位、供货单位未按规定备案、报告的。由县级以上食品药品监督管理部门给予警告，责令限期改正，可以并处 1 万元以上 3 万元以下的罚款。

　　药品类易制毒化学品生产企业、经营企业、使用药品类易制毒化学品的药品生产企业和教学科研单位，拒不接受食品药品监督管理部门监督检查的，由县级以上食品药品监督管理部门按照《条例》规定给予处罚：责令改正，对直接负责的主管人员以及其他直接责任人员给予警告；情节严重的，对单位处 1 万元以上 5 万元以下的罚款，对直接负责的主管人员以及其他直接责任人员处 1000 元以上 5000 元以下的罚款；有违反治安管理行为的，依法给予治安管理处罚；构成犯罪的，依法追究刑事责任。

　　对未经许可或者备案擅自生产、经营、购买、运输易制毒化学品，伪造申请材料骗取易制毒化学品生产、经营、购买或者运输许可证，使用他人的或者伪造、变造、失效的许可证生产、经营、购买、运输易制毒化学品的，由公安机关没收非法生产、经营、购买或者运输的易制毒化学品、用于非法生产易制毒化学品的原料以及非法生产、经营、购买或者运输易制毒化学品的设备、工具，处非法生产、经营、购买或者运输的易制毒化学品货值 10 倍以上 20 倍以下的罚款，货值的 20 倍不足 1 万元的，按 1 万元罚款；有违法所得的，没收违法所得；有营业执照的，由工商行政管理部门吊销营业执照；构成犯罪的，依法追究刑事责任。食品药品监督管理部门自该行政处罚决定作出之日起 3 年内不予受理其药品类易制毒化学品生产、经营、购买许可的申请。食品药品监督管理部门工作人员在药品类易制毒化学品管理工作中有应当许可而不许可、不应当许可而滥许可，以及其他滥用职权、玩忽职守、徇私舞弊行为的，依法给予行政处分；构成犯罪的，依法追究刑事责任。

[案例]

江西省破获一起非法经营兴奋剂案件

江西省药品监管部门配合省公安部门破获一起非法经营兴奋剂案件，共查获非法经营兴奋剂品种约 36 种，涉案金额 110 多万元。2007 年 4 月，江西省公安部门在对互联网日常监测时，发现一起通过互联网非法销售苯丙酸诺龙等兴奋剂的案件线索，公安部门即刻部署开展调查，并要求当地药品监管部门予以协助。江西省药品监管部门高度重视此案件，积极参与案件调查工作，在有关部门的协调配合下，犯罪事实得以迅速查清。

该案件犯罪嫌疑人胡文清等人，以南昌、仙居为主要集散地，匿名非法从事兴奋剂经营活动。胡文清等人主要从浙江仙居绿叶医药原料厂、江苏张家港三江香料制造有限公司、浙江海宁市紫金港生物医药有限公司、山东盐城绿叶医药化工有限公司等处购进蛋白同化制剂等兴奋剂，并在上海、杭州等地分装，通过互联网发布销售广告，销往美国等国家。

2008 年 3 月 7 日，南昌市青山湖区人民法院一审判决涉案人员胡文清有期徒刑 7 年并处罚金人民币 80 万元，刘宏坚有期徒刑 5 年并处罚金人民币 30 万元，林芊芊有期徒刑 5 年并处罚金人民币 30 万元，郭智勤另案处理。

（杨波）

第九章　中药管理

第一节　中药管理概述

一、中药及其作用

（一）中药的概念

中药是指在中医基础理论指导下用以防病治病的药物。中药包含中药材、中药饮片、中成药、民族药。

1. 中药材

指药用植物、动物、矿物的药用部分采收后经产地初加工形成的原料药材。大部分中药材来源于植物，药用部位有根、茎、花、果实、种子、皮等。药用动物来自于动物的骨、胆、结石、皮、肉及脏器。药用动、植物最初主要取决于野生动、植物，由于医药的发展和科技的进步，药物需求量日益增长，野生动植物药材已满足不了人们的需要，便出现了人工栽培植物和家养动物的品种。矿物类药材包括可供药用的天然矿物、矿物加工品种以及动物的化石等。如朱砂、石膏、轻粉、芒硝、白降丹、红粉、自然铜、密陀僧、雄黄、紫石英、龙骨等。

2. 中药饮片

是指取药材切片作煎汤饮用之义。饮片有广义与狭义之分。就广义而言，凡是供中医临床配方用的全部药材统称"饮片"。狭义则指切制成一定形状的药材。如片、块、丝、段等称为饮片。中药饮片大多由中药饮片加工企业提供。

3. 中成药

系指根据疗效确切、应用广泛的处方、验方或秘方，以中药材为原料配制加工而成的药品。如丸、散、膏、丹、露、酒、锭、片剂、冲剂、糖浆等。中成药应由依法取得药品生产许可证的企业生产，质量符合国家药品标准，包装、标签、说明书符合《药品管理法》规定。

4. 民族药

系指我国某些地区少数民族经长期医疗实践的积累并用少数民族文字记载的药品，在使用上有一定的地域性，如藏药、蒙药等。

（二）中药品种及行业发展情况

1. 中药品种

1986 年出版的《中药大辞典》收载品种为 5767 种，经过 1984～1995 年全国药材资源普查，有药用价值的品种为 12807 种，其中药用植物 11146 种，药用动物 1581 种，药用矿物 82 种。另据国家卫生行政部门统计，目前中药剂型已达 40 多种，市售中成药 8500 多种。

2. 中药行业发展情况

2011 年我国中成药制造行业实现累计工业总产值达 3300 亿，其中饮片产值达到 870 亿。中药产业占我国总医药工业（含化药、生化药、中药等）产值四分之一强。2012 年前三个季度中成药产值达 2882 亿元，同期增长了 20.8%，饮片产值达 692 亿元，同比增长

27.1％，保持了高速发展的势头。2011 年我国中药进出口额达到 30.5 亿美元；其中中药出口额达到 23.3 亿美元，首次突破 20 亿美元；中药产品贸易顺差达到 16.1 亿美元。

（三）中药的作用

中药不仅是中华民族优秀传统文化瑰宝之一，它还为中华民族的生存和发展做出了巨大的贡献。虽然改革开放使中国人越来越多地使用上西药，但是中药的传承和发展并没有停止，反而因现代科技的进步，中药的开发与应用迎来了又一个春天，中药产业的发展已得到国家的高度重视。近年来，一些发达国家也意识到中药的优势和发展前景而加快对中药的研究与开发。保护发展中药必将造福于全人类。

二、中药管理有关规定

近年来，随着《中华人民共和国药品管理法》、《药品经营质量管理规范》等法规的相继出台，中药的规范化管理得到进一步提高。涉及中药管理的主要规范如下。

（一）《中华人民共和国药品管理法》对中药管理的特别规定

1. 中药材

"国家发展现代药和传统药，充分发挥其在预防、医疗和保健中的作用。国家保护野生药材资源，鼓励培育中药材"。"药品经营企业销售中药材，必须标明产地"。"城乡集市贸易市场可以出售中药材，国务院另有规定的除外"。"城乡集市贸易市场不得出售中药材以外的药品"。"生产新药或者已有国家标准的药品的，须经国家食品药品监督管理部门批准，并发给药品批准文号；但是，生产没有实施批准文号管理的中药材和中药饮片除外。实施批准文号管理的中药材、中药饮片品种目录由国家食品药品监督管理部门会同国务院中医药管理部门制定"。"药品生产企业、药品经营企业、医疗机构必须从具有药品生产、经营资格的企业购进药品；但是，购进没有实施批准文号管理的中药材除外"。"国家实行中药品种保护制度"。"发运中药材必须有包装。在每件包装上，必须注明品名、产地、日期、调出单位，并附有质量合格的标志"。

2. 中药饮片

"中药饮片必须按照国家药品标准炮制；国家药品标准没有规定的，必须按照省、自治区、直辖市人民政府药品监督管理部门制定的炮制规范炮制。省、自治区、直辖市人民政府药品监督管理部门制定的炮制规范应当报国家食品药品监督管理部门备案"。"药品生产企业必须对其生产的药品进行质量检验；不符合国家药品标准或者不按照省、自治区、直辖市人民政府药品监督管理部门制定的中药饮片炮制规范炮制的，不得出厂"。

（二）《中华人民共和国药品管理法实施条例》对中药管理的特别规定

"药品生产企业生产药品所使用的原料药，必须具有国家食品药品监督管理部门核发的药品批准文号或者进口药品注册证书、医药产品注册证书；但是，未实施批准文号管理的中药材、中药饮片除外"。

"国家鼓励培育中药材。对集中规模化栽培养殖，质量可以控制并符合国务院药品监督管理部门规定条件的中药材品种，实行批准文号管理"。

"生产中药饮片，应当选用与药品性质相适应的包装材料和容器；包装不符合规定的中药饮片，不得销售。中药饮片包装必须印有或者贴有标签"。

"中药饮片的标签必须注明品名、规格、产地、生产企业、产品批号、生产日期，实施批准文号管理的中药饮片还必须注明药品批准文号"。

（三）《药品经营质量管理规范》对中药材、中药饮片管理的特别规定

"从事中药材、中药饮片验收工作的，应当具有中药学专业中专以上学历或者具有中药

学中级以上专业技术职称；从事中药材、中药饮片养护工作的，应当具有中药学专业中专以上学历或者具有中药学初级以上专业技术职称；直接收购地产中药材的，验收人员应当具有中药学中级以上专业技术职称。""经营中药材、中药饮片的，应当有专用的库房和养护工作场所，直接收购地产中药材的应当设置中药样品室（柜）。""采购中药材、中药饮片的应当标明产地。""中药材验收记录应当包括品名、产地、供货单位、到货数量、验收合格数量等内容。中药饮片验收记录应当包括品名、规格、批号、产地、生产日期、生产厂商、供货单位、到货数量、验收合格数量等内容，实施批准文号管理的中药饮片还应当记录批准文号。""中药材和中药饮片分库存放。""对中药材和中药饮片应当按其特性采取有效方法进行养护并记录，所采取的养护方法不得对药品造成污染。""中药材销售记录应当包括品名、规格、产地、购货单位、销售数量、单价、金额、销售日期等内容；中药饮片销售记录应当包括品名、规格、批号、产地、生产厂商、购货单位、销售数量、单价、金额、销售日期等内容。""从事中药饮片质量管理、验收、采购人员应当具有中药学中专以上学历或者具有中药学专业初级以上专业技术职称。""中药饮片调剂人员应当具有中药学中专以上学历或者具备中药调剂员资格。""药品零售质量管理制度应当包括中药饮片处方审核、调配、核对的管理。""药品零售操作规程应当包括中药饮片处方审核、调配、核对。""经营中药饮片的，有存放饮片和处方调配的设备；经营毒性中药品种的，有符合安全规定的专用存放设备。""储存中药饮片应当设立专用库房。""中药饮片柜斗谱的书写应当正名正字；装斗前应当复核，防止错斗、串斗；应当定期清斗，防止饮片生虫、发霉、变质；不同批号的饮片装斗前应当清斗并记录；毒性中药品种不得陈列。""企业应当定期对陈列、存放的药品进行检查，重点检查拆零药品和易变质、近效期、摆放时间较长的中药饮片。发现有质量疑问的药品应当及时撤柜，停止销售，由质量管理人员确认和处理，并保留相关记录。""销售中药饮片做到计量准确，并告知煎服方法及注意事项；提供中药饮片代煎服务，应当符合国家有关规定。"

（四）《药品经营质量管理规范实施细则》对中药材、中药饮片的管理规定

"中药材和中药饮片应有包装，并附有质量合格的标志。每件包装上，中药材标明品名、产地、供货单位；中药饮片标明品名、生产企业、生产日期等。实施文号管理的中药材和中药饮片，在包装上还应标明批准文号"。

（五）中药管理的其他规定

《中共中央、国务院关于卫生改革与发展的决定》对中药的管理做了明确的规定："积极发展中药产业，推进中药生产现代化。改革、完善中药材生产组织管理形式，实行优惠政策，保护和开发中药资源。积极进行中药生产企业改革，逐步实现集约化、规模化。中药经营要按照少环节、多形式、渠道清晰、行为规范的原则，逐步形成统一、开放、竞争、有序的流通体制。加快制定中药的质量标准，促进中药生产和质量的科学管理。"《中华人民共和国中医药条例》强调要促进中医药理论和实践的发展，推进中医药现代化；要培养高层次的中药技术人才；要保护野生中药材资源。《药品注册管理办法》对中药新药研制提供了法规依据。《药品零售企业中药饮片质量管理办法》对药品零售企业采购、检验、保管和调剂中药饮片的各个环节做出了相应规定。

此外，国家还对毒性中药饮片实行定点生产管理和严格的经营质量管理。对 4 种野生、名贵中药品种和 20 种产地集中、调剂面大的中药品种的购销实行国家统一管理。国务院还规定了 34 种严禁在市场上非法倒卖和走私的中药材，13 种需要进口审批和 35 种需要出口审批的中药材，具体见表 9-1。

表 9-1　国家实施管理的中药品种

野生、名贵品种	麝香、杜仲、厚朴、甘草
产地集中、调剂面大品种	黄连、当归、川芎、生地、白术、白芍、茯苓、麦冬、黄芪、贝母、银花、牛膝、元胡、桔梗、菊花、连翘、山茱萸、三七、人参、牛黄
严禁倒卖、走私品种	麝香、牛黄、人参、三七、黄连、贝母、鹿茸、冬虫夏草、天麻、珍珠、虎骨、熊胆、枸杞、杜仲、厚朴、全蝎、肉桂、沉香、山茱萸、蟾酥、银花、巴戟、阿胶、犀角、广角、羚羊角、乳香、没药、血竭、砂仁、檀香、丁香、豹骨、西红花
实施进口审批的品种	豆蔻、血竭、羚羊角、广角、豹骨、沉香、牛黄、麝香、砂仁、西红花、胖大海、西洋参、海马
实施出口审批的品种	人参、鹿茸、当归、蜂王浆（包括粉）、三七、麝香、甘草及其制品、杜仲、厚朴、黄芪、党参、黄连、半夏、茯苓、菊花、枸杞、山药、川芎、生地、贝母、金银花、白芍、白术、麦冬、天麻、大黄、冬虫夏草、丹皮、桔梗、元胡、牛膝、山茱萸、连翘、罗汉果、牛黄

三、中药现代化

随着改革开放的进行，我国的中药产业得到了快速的发展，目前已经形成了具有一定规模的产业体系，在国民经济中占有了一席之地。但是总体上看，我国中药的质量标准体系还不够完善，中药及其制剂的生产技术水平还比较低，中药的创新性研究还比较落后，中药企业的管理水平还有待进一步提高。

为了进一步推进中药走向现代化，中药产品更具国际竞争力，2002 年，科技部会同原国家计委、原国家经贸委、原卫生部、原国家药品监督管理局、知识产权局、国家中医药管理局和中科院制定了《中药现代化发展纲要》。纲要明确了中药现代化发展的指导思想：继承和发扬中医药学理论，运用科学理论和先进技术，推进中药现代化发展；立足国内市场，积极开拓国际市场；以科技为动力，以企业为主体，以市场为导向，以政策为保障，充分利用中医药资源优势，市场优势和人才优势，构筑国家中药创新体系，通过创新和重大关键技术的突破，逐步实现中药产品结构调整和产业升级，形成具有市场竞争优势的现代中药产业。还确定了中药现代化发展的基本原则和战略目标，并确立了六项重点任务，即建设中药创新平台、加强中药标准化建设、加强中药基础理论研究、加强中药产品创新、培育优势产业以及推进中药资源保护和可持续利用。《纲要》中还提出了七项主要措施。

1. 加强中药现代化发展的整体规划，建立高效、协调的管理机制

1) 加强对推进中药现代化工作的领导，建立部际联席会议制度，加强沟通协调，促进相互合作，形成有利于推进中药现代化发展的高效、协调的管理机制。

2) 各有关部门、各地方应围绕国家中药现代化发展的战略目标和重点任务，结合本部门的职能，根据本地区的优势、特色和实际情况，制订相应的发展规划和重点任务。

2. 建立多渠道的中药现代化投入体系

1) 国家设立中药现代化发展专项计划，加大对中药现代化科技、产业、人才培养等方面的投入。

2) 各级地方政府应结合当地区域经济发展总体规划，根据本地区的优势、特色和实际情况，增加对中药研究开发和中药产业的投入。

3) 中药企业应进一步加大对研究开发经费的投入，到 2010 年企业研究开发投入达到销售额的 5% 以上。

4) 充分利用创业投资机制等市场化手段，拓宽中药新药研究开发和产业化的融资渠道，

吸引社会资金投入中药现代化发展。

　　3. 加大对中药产业的政策支持

　　1）国家将中药产业作为重大战略产业加以发展，支持中药产品结构的战略性调整，支持疗效确切、原创性强的中药大品种的产业化开发，鼓励企业采取新技术、新工艺及新设备，提升中药产品的科技含量和市场竞争力。

　　2）国家支持中药企业积极开拓国际市场，参与国际竞争。鼓励中药企业根据国际市场需求，采取多种形式扩大出口，特别是扩大高附加值中药产品的国际市场份额；鼓励中药产品进入国际医药主流市场。中药产品出口按照科技兴贸有关政策执行。

　　3）推进中药材产业化经营。国家鼓励中药材、中药饮片生产的规模化、规范化、集约化，促进中药材流通方式的改变；鼓励中药工商企业参与中药材基地建设，发展订单农业保证中药材质量的稳定性。各地对发展中药种植（养殖）应给予各项农业优惠政策支持。中药资源保护、可持续利用和综合开发要纳入国家扶贫、西部开发等计划中予以支持。

　　4）制定有利于中药现代化发展的价格和税收政策。价格主管部门要制定鼓励企业生产经营优质和具有自主知识产权的中药产品的价格政策；对企业引进先进技术和进行工艺技术改造，以及企业开展中药共性、关键生产技术研究所需进口设备，按有关规定给予税收优惠政策。

　　5）完善中药注册审评办法，对国家重点支持的中药创新产品实行按程序快速审批，并优先纳入国家基本用药目录和医疗保险用药目录。

　　4. 加强对中药资源及中药知识产权保护管理力度

　　1）根据中药现代化发展的新形势，制定《中药资源保护管理条例》。

　　2）从中药资源保护的实际出发，调整保护品种，规范利用野生中药资源的行为，充分体现鼓励中药材人工种植、养殖的基本政策。

　　3）制定中药行业的知识产权战略，积极应对国际专利竞争。进一步加大执法力度，保护中药知识产权，促进中药创新。

　　4）加快专利审查速度，缩短审查周期，运用专利制度加速技术产业化。

　　5. 加速中药现代化人才培养

　　1）适应中药现代化发展的需要，有计划地培养造就一批中药学术和技术带头人、高级生产管理和经营人才、国际贸易人才、法律人才、实用技术人才及复合型人才。

　　2）积极利用中医药专业院校和其他相关专业院校的力量对专业人员进行培训，同时注重在生产和科研实践中培养人才。

　　3）利用合资合作积极培养国内急需的中医药现代化专门人才，鼓励有关人员出国学习先进技术和管理经验，培养国际性人才。

　　4）加快科技体制改革，建立有利于人才成长、人才流动的运行机制和环境。

　　6. 进一步扩大中药的国际交流与合作

　　1）进一步加强中药的国际交流与合作。加强与世界各国和地区在传统医药政策、法规方面的交流，加强传统药物有关标准和规范管理方面的沟通与协作，为中药现代化创造外部条件。

　　2）加强中医药的文化宣传，展示中医药发展成就和科学研究成果；继续鼓励和支持中医药高等学校和医疗机构在国外开展正规中医药教育和医疗活动，促进中医药更广泛地走向世界，服务于人类健康。

　　7. 充分发挥中药行业协会的作用

中药行业协会应履行行业服务、行业自律、行业代表、行业协调的职能，发挥在规范市场行为、信息交流与技术经济合作、推动企业技术创新和产品质量提升、保护知识产权及相关权益等方面的作用，积极推进中药现代化发展。

第二节　中药品种保护

为了提高中药品种的质量，保护中药生产企业的合法权益，促进中药事业的发展，1992年10月14日中华人民共和国国务院令第106号发布《中药品种保护条例》（1993年1月1日起施行）（以下简称《条例》）。

《条例》的颁布实施，标志我国对中药研制生产、管理工作走上法制化轨道；对保护中药名优产品、保护中药研制生产的知识产权、提高中药质量和信誉、推动中药制药企业的科技进步、开发临床安全有效的新药和促进中药走向国际医药市场均有重要意义。

一、中药保护品种等级划分

国家鼓励研制开发临床有效的中药品种，对质量稳定、疗效确切的中药品种实行分级保护制度。依照《条例》受保护的中药品种，必须是列入国家药品标准的品种。经国务院卫生行政部门认定，列为省、自治区、直辖市药品标准的品种，也可以申请保护。受保护的中药品种分为两个等级。

1) 符合下列条件之一的中药品种，可以申请一级保护：①对特定疾病有特殊疗效的；②相当于国家一级保护野生药材物种的人工制成品；③用于预防和治疗特殊疾病的。

2) 符合下列条件之一的中药品种，可以申请二级保护：①符合《条例》第六条规定的品种或者已经解除一级保护的品种；②对特定疾病有显著疗效的；③从天然药物中提取的有效物质及特殊制剂。

二、中药品种保护的审评

中药生产企业对其生产的符合一级、二级保护规定以及新药保护期届满的中药品种，可以向所在地省、自治区、直辖市中药生产经营主管部门提出保护申请，经中药生产经营主管部门签署意见后转送同级卫生行政部门，由省、自治区、直辖市卫生行政部门初审签署意见后，报国务院卫生行政部门。特殊情况下，中药生产企业也可以直接向国家中药生产经营主管部门提出申请保护，由国家中药生产经营主管部门签署意见后转送国务院卫生行政部门，或者直接向国务院卫生行政部门提出保护申请。国务院卫生行政部门委托国家中药品种保护审评委员会负责对申请保护的中药品种进行审评。并应当自接到申请报告书之日起六个月内做出审评结论。

根据国家中药品种保护审评委员会的审评结论，由国务院卫生行政部门征求国家中药生产经营主管部门的意见后决定是否给予保护。批准保护的中药品种，由国务院卫生行政部门发给《中药保护品种证书》。对批准保护的中药品种以及保护期满的中药品种，由国务院卫生行政部门在指定的专业报刊上予以公告。

中药品种保护受理审评审批流程见图9-1。

三、中药品种保护的相关规定

（一）中药保护品种的保护期限

中药一级保护品种分别为30年、20年、10年。中

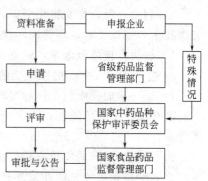

图 9-1　中药品种保护受理
审评审批流程示意

药二级保护品种为 7 年。

中药一级保护品种因特殊情况需要延长保护期限的，由生产企业在该品种保护期满前六个月，依照中药品种保护的审批程序申报。延长的保护期限由国务院卫生行政部门根据国家中药品种保护审评委员会的审评结果确定；但是，每次延长的保护期限不得超过第一次批准的保护期限。

申请延长保护期的中药二级保护品种，应当在保护期满前 6 个月，由生产企业依照中药品种保护的审批程序申报，可以延长保护期限 7 年。

（二）中药保护品种的生产保护

在保护期内只有获得《中药保护品种证书》的企业可以生产被批准保护的中药品种。如果在批准前中药保护品种是由多家企业生产的，其中未申请《中药保护品种证书》的企业可以自公告发布之日起六个月内向国务院卫生行政部门申报，由国务院卫生行政部门指定药品检验机构对该申报品种进行同品种的质量检验。对达到国家药品标准的，经征求国家中药生产经营主管部门意见后，补发《中药保护品种证书》。对未达到国家药品标准的，依照药品管理的法律、行政法规的规定撤销该中药品种的批准文号。

对临床用药紧缺的中药保护品种，根据国家中药生产经营主管部门提出的仿制建议，经国务院卫生行政部门批准，仿制企业可以得到同一中药保护品种的生产许可。

在保护期内的中药保护品种必须经国务院卫生行政部门批准方可向国外申请注册。

（三）罚则

泄露中药一级保护品种的处方组成、工艺制法的责任人员，由其所在单位或者上级机关给予行政处分；构成犯罪的，依法追究刑事责任。

未获得《中药保护品种证书》的企业擅自仿制中药保护品种的，由县级以上卫生行政部门以生产假药依法论处。

第三节　野生药材资源管理

一、野生药材资源保护的目的及原则

我国现有药用植物 1 万多种，药用动物 1000 多种，其中野生药用动、植物约占 80%。近半个世纪以来，人口的急剧增长，工业的迅速发展以及由此带来的自然及社会因素，造成全球性物种灭绝的加剧，尤其是具有较高经济价值的药用植物。我国处于濒危或受威胁状态的近 3000 种植物中，具有药用价值的约占 60%～70%。

为了野生药材资源的保护和可持续利用，国务院制定了《野生药材资源保护管理条例》（以下简称《条例》）。自 1987 年 12 月 1 日起施行。

国家对野生药材资源实行保护、采猎相结合的原则，并创造条件开展人工种养。

二、野生药材物种的分级及品种名录

国家重点保护的野生药材物种分为三级。

一级：濒临灭绝状态的稀有珍贵野生药材物种（以下简称一级保护野生药材物种）。

二级：分布区域缩小、资源处于衰竭状态的重要野生药材物种（以下简称二级保护野生药材物种）。

三级：资源严重减少的主要常用野生药材物种（以下简称三级保护野生药材物种）。

国家重点保护的野生药材物种名录，由国家医药管理部门会同国务院野生动物、植物管理部门制定，见表 9-2。

表 9-2　国家重点保护的野生药材物种名录

中文名	学　名	保护级别 Ⅰ级/Ⅱ级/Ⅲ级	药材名称
猫科动物虎	*Panthera tigris* Linnaeus（含国内所有亚种）	Ⅰ	虎骨
猫科动物豹	*Panthera pardus* Linnaeus（含云豹和雪豹）	Ⅰ	豹骨
牛科动物赛加羚羊	*Saiga tatarica* Linnaeus	Ⅰ	羚羊角
鹿科动物梅花鹿	*Cervus nippon* Temminck	Ⅰ	鹿茸
鹿科动物马鹿	*Cervus elaphus* Linnaeus	Ⅱ	鹿茸
鹿科动物林麝	*Moschus berezovskii* Flerov	Ⅱ	麝香
鹿科动物马麝	*Moschus sifanicus* Przewalski	Ⅱ	麝香
鹿科动物原麝	*Moschus moschiferus* Linnaeus	Ⅱ	麝香
熊科动物黑熊	*Selenarctos thibetanus* Cuvier	Ⅱ	熊胆
熊科动物棕熊	*Ursus arctos* Linnaeus	Ⅱ	熊胆
鲮鲤科动物穿山甲	*Manis pentadactyla* Linnaeus	Ⅱ	穿山甲
蟾蜍科动物中华大蟾蜍	*Bufo bufo gargarizans* Cantor	Ⅱ	蟾酥
蟾蜍科动物黑眶蟾蜍	*Bufo melanostictus* Schneider	Ⅱ	蟾酥
蛙科动物中国林蛙	*Rana temporaria chensinensis* David	Ⅱ	蛤蟆油
眼镜蛇科动物银环蛇	*Bungarus multicinctus multicinctus* Blyth	Ⅱ	金钱白花蛇
游蛇科动物乌梢蛇	*Zaocys dhumnades*（Cantor）	Ⅱ	乌梢蛇
蝰科动物五步蛇	*Agkistrodon acutus*（Guenther）	Ⅱ	蕲蛇
壁虎科动物蛤蚧	*Gekko gecko* Linnaeus	Ⅱ	蛤蚧
豆科植物甘草	*Glycyrrhiza uralensis* Fisch.	Ⅱ	甘草
豆科植物胀果甘草	*Glycyrrhiza inflata* Bat.	Ⅱ	甘草
豆科植物光果甘草	*Glycyrrhiza glabra* L.	Ⅱ	甘草
毛茛科植物黄连	*Coptis chinensis* Franch.	Ⅱ	黄连
毛茛科植物三角叶黄连	*Coptis deltoidea* C. Y. Cheng et Hsiao	Ⅱ	黄连
毛茛科植物云连	*Coptis teetoides* C. Y. Cheng	Ⅱ	黄连
五加科植物人参	*Panax ginseng* C. A. Mey.	Ⅱ	人参
杜仲科植物杜仲	*Eucommia ulmoides* Oliv.	Ⅱ	杜仲
木兰科植物厚朴	*Magnolia officinalis* Rehd. et Wils.	Ⅱ	厚朴
木兰科植物凹叶厚朴	*Magnolia officinalis* Rehd. et Wils. var. *biloba* Rehd. et Wils.	Ⅱ	厚朴
芸香科植物黄皮树	*Phellodendron chinense* Schneid.	Ⅱ	黄柏
芸香科植物黄檗	*Phellodendron amurense* Rupr.	Ⅱ	黄柏
百合科植物剑叶龙血树	*Dracaena cochinchinensin*（Lour.）S. C. Chen	Ⅱ	血竭
百合科植物川贝母	*Fritillaria cirrhosa* D. Don	Ⅲ	川贝母
百合科植物暗紫贝母	*Fritillaria unibracteata* Hsiao et K. C. Hsia	Ⅲ	川贝母
百合科植物甘肃贝母	*Fritillaria przewalskii* Maxim.	Ⅲ	川贝母
百合科植物梭砂贝母	*Fritillaria delavayi* Franch.	Ⅲ	川贝母
百合科植物新疆贝母	*Fritillaria walujewii* Regel	Ⅲ	伊贝母
百合科植物伊犁贝母	*Fritillaria pallidiflora* Schrenk	Ⅲ	伊贝母
五加科植物刺五加	*Acanthopanax senticosus*（Rupr. et Maxim.）Harms	Ⅲ	刺五加
唇形科植物黄芩	*Scutellaria baicalensis* Georgi	Ⅲ	黄芩
百合科植物天门冬	*Asparagus cochinchinensis*（Lour.）Merr.	Ⅲ	天冬
多孔菌科真菌猪苓	*Polyporus umbellatus*（Pers.）Fries	Ⅲ	猪苓
龙胆科植物条叶龙胆	*Gentiana manshurica* Kitag.	Ⅲ	龙胆
龙胆科植物龙胆	*Gentiana scabra* Bge	Ⅲ	龙胆

续表

中文名	学 名	保护级别 Ⅰ级/Ⅱ级/Ⅲ级	药材名称
龙胆科植物三花龙胆	*Gentiana triflora* Pall.	Ⅲ	龙胆
龙胆科植物坚龙胆	*Gentiana regescens* Franch.	Ⅲ	龙胆
伞形科植物防风	*Divaricata Saposhnikovia* Root	Ⅲ	防风
远志科植物远志	*Polygala tenuifolia* Willd.	Ⅲ	远志
远志科植物卵叶远志	*Polygala sibirica* L.	Ⅲ	远志
玄参科植物胡黄连	*Picrorhiza scrophulariiflora* Pennell	Ⅲ	胡黄连
列当科植物肉苁蓉	*Cistanche deserticola* Y. C. Ma	Ⅲ	肉苁蓉
龙胆科植物秦艽	*Gentiana macrophylla* Pall.	Ⅲ	秦艽
龙胆科植物麻花秦艽	*Gentiana macrophylla* Maxim.	Ⅲ	秦艽
龙胆科植物粗茎秦艽	*Gentiana crassicaulis* Duthie ex Burk.	Ⅲ	秦艽
龙胆科植物小秦艽	*Gentiana dahurica* Fisch.	Ⅲ	秦艽
马兜铃科植物北细辛	*Asarum heterotropoides* Fr. var. *mandshuricum*(Maxim.)Kitag.	Ⅲ	细辛
马兜铃科植物汉城细辛	*Asarum sieboldii* Miq. var. *seoulense* Nakai	Ⅲ	细辛
马兜铃科植物华细辛	*Asarum sieboldii* Miq.	Ⅲ	细辛
紫草科植物新疆紫草	*Arnebia euchroma*(Royle)Johnst.	Ⅲ	紫草
紫草科植物紫草	*Lithospermum erythrorhizon* Sieb. et Zucc.	Ⅲ	紫草
木兰科植物五味子	*Schisandra chinensis*(Turcz.)Baill.	Ⅲ	五味子
木兰科植物华中五味子	*Schisandra sphenanthera* Rehd. et Wils.	Ⅲ	五味子
马鞭草科植物单叶蔓荆	*Vitex trifolia* L. var. *simplicifolia* Cham.	Ⅲ	蔓荆子
马鞭草科植物蔓荆	*Vitex trifolia* L.	Ⅲ	蔓荆子
使君子科植物诃子	*Terminalia chebula* Retz.	Ⅲ	诃子
使君子科植物绒毛诃子	*Terminalia chebula* Retz. var. *tomentella* Kurt.	Ⅲ	诃子
山茱萸科植物山茱萸	*Cornus officinalis* sieb. et Zucc.	Ⅲ	山茱萸
兰科植物环草石斛	*Dendrobium loddigessii* Rolfe.	Ⅲ	石斛
兰科植物马鞭石斛	*Dendrobium fimbriatum* Hook. var. *oculatum* Hook.	Ⅲ	石斛
兰科植物黄草石斛	*Dendrobium chrysanthum* Wall.	Ⅲ	石斛
兰科植物铁皮石斛	*Dendrobium candidum* Wall. ex Lindl.	Ⅲ	石斛
兰科植物金钗石斛	*Dendrobium nobile* Lindl.	Ⅲ	石斛
伞形科植物新疆阿魏	*Ferula sinkiangensis* K. M. Shen.	Ⅲ	阿魏
伞形科植物阜康阿魏	*Ferula fukanensis* K. M. Shen.	Ⅲ	阿魏
木犀科植物连翘	*Forsythia suspensa*(Thunb.)Vahl	Ⅲ	连翘
伞形科植物羌活	*Notopterygium incisum* Ting ex H. T. Chang	Ⅲ	羌活
伞形科植物宽叶羌活	*Notopterygium forbesii* Boiss.	Ⅲ	羌活

三、野生药材资源管理具体规定

1. 一级保护野生药材物种的管理

一级保护野生药材物种禁止采猎，物种属于自然淘汰的，其药用部分由各级药材公司负责经营管理，但不得出口。

2. 二、三级保护野生药材物种的管理

采猎、收购二、三级保护野生药材物种的，必须按照批准的计划执行。采猎二、三级保护野生药材物种的，不得在禁止采猎区、禁止采猎期进行采猎，不得使用禁用工具进行采猎。采猎二三级保护野生药材物种的，必须持有采药证。取得采药证后，需要进行采伐或狩猎的，必须分别向有关部门申请采伐证或狩猎证。二、三级保护野生药材物种属于国家计划管理的品种，由中国药材公司统一经营管理；其余品种由产地县药材公司或其委托单位按照计划收购。二、三级保护野生药材物种的药用部分，除国家另有规定外，实行限量出口。

3. 罚则

擅自采猎受保护的野生药材物种的单位或个人，由当地县以上医药管理部门会同同级有关部门没收其非法采猎的野生药材及使用工具，并处以罚款。未经该保护区管理部门批准，擅自进入野生药材资源保护区从事科研、教学、旅游等活动的，当地县以上医药管理部门和自然保护区主管部门有权制止；造成损失的，必须追究其赔偿责任。擅自经营出口受保护的野生药材物种的，由工商行政管理部门或有关部门没收其野生药材和全部违法所得，并处以罚款。保护野生药材资源管理部门工作人员徇私舞弊的，由所在单位或上级管理部门给予行政处分；造成野生药材资源损失的，必须承担赔偿责任。破坏野生药材资源情节严重，构成犯罪的，由司法机关依法追究刑事责任。

第四节　中药材生产质量管理规范概述

一、GAP 基本框架

我国《中药材生产质量管理规范（试行）》（good agricultural practice for chinese crude drugs，简称中药材 GAP，以下简称 GAP）于 2002 年 3 月 18 日经原国家药品监督管理局局务会议审议通过，并于 2002 年 6 月 1 日起施行。实施中药材 GAP 目的是规范中药材生产全过程，从源头上控制中药饮片，中成药及保健药品，保健食品的质量，并和国际接轨，以达到药材"真实、优质、稳定、可控"的目的。

GAP 共十章 57 条，包括从产前（如种子品质标准化）、产中（如生产技术管理各个环节标准化）到产后（如加工、贮运等标准化）的全过程都要遵循规范，从而形成一套完整而有科学的管理体系。其框架如下。

第一章　总则	第二章　产地生态环境
第三章　种质和繁殖材料	第四章　栽培与养殖管理
第五章　采收与初加工	第六章　包装、运输与储藏
第七章　质量管理	第八章　人员和设备
第九章　文件管理	第十章　附则

二、GAP 主要内容

1. 产地生态环境

生产企业应按中药材产地适宜性优化原则，因地制宜，合理布局。产地的环境应符合国家相应标准。药用动物养殖企业应满足动物种群对生态因子的需求及与生活、繁殖等相适应的条件。

2. 种质和繁殖材料

对养殖、栽培或野生采集的药用动植物，应准确鉴定其物种。种子、菌种和繁殖材料在生产、储运过程中应实行检验和检疫制度；防止伪劣种子、菌种和繁殖材料的交易与传播。应按动物习性进行药用动物的引种及驯化。加强中药材良种选育、配种工作，建立良种繁育基地，保护药用动植物种质资源。

3. 药用植物的栽培管理

栽培药用植物要根据其生长发育要求，确定栽培适宜区域，并制定相应的种植规程。根据药用植物的营养特点及土壤的供肥能力，确定施肥种类、时间和数量，应以有机肥为主，有限度地使用化学肥料，禁止施用城市生活垃圾、工业垃圾及医院垃圾和粪便。根据药用植物不同生长发育时期的需水规律及气候条件、土壤水分状况，适时、合理灌溉和排水。根据药用植物生长发育特性和不同的药用部位，加强田间管理，及时采取打顶、摘蕾、整枝、修剪、覆盖遮阴等措施，调控植株生长发育，提高药材产量，保持质量稳定。药用植物病虫害的防治应采取综合防治策略。必须施用农药时，应采用最小有效剂量，并选用高效、低毒、低残留农药，以降低农药残留和重金属污染，保护生态环境。

4. 药用动物养殖管理

根据药用动物生存环境、食性、行为特点及对环境的适应能力等，确定相应的养殖方式和方法，制定相应的养殖规程和管理制度。科学配制饲料，定时定量投喂。适时适量地补充精料、维生素、矿物质及其他必要的添加剂，不得添加激素、类激素等添加剂。视季节、气温、通气等情况，确定给水的时间及次数。根据药用动物栖息、行为等特性，建造具有一定空间的固定场所及必要的安全设施。合理划分养殖区，对群饲药用动物要有适当密度。养殖环境应保持清洁卫生，建立消毒制度。药用动物的疫病防治，应以预防为主，定期接种疫苗。发现患病动物，应及时隔离。传染病患动物应处死，火化或深埋。禁止将中毒、感染疫病的药用动物加工成中药材。

5. 采收与初加工

野生或半野生药用动植物的采集应坚持"最大持续产量"的原则，有计划地进行野生抚育、轮采与封育。根据产品质量及植物单位面积产量或动物养殖数量，并参考传统采收经验等因素确定适宜的采收时间和方法。采收机械、器具应保持清洁、无污染，存放在无虫鼠害和禽畜的干燥场所。采收及初加工过程中应尽可能排除非药用部分及异物。采收后，经过拣选、清洗、切制或修整等适宜的加工，需干燥的应采用适宜的方法和技术迅速干燥，并控制温度和湿度，使中药材不受污染，有效成分不被破坏。鲜用药材可采用冷藏、砂藏、罐贮、生物保鲜等适宜的保鲜方法，尽可能不使用保鲜剂和防腐剂。加工场地应清洁、通风，具有遮阳、防雨和防鼠、虫及禽畜的设施。地道药材应按传统方法进行加工。

6. 包装、运输与贮藏

包装前应检查并清除劣质品及异物。包装应按标准操作规程操作，并有批包装记录。包装使用的材料应是清洁、干燥、无污染、无破损，并符合药材质量要求。在每件药材包装上，应注明品名、规格、产地、批号、包装日期、生产单位，并附有质量合格的标志。易破碎的药材应使用坚固的箱盒包装；毒性、麻醉性、贵细药材应使用特殊包装，并应贴上相应的标记。

药材批量运输时，不应与其他有毒、有害、易串味物质混装。运载容器应具有较好的通气性，以保持干燥，并应有防潮措施。

药材仓库应通风、干燥、避光，必要时安装空调及除湿设备，并具有防鼠、虫、禽畜的措施。地面应整洁、无缝隙、易清洁。药材应存放在货架上，与墙壁保持足够距离，防止虫蛀、霉变、腐烂、泛油等现象发生，并定期检查。

7. 质量管理

生产企业应设质量管理部门，负责中药材生产全过程的监督管理和质量监控，并应配备与药材生产规模、品种检验要求相适应的人员、场所、仪器和设备。质量管理部门的主要职责：①负责环境监测、卫生管理；②负责生产资料、包装材料及药材的检验，并出具检验报告；③负责制订培训计划，并监督实施；④负责制订和管理质量文件，并对生产、包装、检验等各种原始记录进行管理。

检验报告应由检验人员、质量检验部门负责人签章。检验报告应存档。不合格的中药材不得出场和销售。

8. 人员和设备

生产企业的技术负责人、质量管理部门负责人应有相关专业的大专以上学历及一定的生产实践经验。从事中药材生产、田间工作和养殖的人员应具备相关知识并熟悉相关技术。从事加工、包装、检验的人员应定期进行健康检查，患有传染病、皮肤病或外伤性疾病等不得从事直接接触药材的工作。对从事中药材生产的有关人员应定期接受培训与考核。

中药材产地应设厕所或盥洗室，排出物不应对环境及产品造成污染。生产企业生产和检验用的仪器、仪表、量具、衡器等其适用范围和精密度应符合生产和检验的要求，有明显的状态标志，并定期校验。

9. 文件管理

生产企业应有生产管理、质量管理等标准操作规程。每种中药材的生产全过程均应详细记录，必要时可附照片或图像。所有原始记录、生产计划及执行情况、合同及协议书等均应存档，至少保存 5 年。档案资料应有专人保管。

三、GAP 认证管理

为贯彻执行《中华人民共和国药品管理法》及《中华人民共和国药品管理法实施条例》，规范中药材 GAP 认证工作，保证中药材 GAP 认证工作的顺利进行，原国家食品药品监督管理局制定了《中药材生产质量管理规范认证管理办法（试行）》及《中药材 GAP 认证检查评定标准（试行）》。

1. GAP 认证管理部门

根据《中药材生产质量管理规范认证管理办法（试行）》的规定，国家食品药品监督管理部门负责全国中药材 GAP 认证工作；负责中药材 GAP 认证检查评定标准及相关文件的制定、修订工作；负责中药材 GAP 认证检查员的培训、考核和聘任等管理工作。各省、自治区、直辖市食品药品监督管理局负责本行政区域内中药材生产企业的 GAP 认证申报资料初审和通过中药材 GAP 认证企业的日常监督管理工作。

2. GAP 认证程序

（1）申报　申请中药材 GAP 认证的中药材生产企业，其申报的品种至少完成一个生产周期。申报时需填写《中药材 GAP 认证申请表》并向所在省、自治区、直辖市食品药品监督管理局提交相关材料。

（2）地方局初审　省、自治区、直辖市食品药品监督管理局收到申报资料后，应在 40 个工作日内提出初审意见，符合规定的，将初审意见及认证资料转报国家食品药品监督管理部门。

（3）国家局形式审查　国家食品药品监督管理部门组织对初审合格的中药材 GAP 认证资料进行形式审查，审查工作时限为 5～30 个工作日，符合要求的予以受理并转局认证中心。

（4）制定检查方案　局认证中心在收到申请资料后 30 个工作日内提出技术审查意见，制定现场检查方案。

（5）现场检查　检查组对企业实施中药材 GAP 的情况进行检查，并做出综合评定意见，形成书面报告。

（6）技术审核　局认证中心收到现场检查报告后 20 个工作日内进行技术审核，符合规定的，报国家食品药品监督管理部门审批。符合《中药材生产质量管理规范》的，颁发《中药材 GAP 认证书》并予以公告。

3. GAP 时效

《中药材 GAP 认证书》有效期一般为 5 年。生产企业应在《中药材 GAP 认证书》有限期满前 6 个月重新申请认证。

第五节　中药保健品的管理

一、中药保健品概述

随着经济的高速发展，生活质量的提高，人们越来越关注自身的健康，认识到进食保健食品确实能够满足人们健康长寿的需求。人们产生这样一种观念：与其生病后吃药，不如平时注意日常的饮食和饮食结构，适时适当地服用保健品能够防患于未然。

我国的中医中药宝库中很早就有"药食同源"的说法，其意是：药借食味，食借药力，以通过美味的药源，达到防病治病的目的。化学药制成的保健品，大多为各种营养素的组合，不仅缺乏理想的保健效果，且理论根据不严谨，对人体造成的毒副反应后果严重；这就使人们强烈呼唤回归自然，希望食用天然的中草药和绿色植物制成的保健品。

目前已审批上市的中药保健品功能主要分布在：改善胃肠功能、改善睡眠、改善营养缺乏症、促进生长发育、促进排铅、调节血糖、调节内分泌、美容养颜、减肥、降血脂、抗辐射、抗疲劳、提高免疫力、增强记忆、改善骨质疏松等功能上。

在保健食品巨大的市场前景和客观的经济利益面前，许多生产、销售保健食品的企业为了取得最大化经济利益，而生产、销售劣质保健品，使得消费者使用保健食品后无任何保健作用，更甚者出现毒副作用。因此需加强对保健食品的监管力度。

二、药食同源物质名录

为了进一步规范保健食品原料管理，根据《中华人民共和国食品卫生法》，原卫生部于2002年印发了《既是食品又是药品的物品名单》、《可用于保健食品的物品名单》和《保健食品禁用物品名单》。

1. 既是食品又是药品的物品名单（按笔画顺序排列）

丁香、八角茴香、刀豆、小茴香、小蓟、山药、山楂、马齿苋、乌梢蛇、乌梅、木瓜、火麻仁、代代花、玉竹、甘草、白芷、白果、白扁豆、白扁豆花、龙眼肉（桂圆）、决明子、百合、肉豆蔻、肉桂、余甘子、佛手、杏仁（甜、苦）、沙棘、牡蛎、芡实、花椒、赤小豆、阿胶、鸡内金、麦芽、昆布、枣（大枣、酸枣、黑枣）、罗汉果、郁李仁、金银花、青果、鱼腥草、姜（生姜、干姜）、枳椇子、枸杞子、栀子、砂仁、胖大海、茯苓、香橼、香薷、桃仁、桑叶、桑椹、橘络、桔梗、益智仁、荷叶、莱菔子、莲子、高良姜、淡竹叶、淡豆豉、菊花、菊苣、黄芥子、黄精、紫苏、紫苏籽、葛根、黑芝麻、黑胡椒、槐米、槐花、蒲公英、蜂蜜、榧子、酸枣仁、鲜白茅根、鲜芦根、蝮蛇、橘皮、薄荷、薏苡仁、薤白、覆盆子、藿香。

2. 可用于保健食品的物品名单（按笔画顺序排列）

人参、人参叶、人参果、三七、土茯苓、大蓟、女贞子、山茱萸、川牛膝、川贝母、川芎、马鹿胎、马鹿茸、马鹿骨、丹参、五加皮、五味子、升麻、天门冬、天麻、太子参、巴戟天、木香、木贼、牛蒡子、牛蒡根、车前子、车前草、北沙参、平贝母、玄参、生地黄、生何首乌、白及、白术、白芍、白豆蔻、石决明、石斛（需提供可使用证明）、地骨皮、当归、竹茹、红花、红景天、西洋参、吴茱萸、怀牛膝、杜仲、杜仲叶、沙苑子、牡丹皮、芦荟、苍术、补骨脂、诃子、赤芍、远志、麦门冬、龟甲、佩兰、侧柏叶、制大黄、制何首乌、刺五加、刺玫果、泽兰、泽泻、玫瑰花、玫瑰茄、知母、罗布麻、苦丁茶、金荞麦、金樱子、青皮、厚朴、厚朴花、姜黄、枳壳、枳实、柏子仁、珍珠、绞股蓝、葫芦巴、茜草、荜茇、韭菜子、首乌藤、香附、骨碎补、党参、桑白皮、桑枝、浙贝母、益母草、积雪草、淫羊藿、菟丝子、野菊花、银杏叶、黄芪、湖北贝母、番泻叶、蛤蚧、越橘、槐实、蒲黄、蒺藜、蜂胶、酸角、墨旱莲、熟大黄、熟地黄、鳖甲。

3. 保健食品禁用物品名单（按笔画顺序排列）

八角莲、八里麻、千金子、土青木香、山莨菪、川乌、广防己、马桑叶、马钱子、六角莲、天仙子、巴豆、水银、长春花、甘遂、生天南星、生半夏、生白附子、生狼毒、白降丹、石蒜、关木通、农吉痢、夹竹桃、朱砂、米壳（罂粟壳）、红升丹、红豆杉、红茴香、红粉、羊角拗、羊踯躅、丽江山慈姑、京大戟、昆明山海棠、河豚、闹羊花、青娘虫、鱼藤、洋地黄、洋金花、牵牛子、砒石（白砒、红砒、砒霜）、草乌、香加皮（杠柳皮）、骆驼蓬、鬼臼、莽草、铁棒槌、铃兰、雪上一枝蒿、黄花夹竹桃、斑蝥、硫黄、雄黄、雷公藤、颠茄、藜芦、蟾酥。

三、保健食品的管理

介于药品与食品之间的保健食品，一直是政府监管的难题。我国虽然已经有了《食品卫生法》《保健食品管理办法》《保健食品注册管理办法（试行）》等一系列关于保健食品的法律法规，但由于规定过于抽象、缺少有效衔接，执行得并不理想。同时还存在着多部门"分段监管为主、品种监督为辅"的监管格局，更导致了保健食品监管的空白化，甚至出现了地方政府部门互相推诿的现象。为了加强保健食品的监管，随着政府机构职能的调整，国家食品药品监督管理部门对于保健食品的监管职责得到了加强。2003年原国家药品监督管理局获得了保健食品审批权。为规范保健食品的注册行为，保证保健食品的质量，保障人体食用安全，根据《中华人民共和国食品卫生法》、《中华人民共和国行政许可法》，2005年原国家食品药品监督管理局颁布实施了《保健食品注册管理办法（试行）》（以下称《办法》）。2008年7月21日保健食品的卫生监督管理职责也由原卫生部划入原国家食品药品监督管理局。

《办法》中规定国家食品药品监督管理部门主管全国保健食品注册管理工作，负责对保健食品的审批。省、自治区、直辖市（食品）药品监督管理部门受国家食品药品监督管理部门委托，负责对国产保健食品注册申请资料的受理和形式审查，对申请注册的保健食品试验和样品试制的现场进行核查，组织对样品进行检验。此外，还对保健食品的申请与审批、原料与辅料、标签与说明书、试验与检验、再注册、复审、法律责任等进行了规定。

[案例]

骨片冒充中药鹿角片

某市食品药品监督管理局在对辖区内某医疗机构进行检查时，发现其使用的中药饮片鹿角片存在可疑，遂对其进行抽样送检。经市药品检验所检验，该批中药饮片中混有其他骨片，属于"以非药品冒充药品或者以他种药品冒充此种药品"，完全符合《药品管理法》第四十八条第二款第（二）项关于假药的定性。

本案中，虽然没有明确指出混入的其他骨片是否属于药品，但这并不影响案件的定性。因为，如果本案中的其他骨片不是药品，则可以依法认定为"以非药品冒充药品"；如果其他骨片是药品，则可依法认定为"以其他药品冒充此种药品"，无论其他骨片是否属于药品，将其混入鹿角片就符合《药品管理法》关于假药的规定。

但是，该中药饮片中部分为鹿角片正品药材，另一部分掺入了其他骨片，为伪品。所以，该食品药品监督管理局在处理这批中药饮片时，进行了区别对待，只处理了掺假的那部分中药饮片。

（杨波）

第十章　药品信息管理

药品信息管理的含义很广泛，本教材从药事管理的角度，主要对药品标识物的管理；药品广告的管理；互联网药品信息服务的管理；药品不良反应监测的管理；药学信息载体等内容做以介绍。

第一节　药品标识物管理

药品的包装、标签、说明书，又称药品标识物。药品标识物是作为整体商品的药品的重要组成部分，是药品外在质量的主要体现，也是医师和药师决定用药和指导消费者购买选择的重要药品信息来源之一。对药品标识物的管理，是各国药事管理部门对药品监督管理的重要内容之一。

一、药品包装管理

药品包装是指药品在使用、保管、运输和销售过程中，为保持其价值和保护其安全而用包装材料经技术处理的一种状态。药品的包装分为内包装和外包装。内包装是指直接与药品接触的包装，如安瓿、大输液瓶、片剂或胶囊剂的泡罩铝箔等，是保证药品在生产、运输、贮藏及使用过程中的质量，并便于医疗使用的重要因素之一。内包装以外的包装称为外包装，按由里向外可分为中包装和大包装。外包装根据药品特性选用不易破损的包装，以保证药品在运输、贮藏、使用过程中的质量。

（一）药品包装的功能

1. 保护药品功能

在物流系统中，包装的主要作用是保护商品，避免在运输和储存过程中发生货损货差。药品的高质量性要求和生命关联性使药品包装的保护功能更加突出。一方面，药品在生产、运输、储存和使用过程中，易受外界自然环境，如温度、湿度、空气、光线等影响，必须借由相应包装材料和容器提供防潮、密封、避光、控温等措施，以防止药品质量发生变化；药品外包装在药品储运过程中，发挥防破损、防冻、防潮、防虫鼠的作用。另一方面，完整的药品包装，能够有效防止掺杂、掺假，以及被儿童误用等情况的发生，保护人们用药的安全。

2. 提高效率功能

在药品生产和流通过程中，按药品形态和标准订单数量包装药品，有助于提高物流作业的效率，合理的包装能够保证药品流通迅速便利，方便药品，尤其是原料药和中药材的运输和储存，降低物流费用。不同的药物及其剂型选用适当的剂量包装，能够方便医疗使用。

3. 信息传递功能

药品包装的另一个重要功能就是信息传递。药品包装本身及其所附的标签和说明书上，往往简略或详细地列出药品名称、作用用途、用法用量、毒副作用、禁忌证、注意事项、规格含量、贮藏、有效期、批准文号等内容，这是药品生产、流通部门向医药卫生专业人员和消费者宣传介绍药品特性、指导合理用药和普及医药知识的重要媒介。

（二）药包材和容器的质量管理

直接接触药品的包装材料和容器，简称药包材，是药品不可分割的一部分，它伴随着药品生产、流通、使用的全过程。很多药品制剂，如胶囊剂、气雾剂、水针剂等本身就是依附包装而存在的。目前，世界上大多数国家均将药包材的质量监督管理作为药品质量监督管理的重要组成部分。

2000年4月，原国家药品监督管理局制定了《药品包装用材料、容器管理办法》（暂行），并于同年10月下发"关于实施《药品包装用材料、容器管理办法》（暂行）加强药品包装材料监督管理工作的通知"。2001年修订颁布的《药品管理法》中，进一步明确了对药包材的质量要求与监督管理。同年11月，原国家药品监督管理局发布了"实施《药品管理法》加强药品包装材料监督管理有关问题的通知"。

药包材的质量管理相关内容如下。

1. 药包材的质量要求

《药品管理法》规定，直接接触药品的包装容器和材料，必须符合药用要求，符合保障人体健康、安全的标准，并由药品监督管理部门在审批药品时一并审批。

药包材、容器在使用过程中，有的成分可能会被所接触的药品溶出，或与药品发生相互作用，或被药品浸泡腐蚀脱片，结果会直接影响药品质量，或对药品质量及人体健康造成隐患。因此药包材的组成配方、原辅料及生产工艺必须与所包装的药品相适应。具体要求包括：药包材必须按法定标准生产，不符合法定标准的药包材不得生产、销售、使用；药包材必须无毒，与药品不发生化学作用，不发生成分脱落或迁移至药品当中，必须保证和方便患者安全用药；药包材必须按照国家对保障人体健康、安全的强制性标准的要求进行使用，不符合强制性国家标准的不得使用等。

2. 药包材生产企业许可证制度

原国家药品监督管理局制定的《药品包装材料生产企业许可证管理产品目录》（以下简称《目录》），列入《目录》的产品原则为：药品生产企业不需要加工处理或不宜处理即可使用的直接接触药品的包装材料。对纳入《目录》的药包材生产企业，实施《药品包装材料生产企业许可证》管理，由国家食品药品监督管理部门安全监管司统一组织实施。《许可证》由国家食品药品监督管理部门统一印制，有效期5年。

3. 药包材注册制度

为保证药包材生产、经营、使用质量，我国对药包材实施注册制度。主要内容如下。

1）药包材须经药品监督管理部门注册并获得《药品包装材料注册证书》后方可生产。未经注册的药包材不得生产、销售、经营和使用。《药品包装材料注册证书》有效期为5年，期满前六个月按规定申请换发。

2）首次进口的药包材（国外企业、中外合资境外企业生产），须取得国家食品药品监督管理部门核发的《进口药品包装材料注册证书》，并经国家食品药品监督管理部门授权的药包材检验机构检验合格后，方可在中国境内销售、使用。《进口药品包装材料注册证书》有效期为2年，期满前六个月按规定申请换发。

3）《药品包装材料注册证书》不得伪造、变造、出租、出借。药包材注册证书所列内容发生变化的，持证单位应自发生变化30日之内向原发证机关申请办理变更手续或重新注册。

4. 药包材的审批制度

药品生产企业作为药包材的使用单位，在确定药品包装用材料和容器时，必须依法经过审批。《药品管理法》第52条规定："直接接触药品的包装容器和材料，由药品监督管理部门在审批药品时一并审批。药品生产企业不得使用未经批准的直接接触药品的包装材料和容器。对不合格的药包材和容器，由药品监督管理部门责令停止使用。"2001年11月，原国家药品监督管理局发布的"实施《药品管理法》加强药包材监督管理有关问题的通知"中，进一步明确，从2001年12月1日起，申请新药、仿制药注册时，申报单位应按规定提供选用药包材的《药品包装材料注册证》或《进口药品包装材料注册证》的复印件，质量标准及稳定性研究资料，在申报药品时一并审批。

二、药品包装、标签、说明书的法制化管理

（一）我国药品包装、标签、说明书的法制化管理

为了规范药品市场秩序，维护广大消费者的合法权益，保证人民群众用药安全，2000年4月，原国家食品药品监督管理局颁布了《药品包装、标签和说明书管理规定》（暂行）（23号局令），规定了药品包装、标签和说明书由国家统一管理，并制定了药品说明书的标准格式。2001年新修订颁布的《药品管理法》第六章"药品包装的管理"中，将药品包装、标签和说明书的内容纳入法律的强制性规定范围内。2001年4月原国家食品药品监督管理局发布"关于贯彻实施23号局令，统一药品批准文号工作的通知"，2001年12月原国家食品药品监督管理局发布"关于做好统一换发药品批准文号工作的通知"，明确提出，我国上市药品将分阶段逐步统一药品说明书和药品批准文号，清理、整顿药品包装、标签。2001年6月和11月原国家药品监督管理局相继颁布了《药品说明书规范细则》（暂行）和《药品包装、标签规范细则》（暂行），进一步明确了药品包装、标签和说明书审核规范。从2000年10月至2001年底，开展了统一换发药品批准文号与规范药品包装、标签、说明书的清理整顿工作，使药品包装、标签、说明书混乱的情况得到规范而有了根本改观。

我国《药品管理法》第52条至第54条对药包材质量管理和药品包装标签、说明书管理作出了原则性规定。其中对药包材的质量管理规定本节不再赘述。

1) 药品包装必须适合药品质量的要求，方便储存、运输和医疗使用。无论是药品的内包装还是外包装，都要从药品的质量要求出发，保证药品质量不受到损害。在此前提下，要充分考虑到储存、运输和使用的方便。

2) 发运中药材必须有包装。在每件包装上，必须注明品名、产地、日期、调出单位，并附有质量合格的标志。由于我国的传统习俗，中药材的发运往往不进行包装。但是，我国中药材种植广泛，品种繁多；有些中药材外形近似而功效千差万别；不同地区生产的同一种中药材，有效成分的含量也有较大差异。因此，不对中药材进行包装，不标明品名、产地、日期、调出单位等质量保障要素，会造成对中药材辨认困难及产生质量问题时无法追究。

3)《药品管理法》第54条规定："药品包装必须按照规定印有或者贴有标签并附有说明书，标签或者说明书上必须注明药品的通用名称、成分、规格、生产企业、批准文号、产品批号、生产日期、有效期、适应证或者功能、主治、用法、用量、禁忌、不良反应和注意事项。"这一规定明确了药品标签和说明书的粘贴和内容不再是厂家行为，而是法律的强制性规定。

4)《药品管理法》第54条规定："麻醉药品、精神药品、医疗用毒性药品、放射性药品、外用药品和非处方药的标签，必须印有规定的标志。"

（二）药品包装、标签、说明书的其他管理规定

（1）药品包装、标签、说明书必须按照国家食品药品监督管理部门规定的要求印制，其文字及图案不得加入任何未经审批同意的内容。药品包装、标签内容不得超出国家食品药品监督管理部门批准的药品说明书所限定的内容。

药品的包装、标签及说明书在申请该药品注册时依药品的不同类别按照相应的管理规定办理审批手续。已注册上市的药品，凡修订或更改包装、标签或说明书的，均须按照原申报程序履行报批手续。

（2）药品包装内不得夹带任何未经批准的介绍或宣传产品、企业的文字、音像及其他资料。药品包装、标签上印刷的内容对产品的表述要准确无误，除表述安全、合理用药的用词外，不得印有各种不适当宣传产品的文字和标识。

（3）药品的每个最小销售单元的包装（即直接供上市药品的最小包装）必须按照规定印有或贴有标签并附有说明书。药品标签及说明书的文字表述应当科学、规范、准确。非处方药说明书还应使用容易理解的文字表述，以使患者自行判断、选择和使用。药品标签及说明书的文字应当清晰易辨，标识应当清楚醒目，不得有印字脱落或粘贴不牢等现象，不得以粘贴、剪切、涂改等方式进行修改或补充。所用文字使用国家语言文字工作委员会公布的规范化汉字，增加其他文字对照的，应当以汉字表述为准。出于保护公众健康和指导正确合理用药的目的，可以在药品说明书和标签上加注警示语。

（4）药品说明书内容要求

1）药品说明书的编写依据。药品说明书应当包含药品安全性、有效性的重要科学数据、结论和信息，用以指导安全、合理使用药品。药品说明书对疾病名称、药学专业名词、药品名称、临床检验名称和结果的表述，应当采用国家统一颁布或规范的专用词汇，度量衡单位应当符合国家标准的规定。

2）列出全部活性成分、中药药味、辅料。药品说明书应当列出全部活性成分或组方中的全部中药药味。注射剂和非处方药应列出所用的全部辅料名称。处方中含有可能引起严重不良反应成分或者辅料的，应当予以说明。

3）药品说明书修改注意事项。根据药品不良反应监测和药品再评价，药品生产企业应主动提出修改药品说明书，国家食品药品监督管理部门也可要求企业修改。修改的药品说明书应经国家食品药品监督管理部门审核批准后方有效。修改获准的药品说明书内容、药品生产企业应立即通知相关的药品经营企业、使用单位及其他部门，各单位应及时使用。药品说明书核准日期和修改日期应在说明书中醒目标示。

4）详细注明药品不良反应。药品说明书应充分包含药品不良反应信息，并详细注明。药品生产企业未将药品不良反应在说明书中充分说明的，或者未根据药品上市后的安全性、有效性情况及时修改说明书并充分说明不良反应的，由此引起的不良后果由该生产企业承担。

5）药品名称和标识。药品说明书使用的药品名称，必须符合国家食品药品监督管理部门公布的药品通用名称和商品名称的命名原则，并与药品批准证明文件的相应内容一致。禁止使用未经国家食品药品监督管理部门批准的药品名称和未经注册的商标。特殊管理的药品、外用药和非处方药等必须印有专用标识。

（5）药品包装标签的管理规定。药品标签是指药品包装上印有或者贴有的内容，分为内标签和外标签。药品内标签指直接接触药品包装的标签，外标签是指内标签以外的其他包装的标签。

与药品说明书相同，药品标签也是药品信息的重要来源之一，不仅是广大医护人员和患者治疗用药的依据，也是药品生产、经营部门向群众介绍药品特性、指导合理用药和普及医药知识的主要媒介。

（6）药品包装标签的内容及要求。药品包装标签分为内标签、外标签、运输和储藏标签、原料药的标签等 4 类。各类标签的内容有相同，也有不同项目。其全部内容包括药品通用名称、成分、性状、适应证、规格、用法用量、不良反应、禁忌、注意事项、贮藏、包装、生产日期、产品批号、有效期、批准文号、生产企业、执行标准、包装数量、运输注意事项等。

1）药品名称。药品标签中标注的药品名称必须符合国家食品药品监督管理部门公布的药品通用名称和商品名称的命名原则，并与药品批准证明文件的相应内容一致。禁止使用未经国家食品药品监督管理部门批准的药品名称。

药品通用名称应当显著、突出，其字体、字号和颜色必须一致，并符合以下要求：

① 对于横版标签，必须在上三分之一范围内显著位置标出；对于竖版标签，必须在右三分之一范围内显著位置标出；

② 不得选用草书、篆书等不易识别的字体，不得使用斜体、中空、阴影等形式对字体进行修饰；

③ 字体颜色应当使用黑色或者白色，与相应的浅色或者深色背景形成强烈反差；

④ 除因包装尺寸的限制而无法同行书写的，不得分行书写。

药品商品名称不得与通用名称同行书写，其字体和颜色不得比通用名称更突出和显著，其字体以单字面积计不得大于通用名称所用字体的二分之一。

2）注册商标。药品标签使用注册商标的，应当印刷在药品标签的边角，含有文字的，其字体以单字面积计不得大于通用名称所用字体的四分之一。禁止使用未经注册的商标。

3）专用标识。麻醉药品、精神药品、医疗用毒性药品、放射性药品、外用药品和非处方药品等国家规定有专用标识的，在药品标签上必须印有。

4）贮藏。对贮藏有特殊要求的药品，应当在标签的醒目位置注明。

5）有效期。药品标签中的有效期应当按照年、月、日的顺序标注。年份用四位数字表示，月、日用两位数表示。预防用生物制品有效期的标注按照国家食品药品监督管理部门批准的注册标准执行，治疗用生物制品有效期的标注自分装日期计算，其他药品有效期的标注自生产日期计算。有效期若标注到日，应当为起算日期对应年月日的前一天，若标注到月，应当为起算月份对应年月的前一月。

6）一致与区别。同一药品生产企业生产的同一药品，药品规格和包装规格均相同的，其标签的内容、格式及颜色必须一致；药品规格或者包装规格不同的，其标签应当明显区别或者规格项明显标注。同一药品生产企业生产的同一药品，分别按处方药与非处方药管理的，两者的包装颜色应当明显区别。

第二节　药品广告管理

一、药品广告的定义与作用

凡利用各种媒介或者形式发布的广告含有药品名称、药品适应证（功能主治）或者与药品有关的其他内容的，为药品广告。药品广告（advertisement of drug）属于广告的一种，是药品生产企业或者药品经营企业承担费用，通过一定的媒介和形式介绍具体药品品种，直接或间接地进行以药品销售为目的的商业广告。凡是利用各种媒介和形式发布药品广告，包括药品生产、经营企业的产品宣传材料，均属于药品广告。

药品广告的作用　广告在商品经济中，具有不可忽视的沟通产销的媒介作用。在现代药品市场营销中，广告已成为药品促销的必要手段。药品广告的作用主要体现在以下几点。

1. 传递药品信息

广告是传递商品信息的一种经济、迅速和有效的方式。药品广告能使医师、药师、病人了解有关药品的性能、成分、用途和特点，以及适应证、作用机制、注意事项等，有助于医师或病人根据广告信息进行用药选择。同时，广告信息的传播，特别是非处方药信息的传播，对增强人们自我保健意识、培养新的保健需求有一定的作用，对扩大销售量和开发新产品具有重要意义。

2. 促进销售

广告的最终目的在于促进销售。药品广告的目的，就是诱导消费者兴趣，激发购买欲望，促使医师处方或病人购买广告药品。对于产品的潜在顾客，以及新产品的推广，广告具有刺激、鼓励人们作第一次购买的作用，通过试用则可能成为合理选用该药品的顾客。

3. 树立或加深企业形象，增强企业竞争力

同品种同规格的药品很多，药品商标和商品名是药品生产企业的重要标志。因此，药品商标和商品名是否赢得顾客的信赖，直接影响着企业产品的销售量。广告是树立或加深药品商标或商品名印象，进而提升企业信誉的重要途径。另外，由于广告能广泛、经常地接近顾客，使顾客经常感觉和认识该药品的存在，因此也是医药产品进行市场渗透，保护和扩大市场占有率的有力武器。

二、药品广告的范围和内容

（一）药品广告的范围

（1）不得发布广告的药品　麻醉药品、精神药品、医疗用毒性药品、放射性药品；医疗机构配制的制剂；军队特需药品；国家食品药品监督管理部门依法明令停止或者禁止生产、销售和使用的药品；批准试生产的药品。

（2）处方药可以在国家卫生行政部门和国家食品药品监督管理部门共同指定的医学、药学专业刊物上发布广告，但不得在大众传播媒介发布广告或者以其他方式进行以公众为对象的广告宣传。不得以赠送医学、药学专业刊物等形式向公众发布处方药广告。处方药名称与该药品的商标、生产企业字号相同的，不得使用该商标、企业字号在医学、药学专业刊物以外的媒介变相发布广告。不得以处方药名称或者以处方药名称注册的商标以及企业字号为各种活动冠名。

（二）药品广告的内容要求

1）药品广告内容涉及药品适应证或者功能主治、药理作用等内容的宣传，应当以国家食品药品监督管理部门批准的说明书为准，不得进行扩大或者恶意隐瞒的宣传，不得含有说明书以外的理论、观点等内容。

2）药品广告中必须标明药品的通用名称、忠告语、药品广告批准文号、药品生产批准文号；以非处方药商品名称为各种活动冠名的，可以只发布药品商品名称。

3）药品广告必须标明药品生产企业或者药品经营企业名称，不得单独出现"咨询热线"、"咨询电话"等内容。非处方药广告必须同时标明非处方药专用标识（OTC）。药品广告中不得以产品注册商标代替药品名称进行宣传，但经批准作为药品商品名称使用的文字型注册商标除外。已经审查批准的药品广告在广播电台发布时，可不播出药品广告批准文号。

4）处方药广告的忠告语是："本广告仅供医学药学专业人士阅读。"非处方药广告的忠告语是："请按药品说明书或在药师指导下购买和使用。"药品广告中涉及改善和增强性功能内容的，必须与经批准的药品说明书中的适应证或者功能主治完全一致。

对广告内容禁止范围的规定如下。

1）药品广告中有关药品功能疗效的宣传应当科学准确，不得出现下列情形：含有不科学地表示功效的断言或者保证的；说明治愈率或者有效率的；与其他药品的功效和安全性进行比较的；违反科学规律，明示或者暗示包治百病、适应所有症状的；含有"安全无毒副作用"、"毒副作用小"等内容的；含有明示或者暗示中成药为"天然"药品，因而安全性有保证等内容的；含有明示或者暗示该药品为正常生活和治疗病症所必需等内容的；含有明示或暗示服用该药能应付现代紧张生活和升学、考试等需要，能够帮助提高成绩、使精力旺盛、增强竞争力、增高、益智等内容的；其他不科学的用语或者表示，如"最新技术"、"最高科学"、"最先进制法"等。

2）非处方药广告不得利用公众对于医药学知识的缺乏，使用公众难以理解和容易引起混淆的医学、药学术语，造成公众对药品功效与安全性的误解。

3）药品广告应当宣传和引导合理用药，不得直接或者间接怂恿任意、过量地购买和使用药品，不得有以下内容。

① 含有不科学的表述或者使用不恰当的表现形式，引起公众对所处健康状况和所患疾病产生不必要的担忧和恐惧，或者使公众误解不使用该药品会患某种疾病或加重病情的。

② 含有免费治疗、免费赠送、有奖销售、以药品作为礼品或者奖品等促销药品内容的。

③ 含有"家庭必备"或者类似内容的。

④ 含有"无效退款"、"保险公司保险"等保证内容的。

⑤ 含有评比、排序、推荐、指定、选用、获奖等综合性评价内容的。

⑥ 药品广告不得含有利用医药科研单位、学术机构、医疗机构或者专家、医生、患者的名义和形象作证明的内容。

4）药品广告不得使用国家机关和国家机关工作人员的名义；不得含有军队单位或者军队人员的名义、形象；不得利用军队装备、设施从事药品广告宣传；不得含有涉及公共信息、公共事件或其他与公共利益相关联的内容，如各类疾病信息、经济社会发展成果或医药科学以外的科技成果。

5）药品广告不得在未成年人出版物和广播电视频道、节目、栏目上发布；不得以儿童为诉求对象，不得以儿童名义介绍药品；不得含有医疗机构的名称、地址、联系办法、诊疗项目、诊疗方法以及有关义诊、医疗（热线）咨询、开设特约门诊等医疗服务的内容。

按照规定必须在药品广告中出现的内容，其字体和颜色必须清晰可见、易于辨认。上述内容在电视、电影、互联网、显示屏等媒体发布时，出现时间不得少于 5 秒。

三、药品广告的审批

省、自治区、直辖市药品监督管理部门是药品广告的审查机关，负责本行政区域内药品广告的审查工作。县级以上工商行政管理部门是药品广告的监督管理机关。国家食品药品监督管理部门对药品广告审查机关的药品广告审查工作进行指导和监督，对药品广告审查机关违反《药品广告审查办法》的行为，依法予以处理。

（一）药品广告的申请

1）药品广告批准文号的申请人必须是具有合法资格的药品生产企业或者药品经营企业。药品经营企业作为申请人的，必须征得药品生产企业的同意。申请人可以委托代办人代办药品广告批准文号的申办事宜。

2）申请药品广告批准文号，应当向药品生产企业所在地的药品广告审查机关提出。申请进口药品广告批准文号，应当向进口药品代理机构所在地的药品广告审查机关提出。申请药品广告批准文号，应当提交《药品广告审查表》，并附与发布内容相一致的样稿（样片、样带）和药品广告申请的电子文件，同时提交以下真实、合法、有效的证明文件：①申请人的《营业执照》复印件；申请人的《药品生产许可证》或者《药品经营许可证》复印件；②申请人是药品经营企业的，应当提交药品生产企业同意其作为申请人的证明文件原件；③代办人代为申办药品广告批准文号的，应当提交申请人的委托书原件和代办人的营业执照复印件等主体资格证明文件；④药品批准证明文件（含《进口药品注册证》、《医药产品注册证》）复印件、批准的说明书复印件和实际使用的标签及说明书；⑤非处方药品广告需提交非处方药品审核登记证书复印件或相关证明文件的复印件；⑥申请进口药品广告批准文号的，应当提供进口药品代理机构的相关资格证明文件的复印件；⑦广告中涉及药品商品名称、注册商标、专利等内容的，应当提交相关有效证明文件的复印件以及其他确认广告内容真实性的证明文件；⑧提供所规定的证明文件的复印件，需加盖证件持有单位的印章。

（二）药品广告的审查

1）有下列情形之一的，药品广告审查机关不予受理该企业该品种药品广告的申请：①药品广告的范围和内容不符合规定的；②撤销药品广告批准文号行政程序正在执行中的。

2）药品广告审查机关收到药品广告批准文号申请后，对申请人提交的证明文件的真实性、合法性、有效性进行审查，并依法对广告内容进行审查。对审查合格的药品广告，发给药品广告批准文号。药品广告批准文号为"X药广审（视）第0000000000号"、"X药广审（声）第0000000000号"、"X药广审（文）第0000000000号"。其中"X"为各省、自治区、直辖市的简称。数字部分由10位数字组成，前6位代表审查年月，后4位代表广告批准序号。"视"、"声"、"文"代表用于广告媒介形式的分类代号。药品广告批准文号有效期为1年，到期作废。对批准的药品广告，药品监督管理部门应当及时向社会予以公布。

3）在药品生产企业所在地和进口药品代理机构所在地以外的异地发布药品广告，在发布前应当到发布地药品广告审查机关办理备案。

4）经批准的药品广告，在发布时不得更改广告内容。药品广告内容需要改动的，应当重新申请药品广告批准文号。

5）已经批准的药品广告有下列情形之一的，原审批的药品广告审查机关应当向申请人发出《药品广告复审通知书》进行复审。复审期间，该药品广告可以继续发布。①国家食品药品监督管理部门认为药品广告审查机关批准的药品广告内容不符合规定的；②省级以上广告监督管理机关提出复审建议的；③药品广告审查机关认为应当复审的其他情形。经复审，认为与法定条件不符的，收回《药品广告审查表》，原药品广告批准文号作废。

6）有下列情形之一的，药品广告审查机关应当注销药品广告批准文号：①《药品生产许可证》、《药品经营许可证》被吊销的；②药品批准证明文件被撤销、注销的；③国家食品药品监督管理部门或者省、自治区、直辖市药品监督管理部门责令停止生产、销售和使用的药品。

（三）药品广告的监督处理

1）篡改经批准的药品广告内容进行虚假宣传的，由药品监督管理部门责令立即停止该药品广告的发布，撤销该品种药品的广告批准文号，1年内不受理该品种的广告审批申请。

2）对任意扩大产品适应证（功能主治）范围、绝对化夸大药品疗效、严重欺骗和误导消费者的违法广告，省以上药品监督管理部门一经发现，应当采取行政强制措施，暂停该药品在辖区内的销售，同时责令违法发布药品广告的企业在当地相应的媒体发布更正启事。违法发布药品广告的企业按要求发布更正启事后，省以上药品监督管理部门应当在15个工作日内做出解除行政强制措施的决定；需要进行药品检验的，药品监督管理部门应当自检验报告书发出之日起 15 日内，做出是否解除行政强制措施的决定。

3）对提供虚假材料申请药品广告审批，被药品广告审查机关在受理审查中发现的，1 年内不受理该企业该品种的广告审批申请。对提供虚假材料申请药品广告审批，取得药品广告批准文号的，药品广告审查机关在发现后应当撤销该药品广告批准文号，并 3 年内不受理该企业该品种的广告审批申请。

4）被收回、注销或者撤销药品广告批准文号的药品广告，必须立即停止发布；异地药品广告审查机关停止受理该企业该药品广告批准文号的广告备案。收回、注销或者撤销药品广告批准文号的，应当自做出行政处理决定之日起 5 个工作日内通知同级广告监督管理机关，由广告监督管理机关依法予以处理。

5）异地发布药品广告未向发布地药品广告审查机关备案的，发布地药品广告审查机关发现后，应当责令限期办理备案手续，逾期不改正的，停止该药品品种在发布地的广告发布活动。

6）县级以上药品监督管理部门应当对审查批准的药品广告发布情况进行监测检查。对违法发布的药品广告，各级药品监督管理部门应当移送同级广告监督管理机关查处；属于异地发布篡改经批准的药品广告内容的，发布地药品广告审查机关还应当向原审批的药品广告审查机关提出依照《药品管理法》撤销药品广告批准文号的建议。

7）对发布违法药品广告，情节严重的，省、自治区、直辖市药品监督管理部门予以公告，并及时上报国家食品药品监督管理部门，国家食品药品监督管理部门定期汇总发布。必要时，由国家工商行政管理总局会同国家食品药品监督管理部门联合予以公告。

8）对未经审查批准发布的药品广告，或者发布的药品广告与审查批准的内容不一致的，广告监督管理机关应当依据《广告法》规定予以处罚；构成虚假广告或者引人误解的虚假宣传的，广告监督管理机关依据《广告法》第三十七条、《反不正当竞争法》第二十四条规定予以处罚。

9）药品广告审查机关和药品广告监督管理机关的工作人员玩忽职守、滥用职权、徇私舞弊的，给予行政处分。构成犯罪的，依法追究刑事责任。

第三节　互联网药品信息服务管理

为加强药品监督管理，规范互联网药品信息服务活动，保证互联网药品信息的真实、准确，根据《中华人民共和国药品管理法》、《互联网信息服务管理办法》，原国家食品药品监督管理局于 2004 年 7 月 8 日发布了《互联网药品信息服务管理办法》。

一、互联网药品信息服务

（一）互联网药品信息服务定义

互联网药品信息服务，是指通过互联网向上网用户提供药品（含医疗器械）信息的服务活动。

（二）互联网药品信息服务的分类

互联网药品信息服务分为经营性和非经营性两类。经营性互联网药品信息服务是指通过互联网向上网用户有偿提供药品信息等服务的活动。非经营性互联网药品信息服务是指通过互联网向上网用户无偿提供公开的、共享性药品信息等服务的活动。

（三）互联网药品信息服务管理机构

1）国家食品药品监督管理部门对全国提供互联网药品信息服务活动的网站实施监督管

理。省、自治区、直辖市药品监督管理局对本行政区域内提供互联网药品信息服务活动的网站实施监督管理。

2）提供互联网药品信息服务的网站，应当在向国务院信息产业主管部门或者省级电信管理机构申请办理经营许可证或者办理备案手续之前，按照属地监督管理的原则，向该网站主办单位所在地省、自治区、直辖市药品监督管理部门提出申请，经审核同意，符合条件的核发给《互联网药品信息服务资格证书》，取得提供互联网药品信息服务的资格。

二、互联网药品信息服务要求

（一）互联网登载药品信息规定

提供互联网药品信息服务网站所登载的药品信息必须科学、准确，必须符合国家的法律、法规和国家有关药品、医疗器械管理的相关规定。

提供互联网药品信息服务的网站不得发布麻醉药品、精神药品、医疗用毒性药品、放射性药品、戒毒药品和医疗机构制剂的产品信息。

（二）互联网发布药品广告的规定

提供互联网药品信息服务的网站发布的药品（含医疗器械）广告，必须经过药品监督管理部门审查批准，并要注明广告审查批准文号。

（三）《互联网药品信息服务资格证书》

1）《互联网药品信息服务资格证书》的格式由国家食品药品监督管理部门统一制定。提供互联网药品信息服务的网站，应当在其网站主页显著位置标注《互联网药品信息服务资格证书》的证书编号。

2）《互联网药品信息服务资格证书》有效期为5年。有效期届满，需要继续提供互联网药品信息服务的，持证单位应当在有效期届满前6个月内，向原发证机关申请换发《互联网药品信息服务资格证书》。原发证机关进行审核后，认为符合条件的，予以换发新证；认为不符合条件的，发给不予换发新证的通知并说明理由，原《互联网药品信息服务资格证书》由原发证机关收回并公告注销。省、自治区、直辖市药品监督管理部门根据申请人的申请，应当在《互联网药品信息服务资格证书》有效期届满前作出是否准予其换证的决定。逾期未作出决定的，视为准予换证。

3）《互联网药品信息服务资格证书》可以根据互联网药品信息服务提供者的书面申请，由原发证机关收回，原发证机关应当报国家食品药品监督管理部门备案并发布公告。被收回《互联网药品信息服务资格证书》的网站不得继续从事互联网药品信息服务。

4）互联网药品信息服务提供者变更下列事项之一的，应当向原发证机关申请办理变更手续，填写《互联网药品信息服务项目变更申请表》，同时提供下列相关证明文件：

① 《互联网药品信息服务资格证书》中审核批准的项目（互联网药品信息服务提供者单位名称、网站名称、IP地址等）；

② 互联网药品信息服务提供者的基本项目（地址、法定代表人、企业负责人等）；

③ 网站提供互联网药品信息服务的基本情况（服务方式、服务项目等）。

省、自治区、直辖市药品监督管理部门自受理变更申请之日起20个工作日内作出是否同意变更的审核决定。同意变更的，将变更结果予以公告并报国家食品药品监督管理部门备案；不同意变更的，以书面形式通知申请人并说明理由。

省、自治区、直辖市（食品）药品监督管理部门对申请人的申请进行审查时，应当公示审批过程和审批结果。申请人和利害关系人可以对直接关系其重大利益的事项提交书面意见进行陈述和申辩。依法应当听证的，按照法定程序举行听证。

三、开办互联网药品信息服务的审批

（一）开办条件

申请提供互联网药品信息服务，除应当符合《互联网信息服务管理办法》规定的要求外，还应当具备下列条件：

① 互联网药品信息服务的提供者应当为依法设立的企事业单位或者其他组织；

② 具有与开展互联网药品信息服务活动相适应的专业人员、设施及相关制度；

③ 有两名以上熟悉药品、医疗器械管理法律、法规和药品、医疗器械专业知识，或者依法经资格认定的药学、医疗器械技术人员。

（二）申请开办应提交的材料

申请提供互联网药品信息服务，应当填写国家食品药品监督管理部门统一制发的《互联网药品信息服务申请表》，向网站主办单位所在地省、自治区、直辖市药品监督管理部门提出申请，同时提交以下材料：

1）企业营业执照复印件（新办企业提供工商行政管理部门出具的名称预核准通知书及相关材料）。

2）网站域名注册的相关证书或者证明文件。从事互联网药品信息服务网站的中文名称，除与主办单位名称相同的以外，不得以"中国"、"中华"、"全国"等冠名；除取得药品招标代理机构资格证书的单位开办的互联网站外，其他提供互联网药品信息服务的网站名称中不得出现"电子商务"、"药品招商"、"药品招标"等内容。

3）网站栏目设置说明（申请经营性互联网药品信息服务的网站需提供收费栏目及收费方式的说明）。

4）网站对历史发布信息进行备份和查阅的相关管理制度及执行情况说明。

5）药品监督管理部门在线浏览网站上所有栏目、内容的方法及操作说明。

6）药品及医疗器械相关专业技术人员学历证明或者其专业技术资格证书复印件、网站负责人身份证复印件及简历。

7）健全的网络与信息安全保障措施，包括网站安全保障措施、信息安全保密管理制度、用户信息安全管理制度。

8）保证药品信息来源合法、真实、安全的管理措施、情况说明及相关证明。

四、处罚规定

（一）违反《互联网药品信息服务资格证书》管理规定

1）未取得或者超出有效期使用《互联网药品信息服务资格证书》从事互联网药品信息服务的，由国家食品药品监督管理部门或者省、自治区、直辖市药品监督管理部门给予警告，并责令其停止从事互联网药品信息服务；情节严重的，移送相关部门，依照有关法律、法规给予处罚。

2）提供互联网药品信息服务的网站不在其网站主页的显著位置标注《互联网药品信息服务资格证书》的证书编号的，国家食品药品监督管理部门或者省、自治区、直辖市药品监督管理部门给予警告，责令限期改正；在限定期限内拒不改正的，对提供非经营性互联网药品信息服务的网站处以500元以下罚款，对提供经营性互联网药品信息服务的网站处以5000元以上1万元以下罚款。

3）省、自治区、直辖市药品监督管理部门违法对互联网药品信息服务申请作出审核批准的，原发证机关应当撤销原批准的《互联网药品信息服务资格证书》，由此给申请人的合法权益造成损害的，由原发证机关依照国家赔偿法的规定给予赔偿；对直接负责的主管人员

和其他直接责任人员，由其所在单位或者上级机关依法给予行政处分。

4）互联网药品信息服务提供者在其业务活动中，违法使用《互联网药品信息服务资格证书》的，由国家食品药品监督管理部门或者省、自治区、直辖市药品监督管理部门依照有关法律、法规的规定处罚。

(二) 违反互联网药品信息服务的其他处罚

有下列情形之一的，由国家食品药品监督管理部门或者省、自治区、直辖市药品监督管理部门给予警告，责令限期改正；情节严重的，对提供非经营性互联网药品信息服务的网站处以 1000 元以下罚款，对提供经营性互联网药品信息服务的网站处以 1 万元以上 3 万元以下罚款；构成犯罪的，移送司法部门追究刑事责任：

1）已经获得《互联网药品信息服务资格证书》，但提供的药品信息直接撮合药品网上交易的；

2）已经获得《互联网药品信息服务资格证书》，但超出审核同意的范围提供互联网药品信息服务的；

3）提供不真实互联网药品信息服务并造成不良社会影响的；

4）擅自变更互联网药品信息服务项目的。

第四节　药品不良反应监测管理

药品不良反应报告和监测是药品监督管理的一项重要内容，事关确保人民用药安全有效，提高全民的健康水平。依法开展药品不良反应报告和监测工作，科学指导合理用药、确保人民用药安全有效是药品生产、经营企业、医疗卫生机构的重要职责。

《药品管理法》第七十一条明确地规定国家实行药品不良反应报告和处理制度，同时规定了药品生产、经营企业和医疗机构在药品不良反应监测中应履行的法律责任和义务。为贯彻执行《药品管理法》，切实做好药品不良反应监测工作，原国家卫生部、原国家食品药品监督管理局于 2004 年 3 月 4 日联合颁布了《药品不良反应报告和监测管理办法》，2011 年对此办法进行了修订，并于 2011 年 7 月 1 日实施新办法，从而进一步加强对上市药品的安全监管，规范药品不良反应报告和监测的管理，保障公众用药安全。进一步完善自 1999 年我国正式全面实行的药品不良反应报告制度。

一、药品不良反应用语的含义、分类

(一) 药品不良反应用语的含义

(1) 药品不良反应　是指合格药品在正常用法用量下出现的与用药目的无关的或意外的有害反应。

(2) 药品不良反应报告和监测　是指药品不良反应的发现、报告、评价和控制的过程。

(3) 新的药品不良反应　是指药品说明书中未载明的不良反应。

(4) 严重药品不良反应　是指因使用药品引起以下损害情形之一的反应：①引起死亡；②危及生命；③致癌、致畸、致出生缺陷；④导致显著的或者永久的人体伤残或者器官功能的损伤；⑤导致住院或住院时间延长；⑥导致其他重要医学事件，如不进行治疗可能出现上述所列情况的。

(5) 药品群体不良事件　是指同一药品在使用过程中，在相对集中的时间、区域内，对一定数量人群的身体健康或者生命安全造成损害或者威胁，需要予以紧急处置的事件。

同一药品：指同一生产企业生产的同一药品名称、同一剂型、同一规格的药品。

（6）药品重点监测 是指为进一步了解药品的临床使用和不良反应发生情况，研究不良反应的发生特征、严重程度、发生率等，开展的药品安全性监测活动。

（二）WHO药品不良反应的分类

（1）A类药品不良反应（量变性异常） 此类药品不良反应是由于药品本身的药理作用增强而发生的，常与剂量或合并用药有关。多数能预测，发生率较高而死亡率较低。

（2）B类药品不良反应（质变性异常） 此类药品不良反应是与药品的正常药理作用完全无关的异常反应。B类药品不良反应难预测，发生率低而死亡率高。

（3）C型药品不良反应 一般用药后很长一段时间后出现，潜伏期较长，药品和药品不良反应之间没有明确的时间关系，又称为迟现性不良反应。如致畸、致癌、致突变的"三致"作用。其特点是发生率高，用药史复杂，难以预测。发生机制大多不清，有待进一步研究。

（4）药物相互作用引起的不良反应。

二、机构及职责

国家食品药品监督管理部门主管全国药品不良反应监测工作，地方各级药品监督管理部门主管本行政区域内的药品不良反应报告和监测工作。各级卫生行政部门负责本行政区域内医疗机构与实施药品不良反应报告制度有关的管理工作。

地方各级药品监督管理部门应当建立健全药品不良反应监测机构，负责本行政区域内药品不良反应报告和监测的技术工作。设区的市级、县级药品监督管理部门负责本行政区域内药品不良反应报告和监测的管理工作；与同级卫生行政部门联合组织开展本行政区域内发生的药品群体不良事件的调查，并采取必要控制措施；组织开展本行政区域内药品不良反应报告和监测的宣传、培训工作。县级以上卫生行政部门应当加强对医疗机构临床用药的监督管理，在职责范围内依法对已确认的严重药品不良反应或者药品群体不良事件采取相关的紧急控制措施。

（一）国家食品药品监督管理部门的主要职责

1）会同国家卫生行政部门制定药品不良反应报告的管理规章和政策，并监督实施；

2）与国家卫生行政部门联合组织开展全国范围内影响较大并造成严重后果的药品群体不良事件的调查和处理，并发布相关信息；

3）对已确认发生严重药品不良反应或者药品群体不良事件的药品依法采取紧急控制措施，作出行政处理决定，并向社会公布；

4）通报全国药品不良反应报告和监测情况；

5）组织检查药品生产、经营企业的药品不良反应报告和监测工作的开展情况，并与国家卫生行政部门联合组织检查医疗机构的药品不良反应报告和监测工作的开展情况。

（二）省、自治区、直辖市药品监督管理局的主要职责

1）根据本办法与同级卫生行政部门共同制定本行政区域内药品不良反应报告和监测的管理规定，并监督实施；

2）与同级卫生行政部门联合组织开展本行政区域内发生的影响较大的药品群体不良事件的调查和处理，并发布相关信息；

3）对已确认发生严重药品不良反应或者药品群体不良事件的药品依法采取紧急控制措施，作出行政处理决定，并向社会公布；

4）通报本行政区域内药品不良反应报告和监测情况；

5）组织检查本行政区域内药品生产、经营企业的药品不良反应报告和监测工作的开展

情况，并与同级卫生行政部门联合组织检查本行政区域内医疗机构的药品不良反应报告和监测工作的开展情况；

6）组织开展本行政区域内药品不良反应报告和监测的宣传、培训工作。

（三）国家药品不良反应监测中心的主要职责

国家药品不良反应监测中心负责全国药品不良反应报告和监测技术工作，并履行以下主要职责：

1）承担国家药品不良反应报告和监测资料的收集、评价、反馈和上报，以及全国药品不良反应监测信息网络的建设和维护；

2）制定药品不良反应报告和监测的技术标准和规范，对地方各级药品不良反应监测机构进行技术指导；

3）组织开展严重药品不良反应的调查和评价，协助有关部门开展药品群体不良事件的调查；

4）发布药品不良反应警示信息；

5）承担药品不良反应报告和监测的宣传、培训、研究和国际交流工作。

（四）省级药品不良反应监测机构的主要职责

省级药品不良反应监测机构负责本行政区域内的药品不良反应报告和监测的技术工作，并履行以下主要职责：

1）承担本行政区域内药品不良反应报告和监测资料的收集、评价、反馈和上报，以及药品不良反应监测信息网络的维护和管理；

2）对设区的市级、县级药品不良反应监测机构进行技术指导；

3）组织开展本行政区域内严重药品不良反应的调查和评价，协助有关部门开展药品群体不良事件的调查；

4）组织开展本行政区域内药品不良反应报告和监测的宣传、培训工作。

（五）其他药品不良反应监测机构及人员的主要职责

设区的市级、县级药品不良反应监测机构负责本行政区域内药品不良反应报告和监测资料的收集、核实、评价、反馈和上报；开展本行政区域内严重药品不良反应的调查和评价；协助有关部门开展药品群体不良事件的调查；承担药品不良反应报告和监测的宣传、培训等工作。

药品生产、经营企业和医疗机构应当建立药品不良反应报告和监测管理制度。药品生产企业应当设立专门机构并配备专职人员，药品经营企业和医疗机构应当设立或者指定机构并配备专（兼）职人员，承担本单位的药品不良反应报告和监测工作。

从事药品不良反应报告和监测的工作人员应当具有医学、药学、流行病学或者统计学等相关专业知识，具备科学分析评价药品不良反应的能力。

三、报告及处置

（一）关于个例药品不良反应

1）药品生产、经营企业和医疗机构获知或者发现可能与用药有关的不良反应，应当通过国家药品不良反应监测信息网络报告；不具备在线报告条件的，应当通过纸质报表报所在地药品不良反应监测机构，由所在地药品不良反应监测机构代为在线报告。

2）个人发现新的或者严重的药品不良反应，可以向经治医师报告，也可以向药品生产、经营企业或者当地的药品不良反应监测机构报告，必要时提供相关的病历资料。

3）药品生产、经营企业和医疗机构应当主动收集药品不良反应，获知或者发现药品不良反应后应当详细记录、分析和处理，并报告。发现或者获知新的、严重的药品不良反应应当在 15 日内报告，其中死亡病例须立即报告；其他药品不良反应应当在 30 日内报告。有随访信息的，应当及时报告。药品生产企业应当对获知的死亡病例进行调查，详细了解死亡病例的基本信息、药品使用情况、不良反应发生及诊治情况等，并在 15 日内完成调查报告，报药品生产企业所在地的省级药品不良反应监测机构。

4）设区的市级、县级药品不良反应监测机构应当对收到的药品不良反应报告的真实性、完整性和准确性进行审核。严重药品不良反应报告的审核和评价应当自收到报告之日起 3 个工作日内完成，其他报告的审核和评价应当在 15 个工作日内完成。

设区的市级、县级药品不良反应监测机构应当对死亡病例进行调查，详细了解死亡病例的基本信息、药品使用情况、不良反应发生及诊治情况等，自收到报告之日起 15 个工作日内完成调查报告，报同级药品监督管理部门和卫生行政部门，以及上一级药品不良反应监测机构。

省级药品不良反应监测机构应当在收到下一级药品不良反应监测机构提交的严重药品不良反应评价意见之日起 7 个工作日内完成评价工作。

对死亡病例，事件发生地和药品生产企业所在地的省级药品不良反应监测机构均应当及时根据调查报告进行分析、评价，必要时进行现场调查，并将评价结果报省级药品监督管理部门和卫生行政部门，以及国家药品不良反应监测中心。

国家药品不良反应监测中心应当及时对死亡病例进行分析、评价，并将评价结果报国家食品药品监督管理部门和国家卫生行政部门。

5）新药监测期内的国产药品应当报告该药品的所有不良反应；其他国产药品，报告新的和严重的不良反应。进口药品自首次获准进口之日起 5 年内，报告该进口药品的所有不良反应；满 5 年的，报告新的和严重的不良反应。

（二）关于药品群体不良事件

1）药品生产、经营企业和医疗机构获知或者发现药品群体不良事件后，应当立即通过电话或者传真等方式报所在地的县级药品监督管理部门、卫生行政部门和药品不良反应监测机构，必要时可以越级报告。

药品生产企业获知药品群体不良事件后应当立即开展调查，详细了解药品群体不良事件的发生、药品使用、患者诊治以及药品生产、储存、流通、既往类似不良事件等情况，在 7 日内完成调查报告，报所在地省级药品监督管理部门和药品不良反应监测机构；同时迅速开展自查，分析事件发生的原因，必要时应当暂停生产、销售、使用和召回相关药品，并报所在地省级药品监督管理部门。

2）设区的市级、县级药品监督管理部门获知药品群体不良事件后，应当立即与同级卫生行政部门联合组织开展现场调查，并及时将调查结果逐级报至省级药品监督管理部门和卫生行政部门。

省级药品监督管理部门与同级卫生行政部门联合对设区的市级、县级的调查进行督促、指导，对药品群体不良事件进行分析、评价，对本行政区域内发生的影响较大的药品群体不良事件，还应当组织现场调查，评价和调查结果应当及时报国家食品药品监督管理部门和国家卫生行政部门。

对全国范围内影响较大并造成严重后果的药品群体不良事件，国家食品药品监督管理部门应当与国家卫生行政部门联合开展相关调查工作。

3）药品经营企业发现药品群体不良事件应当立即告知药品生产企业，同时迅速开展自查，必要时应当暂停药品的销售，并协助药品生产企业采取相关控制措施。

医疗机构发现药品群体不良事件后应当积极救治患者，迅速开展临床调查，分析事件发生的原因，必要时可采取暂停药品的使用等紧急措施。

药品监督管理部门可以采取暂停生产、销售、使用或者召回药品等控制措施。卫生行政部门应当采取措施积极组织救治患者。

（三）关于境外发生的严重药品不良反应

1）进口药品和国产药品在境外发生的严重药品不良反应，药品生产企业应当自获知之日起 30 日内报送国家药品不良反应监测中心。国家药品不良反应监测中心要求提供原始报表及相关信息的，药品生产企业应当在 5 日内提交。

2）国家药品不良反应监测中心应当对收到的药品不良反应报告进行分析、评价，每半年向国家食品药品监督管理部门和国家卫生行政部门报告，发现提示药品可能存在安全隐患的信息应当及时报告。

3）进口药品和国产药品在境外因药品不良反应被暂停销售、暂停使用或者撤市的，药品生产企业应当在获知后 24 小时内书面报国家食品药品监督管理部门和国家药品不良反应监测中心。

（四）关于定期安全性更新报告

1）药品生产企业应当对本企业生产药品的不良反应报告和监测资料进行定期汇总分析，汇总国内外安全性信息，进行风险和效益评估，撰写定期安全性更新报告。定期安全性更新报告的撰写规范由国家药品不良反应监测中心负责制定。

2）设立新药监测期的国产药品，应当自取得批准证明文件之日起每满 1 年提交一次定期安全性更新报告，直至首次再注册，之后每 5 年报告一次；其他国产药品，每 5 年报告一次。首次进口的药品，自取得进口药品批准证明文件之日起每满一年提交一次定期安全性更新报告，直至首次再注册，之后每 5 年报告一次。定期安全性更新报告的汇总时间以取得药品批准证明文件的日期为起点计，上报日期应当在汇总数据截止日期后 60 日内。

3）国产药品的定期安全性更新报告向药品生产企业所在地省级药品不良反应监测机构提交。进口药品（包括进口分包装药品）的定期安全性更新报告向国家药品不良反应监测中心提交。省级药品不良反应监测机构应当对收到的定期安全性更新报告进行汇总、分析和评价，于每年 4 月 1 日前将上一年度定期安全性更新报告统计情况和分析评价结果报省级药品监督管理部门和国家药品不良反应监测中心。国家药品不良反应监测中心应当对收到的定期安全性更新报告进行汇总、分析和评价，于每年 7 月 1 日前将上一年度国产药品和进口药品的定期安全性更新报告统计情况和分析评价结果报国家食品药品监督管理部门和国家卫生行政部门。

四、药品重点监测

省级以上药品监督管理部门可以联合同级卫生行政部门指定医疗机构作为监测点，承担药品重点监测工作。同时要求如下。

1）药品生产企业应当经常考察本企业生产药品的安全性，对新药监测期内的药品和首次进口 5 年内的药品，应当开展重点监测，并按要求对监测数据进行汇总、分析、评价和报告；对本企业生产的其他药品，应当根据安全性情况主动开展重点监测。

2）省级以上药品监督管理部门根据药品临床使用和不良反应监测情况，可以要求药品生产企业对特定药品进行重点监测；必要时，也可以直接组织药品不良反应监测机构、医疗机构和科研单位开展药品重点监测。

3）省级以上药品不良反应监测机构负责对药品生产企业开展的重点监测进行监督、检查，并对监测报告进行技术评价。

五、评价与控制

1）药品生产企业应当对收集到的药品不良反应报告和监测资料进行分析、评价，并主动开展药品安全性研究。并对已确认发生严重不良反应的药品，通过各种有效途径将药品不良反应、合理用药信息及时告知医务人员、患者和公众；采取修改标签和说明书，暂停生产、销售、使用和召回等措施，减少和防止药品不良反应的重复发生。对不良反应大的药品，应当主动申请注销其批准证明文件。同时应当将药品安全性信息及采取的措施报所在地省级药品监督管理部门和国家食品药品监督管理部门。

2）药品经营企业和医疗机构应当对收集到的药品不良反应报告和监测资料进行分析和评价，并采取有效措施减少和防止药品不良反应的重复发生。

3）省级及国家药品不良反应监测机构应当每季度对收到的药品不良反应报告进行综合分析，提取需要关注的安全性信息，并进行评价，提出风险管理建议，及时报相关部门。药品监督管理部门根据分析评价结果，可以要求企业开展药品安全性、有效性相关研究。必要时，应当采取暂停生产、销售、使用和召回药品等措施，对不良反应大的药品，应当撤销药品批准证明文件，并监督检查，同时将采取的措施通报同级卫生行政部门。

4）省级以上药品不良反应监测机构根据分析评价工作需要，可以要求药品生产、经营企业和医疗机构提供相关资料，相关单位应当积极配合。

六、信息管理

各级药品不良反应监测机构应当对收到的药品不良反应报告和监测资料进行统计和分析，并以适当形式反馈。同时以此为依据加强药品监督管理、指导合理用药。

1）国家药品不良反应监测中心应当根据对药品不良反应报告和监测资料的综合分析和评价结果，及时发布药品不良反应警示信息。

2）省级以上药品监督管理部门应当定期发布药品不良反应报告和监测情况。

3）下列信息由国家食品药品监督管理部门和国家卫生行政部门或授权省级药品监督管理部门和卫生行政部门统一发布：①影响较大并造成严重后果的药品群体不良事件；②其他重要的药品不良反应信息和认为需要统一发布的信息。

4）鼓励医疗机构、药品生产企业、药品经营企业之间共享药品不良反应信息。但在药品不良反应报告和监测过程中获取的商业秘密、个人隐私、患者和报告者信息应当予以保密。

七、法律责任

1）药品生产企业有下列情形之一的，由所在地药品监督管理部门给予警告，责令限期改正，可以并处五千元以上三万元以下的罚款：

① 未按照规定建立药品不良反应报告和监测管理制度，或者无专门机构、专职人员负责本单位药品不良反应报告和监测工作的；

② 未建立和保存药品不良反应监测档案的；

③ 未按照要求开展药品不良反应或者群体不良事件报告、调查、评价和处理的；

④ 未按照要求提交定期安全性更新报告的；

⑤ 未按照要求开展重点监测的；

⑥ 不配合严重药品不良反应或者群体不良事件相关调查工作的；

⑦ 其他违反本办法规定的。

药品生产企业有前款规定第④项、第⑤项情形之一的，按照《药品注册管理办法》的规定对相应药品不予再注册。

2）药品经营企业有下列情形之一的，由所在地药品监督管理部门给予警告，责令限期改正；逾期不改的，处三万元以下的罚款：

① 无专职或者兼职人员负责本单位药品不良反应监测工作的；

② 未按照要求开展药品不良反应或者群体不良事件报告、调查、评价和处理的；

③ 不配合严重药品不良反应或者群体不良事件相关调查工作的。

3）医疗机构有下列情形之一的，由所在地卫生行政部门给予警告，责令限期改正；逾期不改的，处三万元以下的罚款。情节严重并造成严重后果的，由所在地卫生行政部门对相关责任人给予行政处分：

① 无专职或者兼职人员负责本单位药品不良反应监测工作的；

② 未按照要求开展药品不良反应或者群体不良事件报告、调查、评价和处理的；

③ 不配合严重药品不良反应和群体不良事件相关调查工作的。

药品监督管理部门发现医疗机构有前款规定行为之一的，应当移交同级卫生行政部门处理。卫生行政部门对医疗机构作出行政处罚决定的，应当及时通报同级药品监督管理部门。

4）各级药品监督管理部门、卫生行政部门和药品不良反应监测机构及其有关工作人员在药品不良反应报告和监测管理工作中违反本办法，造成严重后果的，依照有关规定给予行政处分。药品生产、经营企业和医疗机构违反相关规定，给药品使用者造成损害的，依法承担赔偿责任。

第五节　药品信息咨询、药品批准文号

一、药品信息咨询

（一）药品信息

药品信息是药品的自然属性，是物质、疾病和病人三方面的知识和信息的集合。药品不等同于一般的化学物质和天然产物，只有具有确定的生物医学效果的物质同时包含了必要的信息才能算是完整意义上的药品。药品的使用过程就是药品信息的传递和应用过程，自药品开发立项、研制生产、临床使用直至临床再评价等全过程都需要药品信息支持。

（二）药品信息载体

1. 药品说明书

药品说明书是医师、药师和病人在治疗用药时的科学依据，是药品生产、经营部门向医药卫生人员和人民群众宣传介绍药品特性、指导合理用药和普及用药知识的主要媒介。

2. 药学论著和药学期刊

撰写药学论文是开展国内外学术交流，积累和提供药品信息的重要手段，是把药学科研成果或知识记诸文字，以有利于把科学知识转化为直接生产力的重要方法。

（1）辞书　药典、辞典、手册、专著等是药品信息系统性的总结，其信息来源准确可靠，结论清晰，利用方便，但应注意版本的时间性。《中国药典》被制作成电子版，方便在电脑上快速查阅。

（2）杂志期刊　期刊是药品信息的主要载体，是辞书等二手信息的来源。受地域和侧重点的影响，每种杂志的刊登重点不尽相同，只是信息的初步分类。

《中国药学年鉴》是系统反映中国药学领域各方面的发展和主要成就的药学学科年鉴，

内容涉及药学研究、药学教学、药品生产与流通、医院药学、药政管理、药学书刊、药学人物、学会及学术活动等。

（3）文摘期刊　《中国药学文摘》创刊于 1982 年，每年一卷，卷索引单独成册。从国内发行的医药期刊和内部编印的资料汇编、会议论文集中收集药学文献，以摘要和题录等形式报道国内药学各方面进展。

《国际药学文摘》由美国医院药师协会于 1964 年创办，半月刊，每年一卷。收载 700 多种医药、化学和生物学期刊中的药学文摘，内容涉及药学的各个分支学科和主要的研究主题，其中有大量关于医院药学的研究和进展文献，对从事药房实践的药师特别实用。

《化学文摘》创办于 1907 年，收集化学化工方面的文献，覆盖了化学化工文献量的 98%。周刊，每半年一卷。其中药学文献最为集中的有药理学类、药剂学类、药物分析类。

3. 电子数据库和药学网站

信息数据库光盘已非常普及，同时几乎所有光盘数据库都建有相应网站。下面介绍几个常用的网站。

1）国家药品监督管理部门信息中心。有数据库查询、医药信息服务、医药信息专题服务、中国医疗器械网等栏目。数据库有药学文献库、医药企业库、药品专利库、国内新药库、药品包装库、OTC 数据库、进口药品注册品种库等。

2）中国知识产权局。中国专利局检索咨询中心是国家科委指定的国家一级查新单位，可提供国际联机检索服务，检索 DIALOG、STN 联机检索系统数据库。

3）中国期刊网。是由中国学术期刊（光盘版）电子杂志社建立的大型学术期刊全文、题录、摘要检索网站。

4）中国万方数据。

5）中国卫生事业。

6）中国科学院科学数据库。

7）美国国家医学图书馆。

8）美国食品药品管理局。

9）美国化学文摘服务社。

10）国际药学文摘。

二、药品批准文号

药品批准文号系指国家批准的该药品的生产文号，是药品生产合法性的主要标志。《药品注册管理办法》规定，国家食品药品监督管理部门对认为符合规定的申请发给《药品注册批件》和药品批准文号。

（一）药品批准文号的审批

我国对新药、已有国家标准的药品、进口药品及部分原料药和中药材、中药饮片实行药品批准文号管理。《药品管理法》第三十一条明确规定："生产新药或者已有国家标准的药品，须经国务院药品监督管理部门批准，并发给药品批准文号；但是，生产没有实施批准文号管理的中药材和中药饮片除外。实施批准文号管理的中药材、中药饮片品种目录由国务院药品监督管理部门会同国务院中医药管理局制定。"

（二）药品批准文号的规范管理

2001 年以前实行的是国家标准、地方标准和国家卫生行政部门颁发的部颁标准共存的批准文号管理模式，上市药品的批准文号相当混乱。

2001 年原国家药品监督管理局在《统一换发并规范药品批准文号格式的通知》中要求：

自 2001 年 1 月 1 日起每种药品的每一规格发给一个批准文号。除经国家食品药品监督管理部门批准的药品委托生产和异地加工外，同一药品不同企业发给不同的药品批准文号。

所有药品批准文号使用统一的格式：国药准字＋1 位字母＋8 位数字；试生产药品批准文号格式：国药试字＋1 位字母＋8 位数字。其中化学药品使用字母"H"，中药使用字母"Z"，通过国家食品药品监督管理部门整顿的保健药品使用字母"B"，生物制品使用字母"F"，体外化学诊断试剂使用字母"T"，药用辅料使用字母"F"，进口分包装药品使用字母"J"。数字第 1、2 位为原批准文号的来源代码，其中"10"代表原卫生部批准的药品，"19"、"20"代表 2002 年 1 月 1 日以前国务院药品监督管理部门批准的药品，其他使用各省行政区划代码前两位的，为原各省级卫生行政部门批准的药品。数字第 3、第 4 位为换发批准文号之年公元年号的后两位数字，但来源于国家卫生行政部门和国家食品药品监督管理部门的批准文号仍使用原文号年号的后两位数字。数字第 5～8 位为顺序号。全国药品生产企业已合法生产的药品批准文号统一换发为新的药品批准文号。药品批准文号采用的我国行政区划代码见表 10-1。

表 10-1　药品批准文号采用的中华人民共和国行政区划代码

代　码	省（自治区、直辖市）	代　码	省（自治区、直辖市）	代　码	省（自治区、直辖市）
110000	北京市	340000	安徽省	510000	四川省
120000	天津市	350000	福建省	520000	贵州省
130000	河北省	360000	江西省	530000	云南省
140000	山西省	370000	山东省	540000	西藏自治区
150000	内蒙古自治区	410000	河南省	610000	陕西省
210000	辽宁省	420000	湖北省	620000	甘肃省
220000	吉林省	430000	湖南省	630000	青海省
230000	黑龙江省	440000	广东省	640000	宁夏回族自治区
310000	上海市	450000	广西壮族自治区	650000	新疆维吾尔自治区
320000	江苏省	460000	海南省		
330000	浙江省	500000	重庆市		

如某药品批准文号为国药准字 Z13020736，代表该药品为原河北省卫生行政部门 2002 年批准的中药品种，0736 是转变为国药准字后的顺序号；又如某药品批准文号为国药准字 J10933232，代表该药品为原卫生部 1993 年批准的进口分装药品，3232 是转变为国药准字后的顺序号；国药准字 J20040006，表明该药系进口分装药品，国家食品药品监督管理部门于 2004 年批准，顺序号为 0006。

[案例]

违法药品广告具体情况分析

1. 西安××药业股份有限公司生产的"参龟固本酒"，其功能主治为"益气养血，健脾滋肾，祛湿活络。用于气血亏虚，肝肾不足所致的精神疲倦，头昏眼花，失眠健忘，食欲不振，夜尿频多，腰膝酸软，关节酸痛"。而该药品广告宣称"主治心脑血管、风湿性疾病、肾病、胃病、贫血"、"只需 7 天，夜尿多现象得以消除，胃功能得到恢复……寿命延长 30 年"等。

广告中对产品功能主治的宣传超出了国家食品药品监督管理部门批准的内容，含有不科学地表示功效的断言和保证，违反《广告法》等法律法规的规定，严重欺骗和误导消费者。

2. 哈尔滨××生物制药有限责任公司生产的"壮肾安神片"，其功能主治为"滋阴补肾。用于肾阴不足所致头晕目眩，心悸耳鸣，神志不宁，腰膝酸软"。而该药品广告宣称"适用人群为男性早泄阳痿，女性缺血、月经不调、白带增多"、"服用6个疗程左右，可使男人女人从此告别阳痿早泄，失眠盗汗，肾动力恢复到20岁时的年轻状态，可延缓更年期4～6年"等。

广告中对产品功能主治的宣传超出了国家食品药品监督管理部门批准的内容，含有不科学地表示功效的断言和保证，违反《广告法》等法律法规的规定，严重欺骗和误导消费者。

3. 哈尔滨××制药集团有限公司生产的"木竭胶囊"，其功能主治为"补肾活血，温经止痛。适用于肾虚血瘀，寒邪闭阻所致的疼痛、僵硬、麻木等症及骨质增生兼有上述症状的辅助治疗"。而该药品广告宣称"5类骨病人群急需木竭胶囊：各种颈椎病、腰椎病、坐骨神经痛、肩周炎、股骨头坏死患者"、"重病患者3～4个疗程就可以根治骨刺，治愈率总体约为98%，高出其他药物约50%以上，安全性高，无任何副作用"等。

广告中对产品功能主治的宣传超出了国家食品药品监督管理部门批准的内容，含有不科学地表示功效的断言和保证，并含有贬低同类产品的内容，违反《广告法》等法律法规的规定，严重欺骗和误导消费者。

4. 广州××药厂生产的"咳喘顺丸"，其功能主治为"健脾燥湿，宣肺平喘，化痰止咳。用于慢性支气管炎所致的气喘胸闷，咳嗽痰多"。而该药品广告宣称"主治急慢性支气管炎、哮喘、肺气肿、肺心病"、"7天改善咳痰喘，三周期全面康复"、"安全、无毒副作用"等。

广告中对产品功能主治的宣传超出了国家食品药品监督管理部门批准的内容，含有不科学地表示功效的断言和保证，违反《广告法》等法律法规的规定，严重欺骗和误导消费者。

5. 长春市××药业集团有限公司生产的"天麻胶囊（广告中标示名称：中华风骨王）"，其功能主治为"祛风除湿，舒筋通络，活血止痛。用于肢体拘挛，手足麻木，腰腿酸痛"。而该药品广告宣称"主治急慢性风湿、类风湿、产后风、肩周炎、关节炎、颈椎病、腰椎病、大骨节"、"使药物透过7层关节组织，直到病灶，迅速修复骨细胞的双效因子"、"服用2～3天疼痛明显减轻，2～3个疗程风湿骨病全面康复"等。

广告中对产品功能主治的宣传超出了国家食品药品监督管理部门批准的内容，含有不科学地表示功效的断言和保证，同时药品名称宣传不规范，违反《广告法》等法律法规的规定，严重欺骗和误导消费者。

6. 山东××制药有限公司生产的"气血双补丸"，其功能主治为"补气养血。用于气虚血亏引起的少气懒言，语言低微，面色萎黄，四肢无力，形体消瘦，经血不调"。而该药品广告宣称"8种慢性病同服一种药：心脑血管病、风湿病、胃肠疾病、呼吸疾病、男女肾虚、糖尿病、前列腺病、妇科病"、"吃了两个疗程，走路好多了肠胃也好了，一身老毛病好得差不多了"等。

广告中对产品功能主治的宣传超出了国家食品药品监督管理部门批准的内容，含有不科学地表示功效的断言和保证，并利用患者的名义为产品的功效作证明，违反《广告法》等法律法规的规定，严重欺骗和误导消费者。

7. 西安×××药业有限公司生产的"虫草双参酒"，其功能主治为"补肾健脾，益气活血。用于脾肾亏虚，气虚血瘀所致的腰膝酸软，倦怠乏力，头晕目眩，气短懒言，食欲不振，肢体疼痛，麻木"。而该药品广告宣称"风湿、类风湿、骨病、心血管病、胃肠病、哮喘……如果您有上述症状，请不要急着吃药，现在只需要喝口酒就能治好"、"喝了'虫草双参酒'，转头灵活，低头也不晕了""免费试喝，买3赠1"等。

广告中对产品功能主治的宣传超出了国家食品药品监督管理部门批准的内容，含有不科学地表示功效的断言和保证，并利用患者的名义为产品的功效作证明，违反《广告法》等法律法规的规定，严重欺骗和误导消费者。

（杨波）

第十一章　药品知识产权保护

在人类历史发展进程中，人们创造了大量的财富，这些财富在社会制度不同的国家，具有不同的占有方式，这就是财产权。世界上财产权可以分为两大类：即有形财产权和无形财产权。产权的最大特点就是其所有人可以任意使用他的财产，而其他任何人未经许可不得使用其财产，否则就是违法行为，应依法受到制裁。

第一节　知识产权概述

一、知识产权的概念

知识产权（intellectual property）是指公民或法人等主体依据法律的规定，对其从事智力创作或创新活动所产生的知识产品所享有的专有权利，又称为"智力成果权"，是一种"无形财产权"。

二、知识产权的范围

知识产权包括：工业产权和版权（在我国称为著作权）一共两部分。

工业产权包括专利、商标、服务标志、厂商名称、原产地名称、制止不正当竞争等。商标权是指商标主管机关依法授予商标所有人对其注册商标受国家法律保护的专有权。我国商标权的获得必须履行商标注册程序，而且实行申请在先原则。专利权与专利保护是指一项发明创造向国家专利局提出专利申请，经依法审查合格后，向专利申请人授予的在规定时间内对该项发明创造享有的专有权。发明创造被授予专利权后，专利权人对该项发明创造拥有独占权，任何单位和个人未经专利权人许可，都不得为生产经营目的制造、使用、许诺销售、销售和进口其专利产品。否则将构成侵权行为。商号权，即厂商名称权，是对自己已登记的商号（厂商名称、企业名称）不受他人妨害的一种使用权。

此外，如原产地名称、专有技术、反不正当竞争等也规定在巴黎公约中，但原产地名称不是智力成果，专有技术和不正当竞争只能由反不当竞争法保护，一般不列入知识产权的范围。

自然科学、社会科学以及文学、音乐、戏剧、绘画、雕塑、摄影和电影摄影等方面的作品组成版权。版权是法律上规定的某一单位或个人对某项著作享有印刷出版和销售的权利。其他人在未经许可的情况下擅自使用将构成侵权行为。在我国，著作权用在广义时，包括（狭义的）著作权、著作邻接权、计算机软件著作权等，属于著作权法规定的范围。这是著作权人对著作物（作品）独占利用的排他的权利。狭义的著作权又分为发表权、署名权、修改权、保护作品完整权、使用权和获得报酬权。

三、知识产权的特征

（一）知识产权是一种无形财产权

知识产权的客体即智力成果，是一种没有形体的精神财富。客体的非物质性是知识产权的本质属性所在，也是该项权利与有形财产所有权的最根本区别。

（二）知识产权的专有性

专有性也称垄断性或独占性，即知识产权具有排他性。知识产权的专有性主要表现在以下两个方面。

1) 知识产权为权利人所独占，权利人垄断这种专有权并受到严格保护，没有法律规定或权利人许可，任何人不得使用权利人的智力成果。

2) 对于同一项智力成果，不允许有两个或两个以上同一属性的知识产权并存。例如两个相同的发明专利申请，根据法律规定只能将其权利授予其中的一个，而以后的发明申请与已有的技术相比，如果没有突出的实质性特点和显著的进步，不能取得相应的权利。

（三）知识产权的双重性

在知识产权领域内，除商标权不直接涉及人身权利内容外，其他各类权利均包括财产权和人身权的双重内容。人身权是指基于智力成果创造人的特定身份依法享有的精神权利，专利权人所享有的署名权、荣誉权，著作权人所享有的发表权、署名权、修改权等。人身权与智力成果创造者人身不可分离，因而不能转让、赠予和继承。知识产权中的财产权是指知识产权人依法享有获得一定报酬和奖励的权利，如专利权、商标及作品的许可使用费等。财产权可以转让、赠予和继承。

（四）知识产权的地域性

知识产权作为一种专有权，在空间上的效力并不是无限的，而是受到地域性的限制，即具有严格的领土性，仅在某国或某地区的范围内有效。知识产权这一无形财产权的特点是有别于有形财产的。一般说来，对有形财产的所有权的保护原则上没有地域性的限制，不论公民把有形财产从一国移至另一国，还是法人因投资、贸易从一国转入另一国家的财产，都照样归权利人所有，不会发生财产所有权失去法律效力的问题。而无形财产权则不同，它是按照某一国或地区的法律获得承认和保护的知识产权，也只能在该国或该地区发生法律效力。因此，若知识产权所有人希望在其他国家或地区也享有这种独占权，则须依照其他国家或地区的法律另行提出申请。一般来讲，除知识产权所有人所在国或地区签有国际公约或双边互惠协定的以外，知识产权没有域外效力，域外的其他国家对这种权利没有保护的义务，域外的任何人均可在自己的国家内自由使用该智力成果，既无需取得权利人的同意，也不必向权利人支付报酬。

（五）知识产权的时间性

知识产权的专有性激发了智力成果所有人即精神财富的创造者继续进行创造活动的志趣与信心，但同时也可能对精神成果的传播和广泛应用带来一定的不利影响。因此，为了发展科学技术、繁荣文化艺术，精神成果不宜被知识产权人长期独占。知识产权具有法定的保护期限即知识产权具有时间性的特点，一旦超出法律规定的有效期限，这一权利就自动消灭，知识成果就会转化为整个社会的共同财富、为全人类共同使用。比如各国的专利权期限一般为15～20年；公民创作的作品，发表权、使用权与获得报酬权的保护期为作者终生及其死亡后50年；电影、电视、录像和摄影作品的发表权、使用权与获得报酬权的保护期为50年。

四、知识产权的作用

知识产权是基于创新性的智力劳动为主形成的，建立在创新性智力劳动成果之上的，依法律规定或确认而赋予的专有权利。世界各国对医药知识产权的保护都十分重视。医药知识产权的作用表现如下。

（1）有利于推动药品的发明创造　保护医药知识产权就是保护发明人的智慧结晶和辛勤的劳动，同时也保护了发明人的社会地位和巨大经济效益。高投入要有高回报，才会保护和推动药品研发者的积极性，发明创造出更多更好的药品。

（2）有利于加强国际交流和技术贸易　中药如今越来越多地被发达国家所接受，但是我国的中药产品出口却微不足道，甚至在国内还面临着外国中药产品的竞争，这不仅给中药现代化提出了紧迫的要求，还要求我们完善中药知识产权保护体系，保护好我们已有的宝贵成果。

（3）有利于合理调整智力成果创造者的个人与社会利益关系　医药知识产权制度在保护医药知识产权的基础上，还设立了一些权利限制制度，合理缓解了个人与社会的矛盾。

五、我国医药知识产权保护

新中国成立后，我国政府曾经颁布过一些保护知识产权的法规、条例，但是，真正建立知识产权制度并逐步完善是从 20 世纪 80 年代改革开放之后开始的。

在国内立法上，1982 年全国人大常委会通过了《中华人民共和国商标法》（1993 年第一次修改，2001 年第二次修改）；1984 年全国人大常委会通过了《中华人民共和国专利法》（1992 年第一次修改，2000 年第二次修改，2008 年第三次修改）；1984 年全国人民代表大会常务委员会第七次会议通过《中华人民共和国药品管理法》（2001 年第一次修订）；1986 年全国人大审议通过的《民法通则》第五章第三节规定了知识产权；1990 年全国人大常委会审议通过了《中华人民共和国著作权法》（2001 年第一次修改）；1991 年国务院常务会议通过了《计算机软件保护条例》（2001 年第一次修改）；1992 年国务院发布《中药品种保护条例》；1993 年全国人大常委会通过了《中华人民共和国反不正当竞争法》；1995 年国务院颁布《中华人民共和国知识产权海关保护条例》；2002 年公布《中华人民共和国药品管理法实施条例》等。

此外，我国自 1980 年以后陆续地加入了《世界知识产权组织公约》、《商标国际注册马德里协定》、《世界版权公约》、《专利合作条约》、《商标注册用商品和服务国际分类尼斯协定》、《与贸易有关的知识产权协议》等。

以上法律、法规、规章共同构成了我国医药知识产权保护法规体系，使我国的医药知识产权保护基本与世界接轨。

第二节　医药专利保护

一、专利的概念及特征

专利是受法律规范保护的发明创造，它是指一项发明创造向国家审批机关提出专利申请，经依法审查合格后向专利申请人授予的在规定的时间内对该项发明创造享有的专有权。专利是一种无形的财产，具有与其他财产不同的特点。

（1）独占性　独占性也称排他性或专有性。它是指同一发明在一定的区域范围内，只有专利权人才能在一定期限内享有对其的制造权、使用权和销售权。其他任何人未经许可都不能对其进行制造、使用和销售，否则属于侵权行为。

（2）时间性　时间性是指专利只有在法律规定的期限内才有效。专利权的有效保护期限结束以后，专利权人所享有的专利权便自动丧失，一般不能续展。发明便随着保护期限的结束而成为社会公有的财富，其他人便可以自由地使用该发明来创造产品。专利受法律保护的期限的长短由有关国家的专利法或有关国际公约规定。

（3）区域性　区域性是指专利权是一种有区域范围限制的权利，它只有在法律管辖区域内有效。除了在有些情况下，依据保护知识产权的国际公约，以及个别国家承认另一国批准的专利权有效以外，技术发明在哪个国家申请专利，就由哪个国家授予专利权，而且只在专利授予国的范围内有效，而对其他国家则不具有法律的约束力，其他国家不承担任何保护义务。但是，同一发明可以同时在两个或两个以上的国家申请专利，获得批准后其发明便可以在所有申请国获得法律保护。

二、我国专利制度的建立

从 1985～2008 年，我国年专利申请量增长了 50 余倍。特别是近十年来，我国专利申请量始终保持在年均增长 20％左右，专利申请数量、质量持续快速增长。这得益于我国专利制度的建立和实施，极大地激发了全社会发明创造的热情。我国的专利制度从雏形到真正形成和完善经历了 100 多年的磨砺。如今专利制度已经在改革开放的伟大进程中诞生和发展，在鼓励和保护技术创新，提高我国创新能力，增强国际竞争力，促进科学进步和经济社会发展中发挥了重要作用。我国专利制度建立历程见表 11-1。

表 11-1　我国专利制度建立历程

时　间	制　度　建　立	意　义
1898 年	清朝光绪皇帝颁发的《振兴工艺给奖章程》	我国最早有关专利的法规
1944 年 5 月	当时的国民党政府颁布的《专利法》。该法规定对发明、新型和新式样授予专利权，但这部专利法当时没有实行，后于 1949 年 1 月 1 日在台湾地区正式实行	我国历史上第一部正式的专利法
1950 年 8 月	中央人民政府政务院颁布了《保障发明权与专利权暂行条例》。该条例采用了前苏联的发明证书和专利证书的双轨制	
1954 年	颁布了《有关生产的发明、技术改造及合理化建议奖励暂行条例》。获得发明证书的，依条例颁发奖金	
1963 年 11 月	国务院颁布了新的《发明奖励条例》，由发明奖励制度取代了发明保护制度	
1979 年 3 月	我国开始专利立法的准备工作	
1980 年 1 月	国家专利局成立	
1984 年 3 月	《中华人民共和国专利法》经第六届全国人民代表大会常务委员会第四次会议审议通过，该法于 1985 年 4 月 1 日起正式施行	标志着我国专利制度的开始
1992 年	《中华人民共和国专利法》第一次修改，并于 1993 年 1 月 1 日起实行	
2000 年	为了适应我国经济体制改革的深化和与 TRIPS 协议接轨，《中华人民共和国专利法》第二次修改	为我国技术创新工作的开展创造了更有利的条件
2008 年	《中华人民共和国专利法》第三次修改	

三、医药专利的类型

医药专利可以分为发明、实用新型和外观设计三大类。

（一）医药发明专利

发明是指对产品、方法或其改进所提出的前所未有的技术方案，包括产品发明和方法发明。产品发明是指人工制造、以有形物品形式出现的发明；方法发明则是指为解决某一问题所采用的手段与步骤。

医药领域可授予专利权的发明创造分为两大类。

1. 产品发明

包括新物质、已知化合物、药物组合物、微生物及其代谢物、制药设备及药物分析仪器、医疗器械等。

（1）新物质　包括有一定医疗用途的新化合物；新基因工程产品；新生物制品；用于制

药的新原料、新辅料、新中间体、新代谢物和药物前体；新异构体；新有效晶型；新分离或提取得到的天然物质等。

（2）已知化合物 首次发现其有医疗价值，或发现其有第二医疗用途的可以申请药品发明专利。

（3）药物组合物 由两种或两种以上物质组成，其中至少一种是活性成分，一般要求这种组合具有协同作用或增强疗效作用，具有显而易见的优点的，可以申请药品发明专利。

（4）微生物及其代谢产物 经过分离成为纯培养物并具有一定的工业用途时，可申请发明专利。

（5）新的研究、生产药品用设备 新的医疗器械产品以及该器械的生产设备等，可申请发明专利。

2. 方法专利

包括新的生产工艺、工作方法和新的医药用途发明。

（1）生产工艺 药物的合成、提取、分离等方法；生物制剂的生产技术与方法；新微生物的生产技术等。

（2）工作方法 药物分析的新方法等。

（3）物质的医药用途发明 医疗器具的用途和使用方法、生产方法等。

（二）实用新型

实用新型是指对产品的形状、构造或其结合所提出的适于实用的新的技术方案。实用新型与发明的不同之处在于：第一，实用新型只限于具有一定形状的产品，不能是一种方法，也不能是没有固定形状的产品；第二，对实用新型的创造性要求不太高，而实用性较强。医药领域实用新型专利包括以下几种：

1）某些与功能相关的药物剂型、形状、结构的改变；

2）诊断用药的试剂盒与功能有关的形状、结构；

3）生产药品的专用设备；

4）某些药品的包装容器的形状、结构；

5）某些医疗器械的新构造等。

（三）外观设计

外观设计是指工业品的外观设计，也就是工业品的式样。它与发明或实用新型完全不同，即外观设计不是技术方案。外观设计专利应当符合以下要求：

1）是指形状、图案、色彩或者其结合的设计；

2）必须是对产品的外表所作的设计；

3）必须富有美感；

4）必须是适于工业上的应用。

在医药领域中，药品包装容器外观等，可以通过外观设计专利给予保护，其包括：有形药品的新造型或其与图案色彩的搭配和组合；新的盛放容器（如药瓶、药袋、药品瓶盖）；富有美感和特色的说明书、容器、包装盒等。

四、专利的申请与代理

（一）专利的申请

1. 专利的申请原则

（1）书面原则 专利申请以及后续审批过程中所有的手续都必须以书面形式提交国务院专利行政部门。

（2）先申请原则　　两个以上的申请人分别就同样发明创造申请专利的，专利权授予最先申请的人。

（3）单一性原则　　一份专利申请只能就一项发明提出专利申请。

（4）优先权原则　　以申请人第一次提出专利申请日为判断新颖性的时间标准，第一次提出申请的日期，称为优先权日。在优先权期限内申请人就相同主题在他国或本国提出专利申请时享有优先权。

2. 专利申请文件

1）发明和实用新型专利的申请文件应该包括：发明专利请求书、权利要求书、说明书（必要的时候，说明书应当有附图）、说明书摘要；申请专利如果委托专利代理机构办理的，应当填写专利代理人委托书；要求享受优先权的，应递交有关证明文件；要求申请费用减缓的，应当填写费用减缓请求书；发明专利如果在申请时就请求实质审查，还应填写实质审查申请书。

2）外观设计专利的申请文件应该包括：外观设计专利请求书、图片或照片、简要说明；如要委托申请或要求享受优先权等其他文件同发明与实用新型专利的要求相同。

3. 专利申请文件的提交

专利申请人提交专利申请文件时，可以直接提交给国家专利局或国家专利局指定的专利代办处，还可以将申请文件挂号邮寄给中国专利局或者代办处。如果发明创造涉及国家安全或者重大利益的，则需要依照专利法中有关保密的规定进行。

（二）专利申请的审批

1. 发明专利申请的审批程序

（1）受理申请　　国家专利局收到发明专利申请的请求书、说明书和权利要求书后，应当发出受理通知书，明确申请日，给予申请号。不予受理或要求其在指定期限内补交或补正申请文件的要通知申请人。

（2）初步审查　　也称形式审查。国家专利局收到申请文件后，首先对申请文件的格式、法律要求、费用缴纳等情况作形式审查。

（3）公开申请　　初审合格后，自申请日起满18个月，以专利公报或出版物的形式将说明书和权利要求书等予以公布。申请人如果希望提前公布，可以填写《提前公开请求书》，要求早日公布其申请。

（4）实质审查　　发明专利申请自申请日起三年内，国家专利局可以根据申请人随时提出的请求，对其申请发明主题的新颖性、创造性、实用性等条件进行实质审查。

（5）授权公告　　在经过实质审查后，发明专利申请没有发现被驳回理由的，国家专利局即作出授予发明专利权的决定，发给发明专利证书并在《发明专利公报》上予以登记和公告。

2. 外观设计和实用新型专利申请的审批程序

与发明专利申请的审批程序稍有不同，外观设计和实用新型专利申请的审批不需公开申请和实质审查过程，其他审查过程相同。

专利申请审查的程序见图11-1。

（三）专利代理

专利代理是指在专利申请、专利许可证贸易或专利纠纷的解决过程中，代理人受专利申请人或专利权人的委托，以申请人的名义进行的法律行为。

我国目前的专业代理机构可以分为办理涉外专利事务的专利代理机构、办理国内专利事

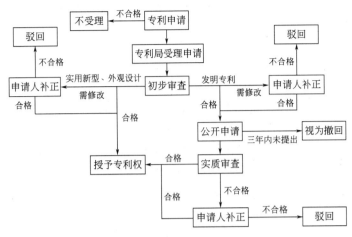

图 11-1 专利申请审查程序

务的专利代理机构和办理国内专利事务的律师事务所三大类。

这些专利代理机构主要承担工作为：专利咨询；代写专利申请文件，办理专利申请、请求实质审查或者复审的有关事务；提出异议、请求宣告专利权无效的有关事务；办理专利申请权、专利权的转让及专利许可的有关事务；接受聘请，指派专利代理人担任专利顾问；以及帮助委托人办理其他有关事务。

五、专利权授予的条件

（一）授予专利权的发明和实用新型应当具备的条件

（1）新颖性　即在申请日以前没有同样的发明或者实用新型在国内外出版物上公开发表过、在国内外公开使用过或者以其他方式为公众所知，也没有同样的发明或者实用新型由他人向国家专利局提出过申请并记载在申请日以后公布的专利申请文件中。

（2）创造性　即与以前已有的技术相比，对于发明专利，应具有突出的实质性特点和显著的进步；对于实用新型专利，应具有实质性特点和进步。

（3）实用性　即该发明或者实用新型能够制造或者使用，并且能够产生积极效果。

（二）授予专利权的外观设计应当具备的条件

授予专利权的外观设计，应当同申请日以前在国内外出版物上公开发表过或者国内外公开使用过的外观设计不相同和不相近似，并不得与他人在先取得的合法权利相冲突。

（三）不授予专利权的项目

对于科学发现，智力活动的规则和方法，疾病的诊断和治疗方法，动植物新品种，用原子核变换方法获得的物质，对平面印刷品的图案、色彩或者二者的结合作出的主要起标识作用的设计，违背科学规律的发明以及违反国家法律、社会公德或妨害公共利益的发明创造都不得授予专利权。

六、专利权的保护期限、范围及限制

（一）专利权的期限、终止和无效

1.专利权的期限

根据《专利法》的规定，发明专利权的期限为 20 年，实用新型专利权和外观设计专利权的期限为 10 年，均自申请日起计算。

2.专利权的终止

根据《专利法》的规定，有下列情形之一的，专利权在期限届满前终止：①没有按照规定缴纳年费的；②专利权人以书面声明放弃其专利权的。专利权在期限届满前终止的，由国务院专利行政部门登记和公告。

3. 专利权的无效

自国务院专利行政部门公告授予专利权之日起，任何单位或者个人认为该专利权的授予不符合《专利法》有关规定的，可以请求专利复审委员会宣告该专利权无效。经审核确定为无效的由国务院专利行政部门登记和公告。宣告无效的专利权视为自始即不存在。

（二）专利权的保护范围

《专利法》规定，发明或者实用新型专利权的保护范围以其权利要求的内容为准，说明书及附图可以用于解释权利要求的内容；外观设计专利权的保护范围以表示在图片或者照片中的该产品的外观设计为准，简要说明可以用于解释图片或者照片所表示的该产品的外观设计。

（三）专利权保护的限制

给予药品专利权保护可以鼓励发明创造、激励技术创新，既肯定发明人或其他专利权人的社会地位，又保护其经济利益。但是这种专利权保护也可能损害公众利益。比如，拥有药品专利权的企业可以根据法律的规定独享药品的生产权，这在一定程度上已形成了该药品的垄断生产，而且将导致该药品定价权的垄断，有可能使得药品的价格过高而增加消费者的负担。因此，专利权保护不仅要保护权利，也要对权利加以限制。

专利权保护的限制体现在专利实施的强制许可。以下几种情况下，可以实施强制许可。

1）有下列情形之一的，国务院专利行政部门根据具备实施条件的单位或者个人的申请，可以给予实施发明专利或者实用新型专利的强制许可：

① 专利权人自专利权被授予之日起满三年，且自提出专利申请之日起满四年，无正当理由未实施或者未充分实施其专利的；

② 专利权人行使专利权的行为被依法认定为垄断行为，为消除或者减少该行为对竞争产生的不利影响的。

2）在国家出现紧急状态或者非常情况时，或者为了公共利益的目的，国务院专利行政部门可以给予实施发明专利或者实用新型专利的强制许可。

3）为了公共健康的目的，对取得专利权的药品，国务院专利行政部门可以给予制造并将其出口到符合中华人民共和国参加的有关国际条约规定的国家或者地区的强制许可。

4）一项取得专利权的发明或者实用新型比前已经取得专利权的发明或者实用新型具有显著经济意义的重大技术进步，其实施又有赖于前一发明或者实用新型的实施的，国务院专利行政部门根据后一专利权人的申请，可以给予实施前一发明或者实用新型的强制许可。

七、专利权的保护

未经专利权人许可，实施其专利，即侵犯其专利权，引起纠纷的，由当事人协商解决；不愿协商或者协商不成的，专利权人或者利害关系人可以向人民法院起诉，也可以请求管理专利工作的部门处理。管理专利工作的部门处理时，认定侵权行为成立的，可以责令侵权人立即停止侵权行为，当事人不服的，可以自收到处理通知之日起15日内依照《中华人民共和国行政诉讼法》向人民法院起诉；侵权人期满不起诉又不停止侵权行为的，管理专利工作的部门可以申请人民法院强制执行。进行处理的管理专利工作的部门应当事人的请求，可以就侵犯专利权的赔偿数额进行调解；调解不成的，当事人可以依照《中华人民共和国民事诉讼法》向人民法院起诉。

专利侵权的责任可以分为民事责任、行政责任和刑事责任三类。

（1）民事责任　诉前禁令、停止侵害、赔偿损失、消除影响。赔偿额的计算可以以权利人的实际损失或侵权人的非法所得为准；也可以是许可使用费合理倍数的数额。没有标准可参照的，赔偿额在 1 万元以上 100 万元以下。

（2）行政责任 责令改正并公告、没收违法所得、并处违法所得四倍以下罚款，没有违法所得，处 20 万以下罚款。

（3）刑事责任 《专利法》规定，假冒他人专利，构成犯罪的，依法追究刑事责任。我国《刑法》也规定，假冒他人专利，情节严重的，处三年以下有期徒刑或者拘役，并处或者单处罚金。

有下列情形之一的，不视为侵犯专利权：

1）专利产品或者依照专利方法直接获得的产品，由专利权人或者经其许可的单位、个人售出后，使用、许诺销售、销售、进口该产品的；

2）在专利申请日前已经制造相同产品、使用相同方法或者已经做好制造、使用的必要准备，并且仅在原有范围内继续制造、使用的；

3）临时通过中国领陆、领水、领空的外国运输工具，依照其所属国同中国签订的协议或者共同参加的国际条约，或者依照互惠原则，为运输工具自身需要而在其装置和设备中使用有关专利的；

4）专为科学研究和实验而使用有关专利的；

5）为提供行政审批所需要的信息，制造、使用、进口专利药品或者专利医疗器械的，以及专门为其制造、进口专利药品或者专利医疗器械的。

第三节 药品商标保护

一、商标的概念、特征及功能

（一）商标的概念

商标（trademark），是指生产者、经营者为使自己的商品或服务与他人的商品或服务相区别，而使用在商品及其包装上或服务标记上的由文字、图形、字母、数字、三维标志和颜色组合，以及上述要素的组合所构成的一种可视性标志。

（二）商标的特征

（1）显著性 商标的使用就是为了与其他商品或服务进行区别，因此，商标必须具有自己独特而显著的特征，只有这样才能方便消费者识别和记忆。

（2）独占性 商标对于其所有人来说是一种重要的无形资产，注册商标的所有人对其商标具有独占权，未经所有人允许，他人不可擅自使用，否则将构成侵权。

（3）依附性 商标是区别于其他商品或服务的标记，没有商品或服务商标也就无从谈起。

（4）价值性 商标代表着一种商品或服务的质量，一个企业的信誉，象征着一个企业的市场，因此它是企业的知识产权、无形资产。知名商标具有着重大的经济价值。

（5）竞争性 商标依附于商品或服务进入市场，参与竞争。商标的知名度越高，其商品或服务的竞争力就越强。

（三）商标的功能

（1）标示商品出处 商标不仅代表了商品和服务，也代表了提供商品和服务的企业。因此，只要人们熟悉了某种商标，也就知道了商品或服务的生产或销售企业。

（2）帮助消费者认牌购货 同类商品或服务的不同品牌代表着不同的质量、信誉和价值。消费者可以通过商标来选择自己喜爱的商品或服务。

（3）促进企业竞争　企业为了增强市场竞争力必然要尽可能提供质量好、信誉好的商品或服务，而区别于同类商品或服务的商标，可以增加企业的知名度和竞争能力。

（4）广告宣传　独具特色的商标，容易被消费者识记，在广告宣传中可以增强广告的效果。宣传商标是企业提高其商品知名度的最佳途径。

二、商标权的主体、客体及内容

（一）商标权的主体

商标权的主体是指依法享有商标所有权的单位和个人。

《商标法》规定，我国商标专用权人包括自然人、法人或者其他组织。

（二）商标权的客体

商标权的客体即受《商标法》保护的商标，包括注册商标和未经注册的驰名商标。

（三）商标权的内容

《商标法》规定，经国家工商行政主管部门核准为注册商标后，其注册人享有商标的专用权，受到法律的保护。商标专用权的内容包括以下几个方面。

（1）独占使用权　这包含了两个意思，即商标权人的专用权和禁止权。商标权人只能在核定使用的商品上使用核准注册商标的权利，同时可以禁止他人在未经许可的情况下在同一种商品或类似商品上使用该注册商标或相近似的商标，否则就构成侵权。

（2）转让权　商标权人在法律允许的范围内，可以将自己拥有的注册商标转让给他人使用。商标权转让后，原商标注册人的一切权利丧失，转移给新的商标权人。

（3）许可权　商标权人可以将注册商标的使用权交于他人，商标权人自己可以保留使用权，也可以放弃使用权。无论哪种情况，仅仅是商标的使用权发生了转移，而商标的所有权仍属于商标权人。

（4）续展权　注册商标的有效期满前，商标权人可以申请续展。

三、商标权的保护

1. 商标权的保护范围

注册商标的专用权，以核准注册的商标和核定使用的商品为限。

2. 商标权的保护期限

注册商标的有效期为 10 年，自核准注册之日起计算。注册商标有效期满，需要继续使用的，应当在期满前六个月内申请续展注册；在此期间未能提出申请的，可以给予六个月的宽展期。宽展期满仍未提出申请的，注销其注册商标。每次续展注册的有效期为 10 年。

3. 商标侵权的责任

侵犯注册商标专用权，引起纠纷的，由当事人协商解决；不愿协商或者协商不成的，商标注册人或者利害关系人可以向人民法院起诉，也可以请求工商行政管理部门处理。工商行政管理部门处理时，认定侵权行为成立的，可以责令侵权人立即停止侵权行为，没收、销毁侵权商品和专门用于制造侵权商品、伪造注册商标标识的工具，并可处以罚款。构成犯罪的，应当依法追究刑事责任。有下列行为之一的，均属侵犯注册商标专用权：

1）未经商标注册人的许可，在同一种商品上使用与其注册商标相同的商标的；

2）未经商标注册人的许可，在同一种商品上使用与其注册商标近似的商标，或者在类似商品上使用与其注册商标相同或者近似的商标，容易导致混淆的；

3）销售侵犯注册商标专用权的商品的；

4）伪造、擅自制造他人注册商标标识或者销售伪造、擅自制造的注册商标标识的；

5）未经商标注册人同意，更换其注册商标并将该更换商标的商品又投入市场的；

6）故意为侵犯他人商标专用权行为提供便利条件，帮助他人实施侵犯商标专用权行为的；

7）给他人的注册商标专用权造成其他损害的。

第四节　著　作　权

一、著作权的特点及适用范围

（一）著作权

著作权是指文学、艺术和科学作品的创作者依照法律规定对其创作的作品所享有的一种民事权利，是知识产权的重要组成部分。

（二）著作权的特点

著作权属于知识产权，因此具有知识产权的所有特点。此外，它还具有权利自动产生的特点，即作者因创作作品自动产生著作权，不必履行登记、注册手续。

（三）著作权的适用范围

《著作权法》规定，中国公民、法人或者其他组织的作品，不论是否发表，依照本法享有著作权；外国人、无国籍人的作品根据其作者所属国或者经常居住地国同中国签订的协议或者共同参加的国际条约享有的著作权，受本法保护；外国人、无国籍人的作品首先在中国境内出版的，依照本法享有著作权；未与中国签订协议或者共同参加国际条约的国家的作者以及无国籍人的作品首次在中国参加的国际条约的成员国出版的，或者在成员国和非成员国同时出版的，受本法保护。

二、我国著作权的管理形式

我国的著作权管理形式基本可以分为三种：行政管理、集体管理以及发生纠纷时的司法调处管理。

（1）行政管理　国务院著作权行政管理部门主管全国的著作权管理工作；各省、自治区、直辖市人民政府的著作权行政管理部门主管本行政区域的著作权管理工作。

（2）集体管理　著作权人和与著作权有关的权利人可以授权著作权集体管理组织行使著作权或者与著作权有关的权利。著作权集体管理组织被授权后，可以以自己的名义为著作权人和与著作权有关的权利人主张权利，并可以作为当事人进行涉及著作权或者与著作权有关的权利的诉讼、仲裁活动。

（3）司法调处管理　著作权纠纷可以调解，也可以根据当事人达成的书面仲裁协议或者著作权合同中的仲裁条款，向仲裁机构申请仲裁。当事人没有书面仲裁协议，也没有在著作权合同中订立仲裁条款的，可以直接向人民法院起诉。

三、著作权的内容和保护

（一）著作权的内容

著作权包括人身权和财产权。

（1）人身权　大致包括发表权、署名权、修改权、保护作品完整权、收回已发表的作品权等。

（2）财产权　是指著作权人通过复制、发行、出租、展览、表演、放映、广播、信息网络传播、摄制或者改编、翻译、汇编等方式使用作品并由此获得报酬的权利，以及许可他人以上述方式使用作品，并由此获得报酬的权利。

（二）著作权的产生和保护期限

著作权自作品完成创作之日起产生，并受到著作权法的保护。著作权的保护期限见表 11-2。

表 11-2　著作权保护期限

著　作　权	保　护　期　限
作者的署名权、修改权、保护作品完整权	保护期不受限制
公民的作品，其发表权、财产权	保护期为作者终生及其死亡后 50 年，截止于作者死亡后第 50 年的 12 月 31 日；如果是合作作品，截止于最后死亡的作者死亡后第 50 年的 12 月 31 日
法人或者其他组织的作品、著作权（署名权除外）由法人或者其他组织享有的职务作品，其发表权、财产权	保护期为 50 年，截止于作品首次发表后第 50 年的 12 月 31 日，但作品自创作完成后 50 年内未发表的，著作权法不再保护
电影作品和以类似摄制电影的方法创作的作品、摄影作品，其发表权、财产权	保护期为 50 年，截止于作品首次发表后第 50 年的 12 月 31 日，但作品自创作完成后 50 年内未发表的，著作权法不再保护

（三）著作权的保护

《著作权法》中规定了对侵犯著作权的行为认定和侵权者应该承担的民事及刑事责任，具体见表 11-3。

表 11-3　著作权侵权行为及应承担的法律责任

侵　权　行　为	法　律　责　任
1. 未经著作权人许可，发表其作品的 2. 未经合作作者许可，将与他人合作创作的作品当作自己单独创作的作品发表的 3. 没有参加创作，为谋取个人名利，在他人作品上署名的 4. 歪曲、篡改他人作品的 5. 剽窃他人作品的 6. 未经著作权人许可，以展览、摄制电影和以类似摄制电影的方法使用作品，或者以改编、翻译、注释等方式使用作品的，本法另有规定的除外 7. 使用他人作品，应当支付报酬而未支付的 8. 未经电影作品和以类似摄制电影的方法创作的作品、计算机软件、录音录像制品的著作权人或者与著作权有关的权利人许可，出租其作品或者录音录像制品的，本法另有规定的除外 9. 未经出版者许可，使用其出版的图书、期刊的版式设计的 10. 未经表演者许可，从现场直播或者公开传送其现场表演，或者录制其表演的 11. 其他侵犯著作权以及与著作权有关的权益的行为	应当根据情况，承担停止侵害、消除影响、赔礼道歉、赔偿损失等民事责任
12. 未经著作权人许可，复制、发行、表演、放映、广播、汇编、通过信息网络向公众传播其作品的，本法另有规定的除外 13. 出版他人享有专有出版权的图书的 14. 未经表演者许可，复制、发行录有其表演的录音录像制品，或者通过信息网络向公众传播其表演的，本法另有规定的除外 15. 未经录音录像制作者许可，复制、发行、通过信息网络向公众传播其制作的录音录像制品的，本法另有规定的除外 16. 未经许可，播放或者复制广播、电视的，本法另有规定的除外 17. 未经著作权人或者与著作权有关的权利人许可，故意避开或者破坏权利人为其作品、录音录像制品等采取的保护著作权或者与著作权有关的权利的技术措施的，法律、行政法规另有规定的除外 18. 未经著作权人或者与著作权有关的权利人许可，故意删除或者改变作品、录音录像制品等的权利管理电子信息的，法律、行政法规另有规定的除外 19. 制作、出售假冒他人署名的作品的	应当根据情况，承担停止侵害、消除影响、赔礼道歉、赔偿损失等民事责任；同时损害公共利益的，可以由著作权行政管理部门责令停止侵权行为，没收违法所得，没收、销毁侵权复制品，并可处以罚款；情节严重的，著作权行政管理部门还可以没收主要用于制作侵权复制品的材料、工具、设备等；构成犯罪的，依法追究刑事责任

[案例]

洋"伟哥"万艾可的专利纠纷

洋"伟哥"万艾可专利纠纷终于落下帷幕，北京市高级法院终审判决国家知识产权局专利复审委员会撤销"万艾可"专利无效决定。伟哥蓝色药品的所有者全球第一大制药企业美国辉瑞公司最终笑到了最后。而这场旷日持久的专利纠纷给中国医药行业带来的经验和教训也许将会使得医药界铭记。

北京市高级法院认为，专利复审委员会认为"说明书所述的治疗效果及实验数据缺乏明确的指向及关联"的说法属于认定事实有误，应予纠正。北京市高级法院终审撤销专利复审委员会"伟哥"专利无效的决定，美国辉瑞公司重新获得"伟哥"专利权。

早在1994年，美国辉瑞公司就向中国国家知识产权局申请万艾可专利。2001年9月19日，国家知识产权局授予美国辉瑞公司"伟哥"发明专利权。而在这期间，国内已经有多家企业自己投入资金研发万艾可的主要成分西地那非。美国辉瑞公司获得专利之后，国内12家企业成立"伟哥联盟"，联名向国家知识产权局专利复审委员会提出申请，认为万艾可不具有创造性，而且在英国等国也未被给予专利，请求宣告"伟哥"专利无效。2004年7月5日，国家知识产权局专利复审委员会作出决定：美国辉瑞公司的"万艾可"专利无效，原因是"专利说明书公开不充分"。2004年9月，美国辉瑞公司一纸诉状将国家知识产权局专利复审委告上法庭，同时还把国内12家企业列为第三人拉上了被告席。2005年3月31日，北京市第一中级法院知识产权庭首次开庭审理此案，直到2006年6月2日，北京市第一中级法院认为，辉瑞公司该专利说明书已经附有实验数据，一般技术人员"无需花费创造性劳动"即可实现，专利复审委"认定事实有误，适用法律错误，应予撤销"。北京市第一中级法院宣判后，作为第三人的国内12家企业不服，上诉至北京市高级法院。北京高级法院做出上述判决。

12家企业之一广州某药厂厂长表示，由于该专利是发明专利，不是工艺上的专利，国内企业想绕过专利开发很难。看来要等到2014年，辉瑞公司专利过期之后了。为了这个药，国内12家企业投入的研发成本不少，有的已经投入3000余万元，而花费的研发时间也都在3年以上，有的企业甚至开始做临床试验，并拿到了国家食品药品监督管理部门颁发的新药证书。

这么多人力和时间投入却因专利问题而一直无法转化成"万艾可"拥有专利，无疑给这些企业的土"伟哥"判了个"有期徒刑"，而这个期限将是7年。但7年之后，也许万艾可已经在中国整个抗阳痿（ED）市场抢占霸主地位，加之美国礼来公司、德国拜耳公司的同类抗ED药物在华的凶猛上市，到那时候是否有国产土"伟哥"一片天地还真难预料。

（侯疏影 曲中原 王金华）

参 考 文 献

[1] 元英进等. 中药现代化生产关键技术. 北京：化学工业出版社，2002.

[2] 范青生. 保健食品研制与开发技术. 北京：化学工业出版社，2006.

[3] 孙东风等. 药品监督管理简明词语手册. 北京：中国医药科技出版社，2003.

[4] 国家中医药管理局科技教育司. 全国职业中药师资格考试应试指南. 北京：中国中医药出版社，1997.

[5] 赵晶等. 社会药学. 昆明：云南科技出版社，2001.

[6] 么厉等. 中药知识产权保护. 北京：中国医药科技出版社，2002.

[7] 孟锐. 药事管理学. 北京：科学出版社，2007.

[8] 刘红宁，药事管理学. 北京：高等教育出版社，2009.

[9] 党丽娟. 药事管理学. 第2版. 北京：中国医药科技出版社，2007.

[10] 黄泰康. 现代药事管理学. 北京：中国医药科技出版社，2004.

[11] 徐蓉. 药事法教程——要点探讨·案例分析. 北京：化学工业出版社，2008.

[12] 翁开源等. 药事管理学. 北京：科学出版社，2009.

[13] 刘兰茹等. 医药知识产权理论与实践. 北京：人民卫生出版社，2007.

[14] 杨世民，药事管理学，第5版. 北京：人民卫生出版社，2011.

[15] 杨悦，田丽娟，药事管理与法规（国家执业药师资格考试推荐辅导用书），北京：人民军医出版社，2012.

[16] 国家食品药品监督管理局执业药师资格认证中心，国家执业药师资格考试指南——药事管理与法规，北京：中国医药科技出版社，2012.

[17] 梁毅. 新版GMP教材. 北京：中国医药科技出版社，2011.

[18] 刘兰茹. 处方药营销与实务. 北京：人民卫生出版社，2011.